LE MAL

QU'ON A DIT DES

MÉDECINS

DEUXIÈME SÉRIE

LE MAL QU'ON A DIT DES MÉDECINS

COMPREND.

PREMIÈRE SÉRIE. — *Auteurs Grecs et Latins* . . 1 vol.

SECONDE SÉRIE. — *Auteurs Français jusqu'à Molière et ses contemporains* . . . . 1 vol.

Sous Presse :

TROISIÈME SÉRIE. — Satires et Diatribes sur les Médecins, contenant les *Auteurs Français depuis Molière jusqu'à nos jours* . . . . 1 vol.

LE MAL
QU'ON A DIT DES
MÉDECINS

DEUXIÈME SÉRIE

AUTEURS FRANÇAIS JUSQU'A MOLIÈRE
ET SES CONTEMPORAINS

PAR

Le Docteur G.-J. WITKOWSKI

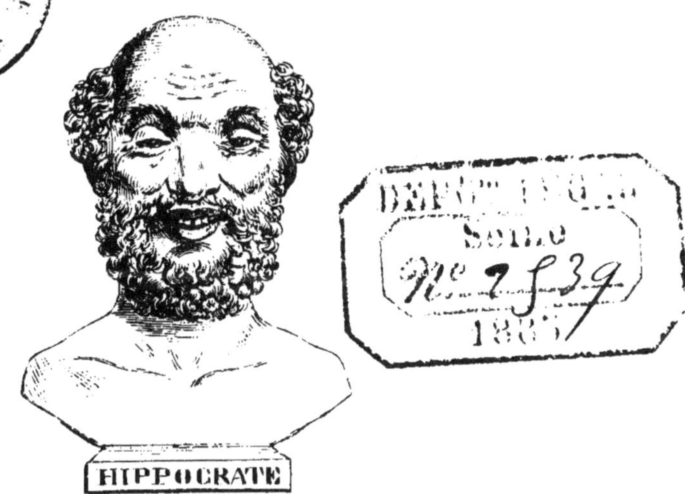

PARIS
C. MARPON ET E. FLAMMARION, ÉDITEURS
Galeries de l'Odéon, & rue Racine, 26

1885

LE MAL
QU'ON A DIT DES
MÉDECINS

DEUXIÈME SÉRIE

AUTEURS FRANÇAIS JUSQU'A MOLIÈRE
ET SES CONTEMPORAINS

PAR

Le Docteur G.-J. WITKOWSKI

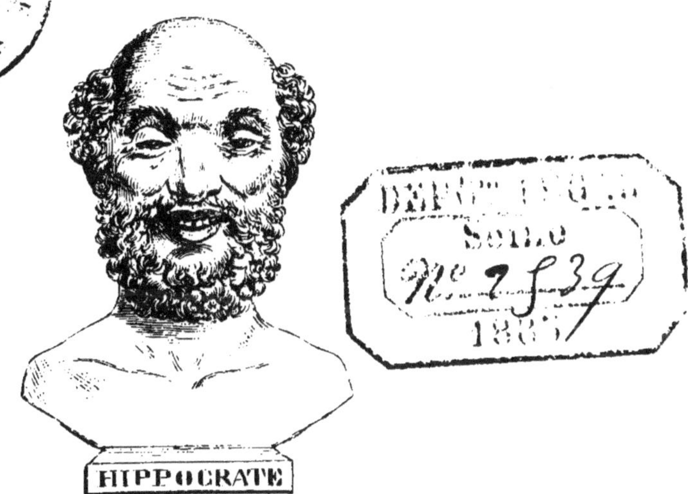

PARIS
C. MARPON ET E. FLAMMARION, ÉDITEURS
Galeries de l'Odéon, & rue Racine, 26

1885

INTRODUCTION

Cette seconde Partie étant presque tout entière consacrée à Molière, notre *Introduction* sera l'examen de deux questions relatives à l'histoire du grand comique :

Pourquoi Molière poursuivit-il avec tant d'animosité l'art médical?

A quelle maladie a-t-il succombé?

Deux questions intéressantes, qui présentent une certaine connexité entre elles.

I

On a donné bien des explications à l'animosité de Molière contre nos confrères de jadis.

La vie de Molière fut, on le sait, toute d'ennuis : Molière, mari malheureux, aurait aussi été malheureux comme locataire. Son propriétaire,

Dionis, était médecin ; Alceste et Diafoirus ne purent s'entendre. La Molière et la Dionis s'étant mêlées du différend, une grosse querelle naquit de cette lutte entre la doctoresse et l'actrice. Suivant cette version, les railleries de Molière auraient été provoquées par les exigences de Dionis. *L'Amour médecin, le Malade imaginaire,* auraient été destinés à châtier quelque augmentation intempestive ou quelque autre de ces méfaits dont se sont rendus et toujours se rendront coupables les propriétaires de tous les temps.

Suivant certains, cette animosité n'aurait été que la rancune d'un malade incurable contre un art impuissant, quand il n'était pas meurtrier; c'est à la médecine, en effet, qu'il reprochait la mort de « son petit Louis » et celle de son intime ami, le fils de Lamothe Levayer, que, suivant le virulent Guy-Patin, les médecins, avec trois doses de vin émétique, « envoyèrent au pays d'où personne ne revient. »

D'autres enfin racontent que Molière aurait eu pour médecin et ami un certain Mauvillain, qui fut chassé de la Faculté pour avoir donné, un peu à la légère, il est vrai, son approbation à un marchand d'orviétan. Molière n'aurait fait que mettre son esprit au service des rancunes de ce personnage.

Certes, ces différentes circonstances ont pu contribuer à sa mauvaise humeur ; mais, selon nous, les véritables causes de cette haine anti-médicale sont complexes.

Remarquons tout d'abord la passion du public pour les plaisanteries grasses auxquelles peuvent prêter les infirmités humaines ; les comédies du temps, le répertoire italien mis à profit par Molière, sont pleins de cette *matière louable* ou non. Mais il faut ajouter que la foule, outre ses goûts scatologiques, applaudissait à la verve incomparable dont Molière ridiculisait le médecin ou son art, et l'encourageait à frapper de plus belle.

Avouons-le, d'ailleurs, c'était un riche sujet pour un railleur, que ces pédants en robe gothique, coiffés d'un chapeau en éteignoir, trottant à travers les rues de Paris, les riches sur une mule, les pauvres de leur pied, et se troussant de leur mieux. Et leur jargon, les *cabricias arci catalamus,* dont ils s'empressaient de farcir l'ordonnance du moindre clystère ! Et leur avidité, de laquelle font foi les mémoires de l'époque ! Quant à leur science... hum ! leur science ? Qu'on relise dans Saint-Simon le récit de la mort de Louis XIV ; qu'on se rappelle la fameuse consultation que Molière parodie avec tant d'esprit dans *l'Amour médecin,* et qui eut lieu à Vincennes, pour Mazarin mourant, entre Guénaut, Des Fougerais, Brayer et Valot ; l'un affirmait que le cardinal avait le foie malade, l'autre soutenait mordicus que c'était le mésentère, le troisième accusait la rate et le dernier le poumon.

Des discussions byzantines formaient alors la base de la pratique médicale : une anecdote racontée par Jean Bohne, professeur à Leipsig, n'a rien exagéré. Deux médecins ordonnent une pomme cuite à leur malade ; en commençant, tous deux sont d'accord : on la cuira sous la cendre. Mais dans quoi l'envelopper ? Dans une feuille de papier gris ou dans une feuille de vigne ? Discussion appuyée, de part et d'autre, sur les meilleurs raisons, injures, bataille, le différend fut vidé par un échange de coups de canne.

Du reste, les persiflages de Molière eurent le plus heureux effet et justifient la qualification de « grand justicier des travers de son temps », que L. Moland donne à notre immortel comique. « Si, dit judicieusement Perrault, Molière ne dessilla pas les yeux des malades, il ne fut pas étranger aux améliorations que subit l'exercice de cette profession ; ses sarcasmes, plus efficaces que beaucoup d'ordonnances, guérirent les médecins de quelques-uns de leurs ridicules pédantesques. »

Quant à la véritable opinion de Molière sur la médecine, elle se trouve dans la bouche de Béralde : « Ce ne sont point, dit-elle, les médecins qu'il joue, mais le ridicule de la médecine » ; et il complète sa pensée dans la préface de *Tartufe :* « La médecine, écrit-il, est un art profitable, et chacun la révère comme une des plus excellentes choses que nous ayons, et cependant il y a eu des temps où elle s'est rendue odieuse, et souvent on en a fait un art d'empoisonner les hommes. »

II

UNE CONSULTATION APRÈS DÉCÈS

A Monsieur le Professeur Germain Sée.

Bien honoré Maître,

Permettez-moi de vous demander une consultation. Le sujet à examiner est mort depuis plus de deux cents ans ; c'est notre cruel et sympathique ennemi Molière.

Cette consultation sera son châtiment : que, même après sa mort, il soit la proie des médecins !

« Le genre de mort auquel il succomba, dit le docteur Maurice Raynaud dans *Les Médecins au temps de Molière,* rend très probable la supposition qu'il était atteint depuis longues années d'un anévrysme qui se rompit dans un effort. » Malgré la grande autorité de ce regretté maître, les derniers moments de Molière et sa santé délicate ont fait naître le doute dans mon esprit et me portent à préférer au diagnostic anévrisme celui de phtisie pulmonaire. J'espère que vous voudrez bien, avec votre haute compétence, m'aider à dissiper cette incertitude.

Voici comment Grimarest raconte la mort du grand comique :

« Le vendredi 17 février 1673, jour où l'on devait donner la troisième représentation du *Malade imaginaire*, Molière se trouva tourmenté de sa fluxion beaucoup plus qu'à l'ordinaire, ce qui l'engagea à faire appeler sa femme, à qui il dit, en présence de Baron : « Tant que ma vie a été mêlée également de douleur et de plaisir, je me suis cru « heureux ; mais aujourd'hui, que je suis accablé « de peines sans pouvoir compter sur un moment « de satisfaction et de douceur, je vois bien qu'il « me faut quitter la partie. Je ne puis plus tenir « contre les douleurs et les déplaisirs qui ne me « donnent pas un moment de relâche. Mais, ajouta- « t-il en réfléchissant, qu'un homme souffre avant « que de mourir ! »

« La Molière et Baron furent vivement touchés du discours de M. de Molière, auquel ils ne s'attendaient pas, quelque incommodé qu'il fût. Ils le conjurèrent, les larmes aux yeux, de ne point jouer ce jour-là, et de prendre du repos pour se remettre : « Comment voulez-vous que je fasse ? leur dit-il, « il y a cinquante pauvres ouvriers qui n'ont que « leur journée pour vivre ; que feront-ils si l'on ne « joue pas ? Je me reprocherais d'avoir négligé de « leur donner du pain un seul jour, le pouvant « faire absolument. »

« Mais il envoya chercher les comédiens, à qui

il dit que, se sentant plus incommodé que de coutume, il ne jouerait point ce jour-là, s'ils n'étaient prêts à quatre heures précises pour jouer la comédie : « Sans cela, leur dit-il, je ne puis m'y trouver, « et vous pouvez rendre l'argent. »

« Les comédiens tinrent les lustres allumés précisément à quatre heures ; Molière représenta avec beaucoup de difficulté, et la moitié des spectateurs s'aperçut qu'en prononçant *juro,* dans la cérémonie du *Malade imaginaire,* il lui prit une convulsion. Ayant remarqué lui-même que l'on s'en était aperçu, il se fit un effort et cacha par un ris forcé ce qui venait de lui arriver.

« Quand la pièce fut finie, il prit sa robe de chambre et fut dans la loge de Baron, et lui demanda ce qu'on disait de la pièce. M. Baron lui répondit que ses ouvrages avaient toujours une heureuse réussite à les examiner de près, et que, plus on les représentait, plus on les goûtait. « Mais, « ajouta-t-il, vous paraissez plus mal que tantôt. » — « Cela est vrai, lui répondit Molière, j'ai un « froid qui me tue. » Baron, après lui avoir touché les mains qu'il trouva glacées, les lui mit dans son manchon pour les réchauffer ; il envoya chercher ses porteurs, pour le porter promptement chez lui, et il ne quitta point sa chaise, de peur qu'il ne lui arrivât quelque accident du Palais-Royal dans la rue de Richelieu, où il logeait.

« Quand il fut dans sa chambre, Baron voulut lui faire prendre du bouillon dont la Molière avait toujours provision pour elle ; car on ne pouvait avoir plus de soin de sa personne qu'elle n'en avait. « Eh non ! dit-il, les bouillons de ma femme sont « de vraie eau-forte pour moi ; car vous savez tous « les ingrédients qu'elle y fait mettre ; donnez-moi « plutôt un petit morceau de fromage de Parme- « san. » Laforêt lui en apporta avec un peu de pain, et il se fit mettre au lit.

« Il n'y eut pas été un moment, qu'il envoya demander à sa femme un oreiller rempli d'une drogue qu'elle lui avait promis pour dormir. « Tout « ce qui n'entre point dans le corps, dit-il, je « l'éprouve volontiers ; mais les remèdes qu'il faut « prendre me font peur ; il ne faut rien pour me « faire perdre ce qui me reste de vie. » Un instant après, il lui prit une toux extrêmement forte, et, après avoir craché, il demanda de la lumière : « Voici, dit-il, du changement. » Baron ayant vu le sang qu'il venait de rendre, s'écria avec frayeur. — « Ne vous épouvantez point, lui dit Molière, « vous m'en avez vu rendre bien davantage. Cepen- « dant, ajouta-t-il, allez dire à ma femme qu'elle « monte. » Il resta assisté de deux sœurs religieuses, de celles qui viennent ordinairement à Paris quêter pendant le carême, et auxquelles il donnait l'hospitalité. Elles lui prodiguèrent à ce dernier moment de sa vie tout le secours édifiant que l'on pouvait attendre de leur charité, et il leur fit paraître tous les sentiments d'un bon chrétien, et toute la résignation qu'il devait à la volonté du Seigneur. Enfin, il rendit l'âme entre les bras de ces deux bonnes sœurs ; le sang qui lui sortait par la bouche en abondance l'étouffa. Ainsi, quand sa femme et Baron remontèrent, ils le trouvèrent mort (1). »

Est-ce bien ainsi que se rompt un anévrisme? La rupture de cette poche n'est-elle pas plus promptement mortelle, foudroyante, même? Et cette hémoptysie ne ressemble-t-elle pas plutôt à celle que l'on observe dans certaines phtisies congestives? D'ailleurs, les expectorations sanguines dataient de loin : deux fois, en 1667, elles tinrent Molière éloigné de la scène. On pourrait, il est vrai, les attribuer à une maladie organique du cœur, mais alors l'hémorragie n'est jamais assez abondante pour entraîner une mort aussi rapide; et les symptômes des affections cardiaques, en particulier l'hydropisie des membres inférieurs, font complétement défaut.

Ajoutez aux crachats sanguinolents, la toux fréquente et habituelle dont Molière était déjà incommodé en 1668, au moment où il jouait Harpagon, dans *l'Avare;* le pauvre homme en plaisantait même ; Frosine trouve que « sa fluxion ne lui sied pas mal et qu'il a bonne grâce à tousser. » Dans une pièce de 1770, *Elomire* (2) *hypochondre*, Le Boulanger de Chalussay note aussi ce détail :

Oui, c'est lui; je le viens de connaître à sa toux;

Ce pamphlet dialogué nous apprend aussi à quel état d'amaigrissement était arrivé Molière :

(1) Il était âgé de cinquante-un ans.

(2) Anagramme de Molière.

ELOMIRE

Et ces bras qui naguère étaient de vrais gigots
Comment les trouves-tu?

LAZARILLE

Ce ne sont que des os,
Et je crois que bientôt plus secs que vieux squelettes,
On s'en pourra servir au lieu de castagnettes.

Plus loin, n'est-ce pas le vrai portrait du phtisique?

J'ai souffert plus de maux qu'un damné n'en endure;
Et, sans exagérer, je vous puis dire aussi
Qu'homme n'a plus que moi de peine et de souci.
Vous en voyez l'effet de cette peine extrême,
En ces yeux enfoncés, en ce visage blême;
En ce corps qui n'a plus presque rien de vivant,
Et qui n'est presque plus qu'un squelette mourant.

C'est en raison de sa maigreur extrême, qu'il s'était réservé, dans sa *Psyché,* le rôle de Zéphyre.

D'autres symptômes ne sont pas moins caractéristiques : la faiblesse de la voix, qu'il ménageait en gardant le silence dans le monde, et l'épuisement graduel de ses forces. C'est lui-même qui, par la bouche de Béralde, dit dans *Le Malade imaginaire :* Il ne leur (aux médecins) demandera point de secours... Il a ses raisons pour n'en point vouloir, et il soutient que cela n'est permis qu'aux gens vigoureux et robustes, et qui ont assez de forces de reste pour porter les remèdes avec la maladie ; mais que, pour lui, il n'a justement la force que pour porter son mal. »

Notons, en dernier lieu, sa complexion amoureuse, si fréquente chez les poitrinaires, et dont ses ennemis lui font un crime, en lui conseillant, dans l'intérêt de sa santé, de s'abstenir

D'abord de comédie et de comédienne.

Rappelons enfin que, sur les trois enfants que Molière eut d'Armande Béjart, deux moururent peu après leur naissance, et qu'il perdit sa mère de bonne heure ; il n'avait alors que dix ans.

Ces divers renseignements nous semblent tous confirmer notre diagnostic de phtisie pulmonaire.

A vous, cher Maître, la parole pour résoudre ce problème médical.

Votre respectueux élève,

Dr WITKOWSKI.

— XII —

RÉPONSE DE M. GERMAIN SÉE

Mon cher ami.

Les raisons invoquées en faveur d'une maladie du cœur ou d'un anévrysme de l'aorte sont dénuées de toute probabilité; les motifs du diagnostic : phtisie pulmonaire ,, sont infiniment plausibles; notre immortel génie a dû être la victime de l'épuisement tuberculeux.

Tout à vous.

Le Professeur G. Sée

AUTEURS FRANÇAIS

Fabliaux du XIIIe *siècle*

LAI D'HIPPOCRATE (1)

L'auteur dit qu'Hippocrate, avant d'avoir cette réputation célèbre qui l'immortalisa depuis, étant venu à Rome sous l'empire d'Auguste, trouva, à son arrivée, la ville en deuil pour le neveu de l'Empereur qui venoit de mourir; mais que, s'étant fait aussitôt conduire au palais, il versa dans la bouche du mort le suc de quelques plantes, et le rendit ainsi à la vie. Le poëte ajoute qu'Auguste, par reconnaissance, fit faire deux statues, dont l'une représentoit son neveu, l'autre le médecin, et qu'il les plaça toutes deux sur une des portes de la ville, avec une inscription qui

(1) Traduits ou analysés par Legrand d'Aussy (1737-1800).

annonçoit qu'Hippocrate, par son savoir divin, avoit fait revivre le prince mort (1).

... Il y avoit déjà quelques mois que le médecin vivoit à Rome, accueilli par l'Empereur comme il devoit l'être après un pareil service, et adoré presque du peuple comme un dieu, quand une femme parut qui tout-à-coup changea en risées tous ces hommages. Elle était Gauloise, d'une naissance illustre et d'une rare beauté. Auguste, qui cherchoit à la traiter avec distinction, lui avoit donné, pour la servir, des dames et des demoiselles, et pour logement une de ses maisons ayant une tour. Comme elle vouloit connoître les beautés de la ville, et que les premiers moments de son séjour furent employés à la parcourir, elle aperçut les deux statues, et demanda pourquoi et à quelle occasion elles avoient été dressées. On le lui expliqua; mais à peine lui eût-on lu l'inscription, qu'avec de grands éclats de rire elle répondit : « J'ignorois que Rome en ce moment possédât un dieu, et je m'étonne après cela d'y voir mourir encore. Eh bien! que

(1) Il est difficile de montrer un plus profond mépris de la chronologie et de l'histoire : c'est à Antonius Musa que les Athéniens élevèrent une statue pour avoir sauvé la vie à Auguste; mais, plus tard, il fut rendu responsable de la mort de Marcellus, neveu de l'Empereur, et sa statue fut aussitôt brisée. Hippocrate put d'autant moins intervenir dans cette affaire qu'il avait cessé de vivre depuis plus de quatre cents ans. Si l'auteur a choisi le père de la médecine pour héros de son conte, c'était pour augmenter, par la gravité du personnage, le ridicule et le comique de la situation.

pendant un jour seulement on me livre cette petite divinité, et je réponds, moi, sur ma tête d'en faire le plus sot des humains. »

On ne manqua pas, selon l'usage, de rapporter ce discours à Hippocrate. La curiosité et l'amour-propre du médecin en furent piqués. Il voulut connoître cette femme singulière qui annonçoit avec tant d'assurance le pouvoir de sa beauté, et chercha l'occasion de la voir. Mais ce fut pour son malheur, et ce qu'elle avait promis ne se vérifia que trop; car elle étoit si belle, elle déploya dans la conversation tant de grâces et d'enjoûment, elle lui plut tant enfin, que, malgré toute la défiance dont il étoit armé, il ne put se défendre de l'aimer. Bientôt cette passion devint si forte que, perdant la raison et le repos, il tomba malade. L'Empereur alors vint le visiter. Les dames y allèrent après l'Empereur, et l'étrangère suivit leur exemple. Mais celle-ci, dont l'œil pénétrant avoit deviné cette maladie, eut soin de choisir un moment où elle seroit seule; et, du ton de l'amitié, elle fit d'abord au médecin quelques questions sur son état. Lui, qui se trouvoit trop heureux de pouvoir librement en découvrir la cause, l'avoua sans détour, et confessa naïvement à la dame qu'il mouroit d'amour pour elle.

C'étoit là ce qu'elle vouloit. Elle affecta donc quelque sorte d'attendrissement sur ses maux, et, avec l'apparence de la bonne foi, lui parla ainsi: « Je m'exposerois à bien des reproches sans doute, et je m'en ferois à moi-même bien d'autres encore, si, pouvant sauver un homme de votre mérite, j'allois causer son trépas. Mais quand vous m'auriez inspiré tout l'amour que vous ressentez pour moi, je vous le demande à vous-même, dans la situation où je me trouve, et avec la quantité d'yeux qui m'observent, m'est-il possible de vous en donner des preuves? Daignez donc pour le moment vous contenter de mes regrets, et, avec l'assurance du désir que j'ai de conserver vos jours, recevez celle que je vous donne encore d'agréer d'avance tous les moyens que m'en fournira votre tendresse. » Elle sortit après ces paroles, comme si elle eût rougi de les avoir laissé échapper. Pour Hippocrate, elles lui rendirent l'espérance et la santé, et bientôt il fut en état de reparoître au palais et de recommencer sa cour auprès de la belle Gauloise.

« Eh bien ! lui dit-elle la première fois qu'elle le revit, vous êtes-vous occupé des moyens de nous rapprocher? Avez-vous trouvé quelque expédient? Où en sommes-nous? » Il répondit tristement que le jour et la nuit il y avoit songé; mais que jusqu'à ce moment c'étoit sans succès. « Rendez-moi donc grâces, reprit-elle, car si je n'ai pas mis plus d'ardeur que vous dans mes recherches, au moins ai-je eu plus de bonheur. Vous connoissez la tour que j'habite : trouvez-vous vers le milieu de la nuit sous ses murs, avec une corbeille capable de vous contenir. Moi, de mon côté, pendant que mes femmes dormiront, je viendrai avec ma cousine, que j'ai su mettre dans nos intérêts, vous descendre une corde à laquelle vous attacherez le panier. Dès que vous y serez entré, nous vous enlèverons, et ce sera alors que, sans inquiétude et sans crainte, j'espère vous donner des marques de ma tendresse. »

Hippocrate étoit tellement aveuglé par sa passion, que ce piège grossier lui parut le plus adroit des stratagènes. Il se confondit en remercîments, et sortit aussitôt pour aller acheter sa corbeille, attendant avec une impatience extravagante le moment de la nuit. Enfin, quand il croit tout le monde endormi, il se rend au pied de la tour avec son panier, et y trouve, jugez quelle joie! la corde qui pendoit déjà. Il y attache à la hâte la corbeille, s'y place, et donne le signal qu'on peut tirer. On tire en effet; mais quand il est à une certaine hauteur, la dame accroche la corde ; elle le laisse suspendu, et se retire en lui souhaitant un sommeil tranquille et des rêves agréables.

Or, vous saurez qu'il y avoit alors à Rome une coutume particulière : c'est que pour certains crimes qui ne méritoient pas la mort, les coupables étoient suspendus ainsi toute une journée à la tour, dans une corbeille qu'on nommoit, pour cette raison, *la corbeille aux jugés.*

Quand Hippocrate se vit pris au piège, il se désespéra, et maudit mille fois l'amour et les femmes; mais il étoit trop tard : il lui fallut passer la nuit dans cette situation. Le jour ne parut que pour faire éclater sa honte. En vain il se cachoit le visage avec les mains, tout le monde le reconnut : on s'approcha de lui, et pendant tout le jour il fut exposé aux quolibets et aux huées de la populace. Les gardes de la tour, qui le supposoient là par ordre de l'Empereur, n'avoient garde de l'en tirer. Le soir heureusement, Auguste revenant de la chasse, et surpris de voir quelqu'un dans la corbeille sans son ordre, demanda qui c'étoit. On lui nomma Hippocrate, et il ordonna aussitôt qu'on le fît descendre, annonçant en colère qu'il le vengeroit avec éclat. Mais quand il sut comment et pourquoi le médecin se trouvoit ainsi bafoué, il ne fit qu'en rire, et pendant longtemps tous ses barons en plaisantèrent avec lui (1).

*
* *

FROISSART (1327-1410)

CHRONIQUES. — *Liv. IV, chap. XXX.*

... Et ainsi, petit à petit par la grâce de Dieu, le roi retourna en bonne santé et état;

(1) Une tablette en ivoire, ayant appartenu à l'abbaye de Saint-Germain-des-Prés, reproduit le sujet de ce fabliau : Hippocrate en chaperon est suspendu dans une corbeille la dame

et quand maître Guillaume de Harselli vit qu'il étoit en bon point, si en fut joyeux; ce fut raison, car il avoit fait une belle cure; et le rendit à son frère le duc d'Orléans, et à ses oncles Berry, Bourgogne et Bourbon, et leur dit : « Dieu mercy, le roi est en bon état. Je le vous rends et livre. »

... Or fut regardé que on retiendroit ce maître Guillaume de-lez le roi, et lui donneroit-on tant qu'il s'en contenteroit; car c'est la fin que médecins tendent toujours, que avoir grands salaires et profits des seigneurs et des dames, de ceux et celles qu'ils visitent. Et fut requis et prié de demeurer lez le roi. Mais il s'excusa trop fort et dit qu'il étoit désormais un vieux homme, foible et impotent, et qu'il ne pourroit souffrir l'ordonnance de la cour et que brièvement il vouloit retourner à sa nourriçon. Quand on vit que on n'en auroit autre chose, on ne le voult point courroucer; on lui donna congé; mais à son département on lui donna mille couronnes d'or. Et fut escript et retenu à quatre chevaux, toutes et quantes fois qu'il lui plairoit à venir à l'hôtel du roi. Je crois que oncques puis n'y rentra; car quand il fut venu en la cité de Laon, où le plus communément il se tenoit, il mourut très riche homme. Et avoit

gauloise et sa cousine sont au haut de la tour; au bas, l'empereur ordonne à deux officiers de délivrer le médecin. Voir l'*Antiquité expliquée*, de Montfaucon.

bien en finance, tant fut trouvé du sien, trente mille francs. Et fut en son temps le plus eschars et avers que on sçût. Et étoit toute sa plaisance, tant qu'il véquit, à assembler grand'foison de florins. Et chez soi il ne dépensoit pas tous les jours deux sols parisis, mais alloit boire et manger à l'avantage où il pouvoit. De telles verges sont battus tous médecins.

*
* *

OLIVIER BASSELIN (XVe siècle)

—

VAU-DE-VIRE IV

Au voizin, de fiebvre morant,
On faisoit boire eau de la bie (1).
« Hélas! vous me tuez, dizoit-il en plorant.
« Me deffendre le vin, c'est m'arrachier la vie.

« Hélas! je desiroy tousjours
« Morir avecq toi, bon breuvaige!
« Quand j'ai plus que jamais besoing de ton secours,
« Ung sourdault médecin me deffent ton uzaige.

« Cher amy, ne me quitte pas
« Sur le dernier poinct de ma vie;
« Sans toi j'estimeroy rigoureulx mon trespas;
« Je ne puis avoir bien hors de ta compaignie.

« Si je meurs, à mes bons amis
« Ma grande bouteille je laisse.
« Mais que pleine elle soit, comme elle estoit jadis;
« Jugeront, comme moy, que c'est grande richesse. »

(1) Cruche.

Ainsi mon voizin souspiroit.
Moi j'eus pitié de sa misère,
Je lui donnoi du vin que l'on lui refusoit;
La fiebvre le quitta si tost qu'il eust à boire.

*
* *

ANONYME (vers 1400)

LA FARCE DE MAISTRE PATHELIN (1)

PATHELIN

Ces physiciens (2) m'ont tué
De ces brouilliz (3) qu'ilz m'ont fait boire :
Et toutesfois les faut-il croire,
Ils en oeuvrent comme de cire.

Traduction.

Ces médecins m'ont tué
De leurs drogues. Comme de cire
Ils nous travaillent; sans mot dire
Il faut les croire...

Ed. Fournier, *Maitre Pathelin, pièce en trois actes.*

*
* *

PHILIPPE DE COMMINES (1447-1509)

MÉMOIRES. — *Liv. VI, chap. XII.*

... Il avoit son médecin appellé maistre Jacques

(1) Attribuée à Pierre Blanchet.
(2) Médecins. On employait aussi le mot *mire*, mais surtout pour désigner un chirurgien.
(3) Tisanes, drogues.

Cottier, à qui en cinq mois il donna cinquante-quatre mille escus contans (qui estoit à la raison de dix mil escus le mois, et quatre mille par dessus) et l'Evesché d'Amiens pour son neveu et autres offices et terres pour luy et pour ses amis. Ledit médecin luy estoit si très rude, que l'on ne diroit point à un valet les outrageuses et rudes parolles, qu'il luy disoit et si le craignoit tant ledit seigneur, qu'il ne l'eut osé envoyé hors d'avec luy, et si s'en plaignoit à ceux à qui il en parloit; mais il ne l'eut osé changer, comme il faisoit tous autres serviteurs, pour ce que le dit médecin luy disoit audacieusement ces mots : Je sçay bien qu'un matin vous m'envoyerez, comme vous faites d'autres : mais par la . . . (un grand serment qu'il juroit) vous ne vivrez point huict jours après. De ce mot là s'épouvantoit tant, qu'après ne le faisoit que flater et luy donner, qui luy estoit un grand Purgatoire en ce monde, veu la grande obéissance qu'il avoit eue de toutes gens de bien et de grands hommes.

*
* *

CLÉMENT MAROT (1495-1544)

—

ESPISTRE AU ROY POUR AVOIR ESTÉ DESROBÉ

Et pour autant, Sire, que (1) suis à vous,
De trois jours l'un viennent taster mon poux

(1) Aussi vrai que.

Messieurs Braillon, le Coq, Akaquia (1),
Pour me garder d'aller jusqu'à quia.
Tout consulté ont remis au Printemps
Ma guérison : mais à ce que j'entens,
Si je ne puis au Printemps arriver,
Je suis raillé de mourir en Yver.:
Et en danger, si en Yver je meurs,
De ne voir pas les premiers raisins meurs (2).

*
* *

ANONYME (1486)

LA GRANDE DANSE MACABRE

LE MORT

Medicin a tout votre orinne
Voiés vous icy quamander
Jadis sçutes de medicine
Assés pour pouvoir commander.
Or vous vient la mort demander.
Comme autre vous convient morir
Vous ny pouvés contremander.
Bon mire est : qui se scet guérir.

(1) Trois ameux médecins du temps. Le plus célèbre, Martin Akakia, était le médecin de François Ier. Voltaire a immortalisé son nom en le donnant au prétendu « médecin du pape, » qui prend la défense de ses confrères dans son ingénieuse diatribe contre « le natif de Saint-Malo, » autrement dit Maupertuis. Ce médecin portait le nom de Sans Malice; mais, le trouvant ridicule, il le traduisit en grec et se fit appeler *Akakia*. Les savants de l'époque avaient d'ailleurs l'habitude de latiniser leur nom : ainsi, Jean Loisel devenait *Avis;* Dubois, *Sylvius;* Desprez, *Pratensis;* Ledoux, *Perdulas;* Desjardins, *Hortensius;* Guillaume Boucher, *Carnificis*, etc.

(2) Mûrs.

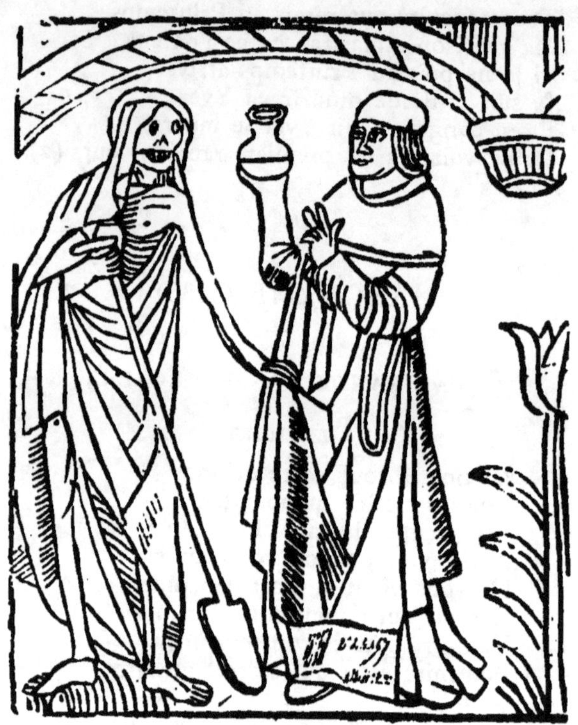

LE MEDICIN

Long temps a quen l'art de phisique
J'ay mis toute mon estudie.
J'avoye science et pratique.
Pour guerir maiute maladie.
Je ne scay que je contredie
Plus n'y vault herbe ny racine
N'autre remède quoy qu'on die
Contre la mort n'a medicine.

*
* *

RABELAIS (1494-1553)

GARGANTUA

Chapitre XXIII.

... Notez icy que son disner estoit sobre et frugal, car tant seulement mangeoit pour refrener les aboys de l'estomach, mais le soupper estoit copieux et large. Car tant en prenoit que luy estoit de besoing à soy entretenir et nourrir. Ce que est la vraye dîete prescripte par l'art de bonne et seure medicine, quoy qu'un tas de badaulx Medicins herselez en l'officine des Sophistes conseillent le contraire.

—

PANTAGRUEL

Chapitre V.

... Puis vint à Montpellier où il trouva fort bons vins de Mirevaulx et ioyeuse compagnie, et se cuida mettre à estudier en Medicine, mais il considera que l'estat estoit fascheux par trop et melancholicque et que les Medicins sentoyent les clisteres comme vieulx diables.

Chapitre VII.

... Et trouva la librairie de Sainct-Victor

fort magnificque, mesmement d'aulcuns livres qu'il y trouva, desquelz s'ensuit le repertoyre... Le tyrepet des apothecaires. Le baisecul de chirurgie. Cacatorium medicorum (1).

Le tiers Livre, chap. XXIX.

... Et voyez comment le monde est vistempenardé. Nous baillons en guarde nos ames aux Theologiens, lesquelz pour la plus part sont hœreticques. Nos corps es Medicins, qui tous abhorrent les medicamens, iamais ne prennent medicine : Et nos biens es advocatz, qui n'ont iamais procès ensemble.

Chapitre XXXIIII.

... Ie ne vous avois oncques puys veu que iouastez à Monspellier avecques nos antiques amys Ant. Saporta, Guy Bouguier, Balthasar

(1) L'auteur du *Véritable Rabelais réformé* (1697), probablement Jean Bernier, médecin lui-même, est peu tendre pour ses confrères. Entre autres plaisanteries qu'il leur adresse dans cet ouvrage, nous relevons les suivantes : il dit qu'un médecin *Medicus* est un mendiant *Mendicus;* il appelle la médecine *médicamentante* une médecine *médica-menteuse;* et il traduit la lettre R, abréviation de *Recipe* (Prenez), que les médecins placent en tête de leurs ordonnances, par cette interprétation désobligeante : *Réchape si tu peux*; enfin, à propos du *Cacatorium Medicorum,* il écrit : « Ce livre n'étant plus comme autrefois un des plus fameux de la Medecine, il y faudroit substituer *Complacentiæ Medicor.* Car ce n'est plus le pot aux clysteres qui est le Potozzi des Medecins, ce ne sont plus les cacatoires qui font leurs affaires, mais les caquetoires, verbiage, vanité, secrets pretendus, charlatannerie, voilà leur Perou. »

Noyer, Tollet, Ian Quentin, François Robinet, Ian Perdrier et François Rabelais, la morale comœdie de celluy qui avoit espousé une femme mute (1). Ie y estois (dist Epistemon). Le bon mary voulut qu'elle parlast. Elle parla par l'art du Medicin et du Chirurgien, qui luy coupperent un encyliglotte qu'elle avoit soubs la langue. La parolle recouverte, elle parla tant, et tant, que son mary retourna au Medicin pour remede de la faire taire. Le Medicin respondit en son art bien avoir remedes propres pour faire parler les femmes : n'en avoir pour les faire taire. Remede unicque estre surdité du mary, contre cestuy interminable parlement de femme. Le paillard devint sourd par ne sçay quelz charmes qu'ilz eirent. Sa femme voyant qu'il estoit sourd devenu, qu'elle parloit en vain, de luy n'estoit entendue, devint enraigée. Puys le Medicin demandant son salaire, le mary respondit qu'il estoit vrayement sourd : et qu'il n'entendoit sa demande. Le Medicin luy iecta on dours ne sçay quelle poudre, par vertus de laquelle il devint fol. Adoncques le fol mary et la femme enragée se rallierent ensemble et tant bastirent les Medicin et Chirurgien qu'ilz les laisserent à demy mors. Ie ne riz oncques tant, que ie feis à ce Patelinage.

... Monsieur nostre maistre, ie croy bien

(1) Rabelais parle de la farce de la *Femme muette*, dont il fut l'auteur et le principal acteur.

qu'au iour de mes nopces vous serez d'ailleurs empesché à vos pratiques, et que n'y pourrez comparoistre. Ie vous en excuse.

Stercus et urina Medici sunt prandia prima.
Ex aliis paleas, ex istis collige grana (1).

Vous prenez mal (dist Rondibilis) (2), ce vers subsequent est tel :

Nobis sunt signa, vobis sunt prandia digna (3).

Si ma femme se porte mal : I'en vouldrois veoir l'urine (dist Rondibilis), toucher le pouls : et veoir la disposition du basventre, et des parties umbilicares, comme nous commende Hippocrate, 2. Apho. 35, avant oultre procéder. Non, non (dist Panurge), cela ne faict à propous. C'est pour nous aultres Legistes, qui avons la rubrique, De ventre inspiciendo. Ie luy appreste un clystere barbarin. Ne laissez vos affaires d'ailleurs plus urgens. Ie vous envoiray du rislé en vostre maison. Et serez tousiours nostre amy. Puys s'approcha de luy, et luy mist en main sans mot dire quatre Nobles à la rose. Rondibilis les print tresbien : puys luy dist en effroy comme indigné. He, he, he, monsieur, il ne

(1) L'excrément et l'urine sont les meilleurs repas du médecin : dans l'une la paille, dans l'autre le grain.

(2) Le chancelier Rondelet, l'ancien maître de Rabelais à la Faculté de Montpellier.

(3) Pour nous, ce sont des indices et ce sont repas dignes de vous.

falloit rien. Grand mercy toutesfois. De meschantes gens iamais ie ne prens rien. Rien iamais des gens de bien ie ne refuse. Ie suys touiours à votre commendement. En poyant, dist Panurge. Cela s'entend, respondit Rondibilis (1).

Le quart Livre.

... Defaict la practique de Medicine bien proprement est par Hippocrates comparée à un combat, et farce iouée à trois personnages : le malade, le Medicin, la maladie.

... Comme grandement est par Herophilus blasmé Callianax Medicin, qui à un patient l'interrogeant et demandant, mourray-ie? impudentement respondit :

Et Patroclus à mort succumba bien :
Qui plus estoit que ne es homme de bien.

Prologue de l'Auteur aux Lecteurs benevoles.

... Tel est le vouloir du tresbon tresgrand Dieu : on quel ie acquiesce : auquel ie obtempere : duquel ie revere la sacro sainte parolle de bonnes nouvelles, c'est l'Evangile, on quel est dict Luc 4, en horrible sarcasme et sanglante derision au Medicin negligent de sa propre santé. Medicin, O, gueriz toy mesmes.

Cl. Galen non pour telle reverence en santé soy

(1) Sganarelle reçoit l'argent de la même façon dans le *Médecin malgré lui.*

maintenoit, quoy que quelque sentiment il eust des sacres bibles, et eust congneu et frequenté les saincts Christians de son temps, mais par craincte de tomber en ceste vulgaire et satyrique mocquerie. Ἰητρὸς ἄλλων αὐτός ἕλκεσι βρύων (1).

Medicin et des aultres en effect :
Toutesfois est d'ulcères tout infect.

De mode qu'en grande braveté il se vente, et ne veut estre Medicin estimé, si depuys l'an de son aage vingt et huictième iusques en sa haulte vieillesse il n'a vescu en santé entiere, exceptez quelques fiebvres ephemeres de peu de durée : combien que de son naturel il ne feust des plus sains, et eust l'estomach evidentement dyscrasié. Car difficilement sera creu le Medicin avoir soing de la santé d'aultruy, qui de la sienne propre est negligent.

Chapitre XLIIII.

. . . N'ayez paour, gens de bien (dist Pantagruel) desormais. Ce grand Briguenarilles avalleur de moulins à vent est mort. Ie le vous asceure. Et mourut suffocqué et estranglé mengeant un coin de beurre frays à la gueule d'un four chault par l'ordonnance des Medicins.

(1) Médecin des autres, mais lui-même est tout couvert d'ulcères.

Appendice pour le quart livre.

. . . Pres que pareille, non toutefois tant abominable histoire nous conte lon du Medicin d'eau doulce, nepveu de l'advocat de feu Amer, lequel disoit l'œle du chapon gras estre mauvaise, et le croppion redoutable, le col assez bon, pourveu que la peau en fust ostée : à fin que les malades n'en mangeassent, tout fust reservé pour sa bouche.

Briesve declaration d'aucunes dictions plus obscures contenues on quatriesme livre des faits et dicts heroicques de Pantagruel.

Scatophages. Maschemerdes : vivans de excremens. Ainsi est de Aristophanes *in Pluto* (1) nommé Aesculapius en mocquerie à tous Medicins.

*
* *

NOEL DU FAIL (XVIe siècle).

—

CONTES D'EUTRAPEL

L'apothicaire d'Angers.

. . . Allez vous y frotter, dit Lupold, et vous soumettre à la miséricorde de ces maîtres fous, avec leurs *qui pro quo*, dont ils abusent le peuple et sa bourse : car ce qui vaut cinq sous ils le

(1) Voir note 4, page 12, 1re série.

vendent vingt, sans être contrôlés ne policés (1) sur leurs marchandises. Faut croire que ce vénérable, afin de me bourder, et être reconnu comme étourdi et ignorant qu'il étoit, eût mis, au lieu de ces beaux mots du droit civil, significatifs de la manière de diviser et partager les héritages, quelque véhément diagrede (2) et laxatif, et puis, adieu Fouquet. Car les apothicaires en sont venus là, qu'ils ne veulent souffrir que les médecins voient les ingredients de la médecine ordonnée, disant qu'on leur feroit tort si on ne s'en fioit en eux. Mais ils ne savent qu'ils disent, et errent en cela, comme aussi aux plantes et graines nouvelles qu'on leur apporte, leur attribuant facultés et puissances admirables, où ils ne trouvent rien du tout. Témoin un droguiste de Lyon, qui envoya à feu Champenois, docte apothicaire de Rennes, un fardeau de blé noir, appelé en aucun lieu froment noir ou sarrazin, avec entière description de ses qualités mirifiques, et le prix, qui étoit d'un écu la livre. Mais, la piperie connue, on lui renvoya son paquet, et que s'il en vouloit envoyer querir, il lui en fourniroit dix mille charges de cheval, à un écu pièce. Car à la vérité, sans ce grain qui nous est venu depuis soixante ans, les pauvres gens de ce pays auroient beaucoup à souffrir, combien qu'il amaigrisse fort la terre.

(1) Surveillés par la police.
(2) Extrait aqueux de la racine de scammonée.

*
* *

BERNARD DE PALISSY (1510-1590)

TRAITÉ DE L'OR POTABLE

... I'en ay bien veu de plus fines en une petite ville de Poitou où il y avoit un médecin aussi peu sçavant qu'il y en eut en tous le pays, et toutesfois par une seule finesse il se faisoit quasi adorer (1). Il avoit une estude secrete bien près de la porte de sa maison, et par un petit trou, il voyoit ceux qui lui apportoyent des urines, et estants entrez en la court, sa femme, bien instruite, se venoit assoir sur un bois près de l'estude, où il y avoit une fenestre fermée de châssis, et interrogeoit le porteur d'où il estoit, et que son mari estoit en la ville, mais qu'il viendroit bien tost, et le faisoit assoir aupres d'elle, les interrogeoit du iour que la maladie print au malade, et en quelle partie du corps estoit son mal, et consequemment de tous les effects et signes de la maladie; et pendant

(1) Suivant Gobet, Palissy aurait voulu désigner Sébastien Colin; ce médecin de Fontenay-le-Comte, en Poitou, est l'auteur du livre intitulé : *Déclaration des abus et tromperies que font les apothicaires* (Tours, 1553), plusieurs fois réimprimé sous le pseudonyme de *Lisset Benancio*, anagramme de son nom. C'est à cet ouvrage que répondait la *Declaration des abus et ignorance des médecins* (Lyon, 1557), composée par un apothicaire de Lyon, Pierre Braillier, et faussement attribuée à Palissy.

que le messager respondoit aux interrogations, Monsieur le medecin escoutoit tout, et puis sortoit par une porte de derriere, et rentroit par la porte de devant, par où le messager le voyoit venir. Lors la dame lui disoit : voyla mon mari, parlez à lui. Ledit porteur n'avoit pas si tost présenté l'urine, que Monsieur le medecin la regardast avec fort belle constance, et après il faisoit un discours de la maladie, suyvant ce qu'il avoit entendu du messager par son estude; et quand ledit messager estoit retourné au logis du malade, il contoit comme un grand miracle le sçavoir de ce medecin, qui avoit conneu toute la maladie, soudain qu'il avoit veu l'urine, et par ce moyen le bruit de ce medecin augmentoit de iour à autre.

—

DES EAUX ET FONTAINES

... Une autre histoire racompte qu'il y eut iadis un medecin qui se voyant destitué d'argent et de practiques, s'avisa de ietter quelques drogues dans le puits de la ville de son habitation, qui fut cause que tous ceux qui beuvoyent de l'eau estoyent pris d'un flux de ventre, qui les tormentoit à merveilles, et les faisoit courir apres le medecin, lequel estant ioyeux de l'operation de ladite medecine, consoloit hardiment les malades, et feindant leur bailler des medecines bien cheres, il leur bailloit de bon vin à boire, leur defendant de boire de l'eau, et par tel moyen la malice de l'eau s'en alloit, et la nourriture du vin demeuroit, et le medecin gaignoit beaucoup.

*
* *

ANONYME (XVIe siècle)

—

LE MÉDECIN COURTIZAN, OU LA NOUVELLE ET PLUS COURTE MANIÈRE DE PARVENIR A LA VRAYE ET SOLIDE MÉDECINE (1).

—

A Messere Dorbuno.

Que nous sert plus longtemps raccourcir nostre vie
Épluchants les secrets de la Philosophie?
Que sert, pour le plaisir de ces menteuses Seurs,
Acravanter nos ans de cent mille labeurs,
Et geiner de soucy nostre âme, emprisonnée
Pour un art mensonger, plus souvent destournée
A contempler les corps de ce grand Univers,
Le mouvement du Ciel, ou droit ou de travers,
Les vens, les tourbillons, la neige et les orages,
Et les impressions des célestes images?
Que sert de distiller nostre cerveau pensif,
Quarante ou cinquante ans, pour un mestier tardif;
Chercher et rechercher l'accordante harmonie
Des quatre corps divers en une mesme vie;
Sonder au plus profond des secrets arrachez
Du cœur de la Nature, où ilz estoyent cachez;
Accorder le discord si quelque guerre esmue
Pour une inimitié au corps est survenue?

(1) Cette pièce, qui date de 1559, est attribuée à Joachim du Bellay (1524-1560), auteur du *Poete Courtizan et la Nouvelle manière de faire son prouffit des lettres.*

Cela ne peult sinon que tourmenter en vain
Nostre esprit trop grossier, trop foible et trop humain,
Comme si nous pouvions avoir la cognoissance
De ce dont les plus fins n'apportent qu'ignorance;
Comme si nous pouvions cognoistre fermement
Les causes, les effects de tout le firmament,
Et la perfection de nostre âme divine,
Soubs l'ombre que l'on est Docteur en Médecine
Et qu'on a, feuilletant l'œuvre de Galien,
Ou du vieil Hippocrate, appris l'art Délien (1).
Tout cela ne nous fait que misérables vivre,
Avancer nostre mort, ou vieillir sur un livre.
Or je te veulx monstrer, Dorbuno, comme il fault
Sans ce meurtrier soucy n'avoir jamais défault
De réputation et de bonne apparance
Entre les plus fameux de cette heureuse France.
Je te veux par ces vers descouvrir le moyen
Qui fait sans Hippocrate et sans un Galien
Et sans l'escript fascheux d'une Pratique indigne,
D'Eginète (2) ou Gourdon (3) sçavoir la Médecine.
Il ne te fault longtemps remascher le laurier;
Il ne te fault veiller, ainsi que l'escolier,
Jusques à la minuict, il ne te fault encore
Te lever du matin une heure avant l'aurore;
Ce soing est trop fascheux, indigne du cerveau
De celuy qui s'efforce à fuir le tombeau.
Il suffit bien d'avoir un sçavoir pédantesque
Un peu entremeslé de la langue Tudesque (4).
Quand donques tu auras espluché du Latin
Quelques mots plus communs, comme un riche butin
Il te les fault garder et ne faire largesse
De ce qui est le neud de toute ta sagesse.
Puis, s'il vient à propos, il ne sera que bon

(1) De Délos, c'est-à-dire d'Apollon, père d'Esculape.

(2) Paul d'Égine, écrivain médical grec.

(3) Bernard de Gordon, célèbre médecin de l'École de Montpellier.

(4) On voit que l'affectation du germanisme n'est pas une mode récente.

Devant les Courtizans alléguer un Platon,
Encor' que n'en aies leu que la première page;
Et, ce faisant, il fault quelque estrange langage
Pour plus heureusement entrelarder tes mots,
Et parler à demi, de la teste et du dos.
Il n'est icy mestier sçavoir l'Anathomie,
La nature, l'effect de toute maladie;
Encore moins nous sert cognoistre les raisons,
Du divers changement des temps et des saisons,
Le naturel des eaux, de l'air et de la terre,
Et le pays enclin au foudre et au tonnerre,
Le lieu marécageux, ou bien, pour estre object
Au climat du Midi, à la peste subject (1);
Il ne fault, curieux, sur les plaines salées,
Sur les monts raboteux et aux humbles vallées
Arrester ton esprit, pour avec mille maux
Chercher le naturel des divers animaux;
Il ne fault point ouvrir de la terre le ventre
Pour chercher les métaux qu'elle tient en son centre;
Il ne fault point courir tout au long d'un esté
Pour sçavoir la vertu et la diversité
Des simples tant divers, dont la sotte science
Ne sert que d'augmenter l'orgueil de l'ignorance.
Brief il ne fault ronger tes ongles jusqu'aux doits,
Il n'y fault acquérir un estomac panthois
Pour, courant çà et là, se mettre hors d'halaine,
Crainte de s'acquérir de nos maistres la haine :
Lesquels ces pauvres sots redoubtent comme Dieu.
Soubs l'ombre seulement d'avoir le premier lieu.
Il fault tant seulement, fuyant ceste misère,
Hanter pour quelque temps chez un apoticaire,
Pour apprendre le nom de cinq Médicaments
Et bien peu les effects de leurs tempéraments,
Si tu veux qu'en la Court personne ne te passe :
Le diaphénicon, la rheubarbe, la casse,
Et le catholicon, et si sera bien faict
De mille Recipéz faire un commun extraict,
Affin que, s'il advient qu'un malade languisse

(1) Allusion au traité d'Hippocrate *De aere et locis*.

Longtemps dedans son lict sans que tu le guérisse
Des breuvages premiers tu ne face défault
De brouiller le papier tant qu'il face le sault.
Puis il fault par sur tout, pour faire tes meslanges,
Ordonner un *potus* de drogues plus estranges,
Et ne faillir jamais d'en emplir un papier :
C'est en cela que gist la ruse du mestier.
Encore faudra il tes receptes escrire
Telles que le commun ne les puisse bien lire,
Afin qu'en admirant ce papier mal escript
Comme chose sacrée il prise ton esprit
Et tienne cher comme or toutes telles receptes.
Voylà le meilleur point de mes meilleurs préceptes,
Lequel si tu scais faire, entreprens hardiment
De te jeter en Court, et, pour plus finement
Te faire croire à tous, mets toy premier en grace
De quelque Courtizan, qui aura long espace,
Servi au bon vouloir et honneste plaisir
De celles qui ont pris soulas de leur désir;
Car il sçaura toujours si, en telle brigade
De cabas enfrichez, la rongne (1) ou la pelade
Auront point delaissé quelque buisson fascheux
Pour le juste loyer des faicts chevaleureux.
Tu auras cependant quelque phiole preste,
Quelque onguent embosmé pour parfumer leur teste,
Que tu tiendras bien cher, et te pourras vanter
Que par ta diligence, et par souvent hanter
L'Alemaigne, et l'Itale, et le pays de France,
Tu as de ces onguents appris l'expérience
Et qu'il n'y a que toi qui sache ces secrets,
Que tu as, à grand coust et grand labeur, extraicts,
Partie des escripts et fascheuses lectures
Des auteurs anciens, et partie des cures
Que tu as à Paris avec contentement

(1) *Rongne,* vieux terme auquel il est impossible d'assigner un sens précis. Ce mot servait autrefois à désigner certaines affections cutanées. Ambroise Paré le définit de la sorte : « Rongne est une *aspérité du cuir,* ou une ulcération légère conjointe avec un prurit. »

En faveur d'un chascun faictes heureusement.
Ainsi donque advancé, il te fault contrefaire
Du grand et du sçavant, et toutesfois complaire
A ceux desquels tu peux arracher du profict,
Avoir toujours en main du gingembre confict
Pour en fin du repas le présenter à table,
Et le monstrer ainsi honneste et serviable,
Avec une cuiller en donner à Monsieur
Et à sa mieux aimée, affin qu'en sa faveur
Tu sois le bien-venu, quand tu auras affaire
De l'argent et support de son Prothenotaire.
Si tu es appelé pour aller visiter
Un malade, il te fault, pour mieux le contenter
Et pour mieux arracher profict de son dommage,
Ayant veu son urine, ordonner un potage,
Qu'il fault mignardement toy-mesme assaisonner,
Taster s'il est salé, toy-mesme luy donner
De l'aesle du poulet que tu auras faict cuire (1)
Toy-mesme le couvrir, toy-mesme le conduire
A la selle persée, et dans les excréments
Priser les beaux effets de tes médicaments.
Il fault dire aux parens que pour la maladie,
Or que ce ne fust rien, le danger de la vie
Est fort à soupçonner, mais que tu penses bien
Qu'avecque ton moyen le tout ne sera rien.
Ainsi ont devant nous leur richesse augmentée
Mille et mille Tuscans, dont la grandeur vantée
Apporte la bravade à leurs Coyons nepveux,
Qui sçavent finement ensuyvre leurs ayeux
Et ont desjà si bien endormi nos Syraines,
Et faict siller les yeux de nos raisons humaines,
Que nous n'estimons rien sinon que ce qu'ils font,
Ores qu'ils facent naistre une souris d'un mont,
Et, à nostre dommage essayants leur folie,

(1) Pour comprendre ce trait malicieux, il faut se reporter aux pratiques et aux prescriptions d'une époque où la direction du régime, le choix des aliments et des boissons étaient, de la part du médecin, l'objet d'une attention méticuleuse, d'une surveillance ridicule à force d'être exagérée.

Vendent le vain orgueil de quelque Comédie.
  Voylà comme il faut faire et conduire son art,
Qui veult estre bon Veau (1), et qui cherche avoir part
Es trézors dont jadis ceux qui tindrent le monde
Feirent que par sus tous leur grand'richesse abonde.
  Mais garde toy sur tout qu'en faisant cet estat,
Tu ne sois descouvert et mocqué comme un fat;
On n'est pas moins prisé de se sçavoir deffendre,
En maintenant son bruit, que de l'avoir sçeu prendre;
Icy sont les effects et les moyens plus beaux
Que Dieu a départi seulement aux bons Veaux.
  Jusqu'icy, d'Orbuno, j'ay monstré l'artifice
De pouvoir acquérir la Science nourrice,
Par un moyen plus court que n'ont pas faict tous ceux
Qui ont laissé l'amour du loisir paresseux,
Et, pour tant que je sçay qu'en vain tu te tourmante
D'acquérir par sçavoir la voix applaudissante
De ce monstre de Court, j'ay descript le moyen
D'estre bon Médecin sans Claude Galien.

*
* *

RONSARD (1524-1585)

—

ODES

. . . .

Dequoy sert donc la medecine
Et tout le gaiac estranger,
User d'onguens ou de racine,
Boire bolus ou d'air changer,
Quand cela ne peut allonger
Nos iours contez?.....

—

A PIERRE LESCOT.

. . . .

Ou bien, embrasse-moi l'argenteuse science

(1) Savoir bien teter la vache à lait.

Dont le sage Hippocras eut tant d'expérience,
Grand honneur de son île (1) : encor que son métier
Soit venu d'Apollon, il s'est fait héritier
Des biens et des honneurs, et à la poésie
Sa sœur n'a rien laissé qu'une lyre moisie.

Ne sois donc paresseux d'apprendre ce que peut
La nature en nos corps, tout cela qu'elle veut,
Tout cela qu'elle fuit : par si gentille adresse (2),
En secourant autrui, on gagne la richesse.

—

LES AMOURS, Liv. II, chap. XLVII.

Sonnet (3).

Ha! que ie porte et de haine et d'envie
Au medecin qui vient soir et matin,
Sans nul propos, tastonner le tetin,
Le sein, le ventre et les flancs de m'amie!

Las! il n'est pas si soigneux de sa vie
Comme elle pense; il est meschant et fin :
Cent fois le iour ne la vient voir qu'afin
De voir son sein, qui d'aimer le convie.

Vous qui avez de sa fièvre le soin,
Ie vous supply de me chasser bien loin
Ce medecin amoureux de Marie

Qui fait semblant de la venir panser.
Que pleust à Dieu, pour l'en recompenser,
Qu'il eust mon mal et qu'elle fust guarie!

(1) Né à Cos, l'une des Sporades.
(2) Art.
(3) Imité de la lettre qu'Acontius écrit à Cydippé, dans Ovide :

Me miserum quod non medicorum jussa ministro, etc.

—

ÉPITAPHE DE FRANÇOIS RABELAIS

Si d'un mort qui pourri repose
Nature engendre quelque chose,
Et si la generation
Se faict de la corruption,
Une vigne prendra naissance
De l'estomac et de la pance
Du bon Rabelais qui boivoit
Tousiours ce pendant qu'il vivoit;
Car d'un seul traict sa grande gueule
Eust plus beu de vin toute seule
(L'epuisant du nez en deux coups)
Qu'un porc ne hume de laict dous,
Qu'Iris de fleuves, ne qu'encore
De vagues le rivage More.
Iamais le soleil ne l'a veu,
Tant fust-il matin, qu'il n'eust beu;
Et iamais au soir la nuict noire,
Tant fust tard, ne l'a veu sans boire;
Car alteré, sans nul seiour (1)
Le galant boivoit nuict et iour.
Mais quand l'ardente canicule
Ramenoit la saison qui brule,
Demi-nu se troussoit les bras,
Et se couchoit tout plat à bas
Sur la ionchée entre les tasses,
Et parmy des escuelles grasses
Sans nulle honte se touillant,
Alloit dans le vin barbouillant,
Comme une grenouille en la fange.
Puis yvre chantoit la louange
De son amy le bon Bacchus,
Comme sous luy furent vaincus
Les Thebains, et comme sa mere
Trop chaudement receut son pere,

(1) Repos.

Qui en lieu de faire cela,
Las! toute vive la brula.
Il chantoit la grande massue,
Et la iument de Gargantue,
Le grand Panurge, et le païs
Des Papimanes ébahis,
Leurs loix, leurs façons et demeures;
Et frere Iean des Antoumeures,
Et d'Episteme les combas.
Mais la Mort, qui ne boivoit pas
Tira le beuveur de ce monde,
Et ores le fait boire en l'onde
Qui fuit trouble dans le giron
Du large fleuve d'Acheron.

Or toy, quiconque sois, qui passes,
Sur sa fosse répan des tasses,
Répan du bril et des flacons,
Des cervelas et des iambons;
Car si encor dessous la lame
Quelque sentiment a son ame,
Il les aime mieux que les lis,
Tant soient-ils fraischement cueillis.

*
* *

GUILLAUME BOUCHET, sieur de Brocourt (1526-1606)

—

LES SERÉES (1)

Des Médecins et de la Médecine.

Un facétieux conte qui arriva le iour de ceste serée, fut cause que durant le souper et après,

(1) Les soirées.

on ne parla que des Médecins et de leurs Médecines. Ce conte consiste en une response gaillarde que fit un Médecin à un Chanoine qui vouloit rire et se moquer : comme de tout temps les Médecins ont été subiects à estre calomniez. Mesmes ceux de ceste serée ne peurent se contenir d'en dire advis. Et le premier commença ainsi. Nous trouvons que les Romains chassèrent de Rome tous les Médecins par l'espace de six cents ans, et n'usèrent en tout ce temps-là d'autre médecine, que de choux en toutes maladies, qui ne se trouva iamais si saine, et ayant remis les Médecins, tout alla de mal en pis. Les Sycioniens ne permirent iamais qu'il y eust des Médecins en leur République, de peur de tuer les sains. Hérodote dit que les Babyloniens n'usèrent iamais de médecines, et n'eurent iamais aussi de Médecins, lesquels Cato hayssoit, ce dit Plutarque en sa vie : ce que verrez en Pline par ce qu'escrit Cato à son fils Marcus Cato. Platon dit que Socrate défendoit la multitude des Médecins en une ville. A cette raison la Loy *si duos*, à son exemple, limite le nombre des Médecins, et combien il en doit avoir en chaque ville selon la grandeur d'icelle, et la quantité du peuple : comme estant une charge inutile au peuple, et qui nuit plus qu'elle ne profite. Aussi ie ne voy nulle race de gens, dit le seigneur de Montagne, si tost malade, et si tard guérie, que celle qui est soubs la iuridiction de la Médecine : leur santé mesme estant altérée par la contraincte de régime : Les Médecins ne se contentans point d'avoir la maladie en gouvernement, ils rendent la santé malade, pour garder qu'on ne puisse en nulle saison eschaper leur authorité. Et n'y a nation qui n'ait été longtemps sans Médecins et Médecines : et du monde la dixiesme partie ne s'en sert pas encores à ceste heure. Infinies nations ne les cognoissent pas, où l'on vid plus longuement et sainement qu'icy. Si on faisoit comme Hérodote dit que fait un peuple des Indes, où ceux qui sont malades sont tuez et mangez, il ne faudroit point de Médecins : car on ne se confesseroit point être malade, d'autant qu'ils les tuent encores qu'on nie n'estre nullement malade.

Ie ne sçay pas, repliqua quelque autre, qui mouvoit les anciens à mespriser les Médecins : mais ie sçay bien que si on les blasme de ce temps, ils en baillent bien les occasions. Où trouverrez vous gens d'un mesme estat de profession honorable, qui se portent plus d'envie, dont est venu le proverbe, *Invidia Medicorum*, et qui détractent plus les uns des autres que les Médecins? Où prendrez-vous des personnes de mesme vocation qui s'accordent moins ensemble? Et ce qui fasche plus Pline, c'est, dit-il, de ce qu'il n'y a estat au monde où y ait eu moins d'arrest, ni moins de solidité, qu'en cestuy-cy. Hippocrate mesmes, prince des Médecins, ayant dict, que l'espérance des Médecins est fallacieuse.

Désaccord des Médecins.

... Comment fera-ce que le peuple les estimera experts et sçavants, veu qu'eux-mesmes s'entr'appellent ignorans et asniers? Qu'ils soient appelez à un malade, l'un après l'autre, vous les trouverez du tout contraires, aussi bien que tous ensemble, et à la cognoissance de la maladie, et à la guérison. Iamais vous ne verrez Médecin se servir de la recepte de son compagnon, sans y retrencher ou adiouster quelque chose. Mesmes qu'on regarde à leurs consultations, que Pline appelle maudites, l'un dit d'un, et l'autre d'autre, pour ne servir de iaquet les uns aux autres. De là vint la mort de l'Empereur, qui fit graver sur son sepulchre, *Turba Medicorum perii* (1). Et ne se faut fier aux contes des Médecins : regarde plustost l'effect et l'expérience. Et ne s'en faut pas esbahir, car la plus grande part des Médecins ne cognoist ne les simples ne les composez et laissent cela aux Apothicaires, aussi habiles qu'eux. Mais, ie vous prie, qui ne se moqueroit de celuy, qui voulant faire quelque chose, ignoreroit l'instrument avec lequel il la voudroit parfaire ? De ce advient, que la plus part des bien-advisez de nostre temps, ne veulent se fier à des remèdes et personnes où il n'y a nulle certitude : comme ceux-là mesmes le monstrent tous les jours qui practiquent, quand

(1) Le grand nombre des médecins m'a tué. Voir la note 2, page 18, 1re série.

ils blasment ce qu'un autre aura possible bien faict : ne voulans mettre leur vie, qui consiste en un accord, entre les mains de ceux qui sont à eux-mesmes touiours contraires : et n'est dit sans cause, qu'on doit plustost avoir peur du Médecin que de la maladie. Une des plus grandes fautes qu'ils font, à mon advis, c'est d'ordonner avant que cognoistre la maladie, car ne la cognoissans, ils ne sçauroient sçavoir la curation : mais de peur d'estre trouvez ignares, et estre sans remèdes, et afin d'attraper argent, ils ne sont iamais sans ordonnances et receptes : qui sont bonnes et indifférentes à toutes maladies, ce disent-ils, comme leurs clystères, leurs Catholicon, eau béniste de la Médecine : lesquels toutesfois le plus souvent sont contraires à la maladie qu'ils ignorent, maladie cogneuë, dit le proverbe, vault presque guérie : estant nécessaire de cognoistre plustost les maladies que les remèdes d'icelles. Que le plus souvent ils ne les cognoissent, il appert en ce qu'ils médecinent quasi toutes maladies d'une mesme façon, et de mesme médecine, les mesurans toutes à une même aulne : encores que la maladie ne soit que d'une fiebvre tierce : de laquelle est escrit, *De tertiana numquam pulsatur campana* (1). Premièrement, marche le clystère, le lendemain une saignée rëitérée, qui est une nouvelle practique, pour avoir double salaire : puis après vient la

(1) Le glas ne sonne jamais pour la fièvre tierce.

purgation, qui n'est guères sans reubarbe. Et encores en ces choses tant communes ils ne s'accordent pas : car aucuns purgent avant que saigner, et les autres saignent avant que purger. Cela faict, ils sont au bout de leurs fusées : et sans qu'il arrive quelque nouveau accident, le plus souvent sont contraincts d'essayer des remèdes contraires aux premiers. Et tout cela par faute d'avoir cogneu la cause de la maladie. Et si vous n'en voulez rien croire, que le cadavre soit ouvert, avant que la terre couvre leur faulte et ignorance, et on verra au doigt et à l'œil, que les remèdes qu'on luy aura baillez, estans tous contraires à la guérison, auront causé la mort à ce pauvre patient : et qu'il eust mieux valu le laisser à la Nature, qui guérit plus de maladies que ne font toutes les médecines : la Nature estant assez forte pour se défendre, et à maintenir ceste contexture, de quoy elle fuit la dissolution : Nature le plus souvent envoyant les maladies au iour de la Toussaincts, et les Médecins les envoyant au lendemain.

Un gentilhomme et un évêque taillés sans avoir la pierre.

Je voudrois, adiousta quelqu'un, que l'on fist comme en certain païs, là où si les malades meurent, on fait payer les Médecines à leur Médecin : ou comme portoit une loy en Égypte, par laquelle le Médecin prenoit son patient en charge les trois premiers iours, aux périls et fortune du patient : mais les trois iours passez, c'estoit aux siens propres. Ce qui a esté practiqué à Petrus Lervinus Spoletanus (1), ce dit Iovio : lequel fut ietté en un puits pour avoir médiciné Laurent de Médicis. Qu'il y ait grande difficulté à la cognoissance des maladies, il n'y a pas long-temps qu'à Paris un gentil-homme fut taillé par l'ordonnance des Médecins, auquel on ne trouva ne pierre ne mortier : et là mesmes un Evesque avoit esté sollicité par les Médecins de se faire tailler : quand il fut trespassé, et qu'il fut ouvert, on trouva qu'il n'avoit mal qu'aux reins.

Réponse d'un malade à son Médecin qui lui dit qu'il a une maladie nouvelle de l'année.

A une fois que le malade se portera mal, les Médecins ne scachans où ils en sont, diront qu'il a faict quelque excès; car les Médecins accusent tousiours l'intempérance des malades, et des morts. Si d'aventure, ayans ordonné une médecine, ou venans voir son opération, ils trouvent leur malade mort, ce sera à dire que ce sont les maladies de ceste année-là, qui sont si estranges et fascheuses à cognoistre, qu'ils n'y entendent rien, ayans ces maladies avec elles

(1) Bouchet veut sans doute parler de Pierre Léo, dont nous avons raconté la fin curieuse, dans la note de la page 127, 1re série.

quelque venin caché. Et me souvient, adioutoit-il, d'un Médecin qui me venoit veoir, moy estant malade, et ne scachant où il en estoit, non plus que moy, me dit que c'estoit une maladie de ceste année-là, fort estrange et différente des autres précédentes maladies. Ie ne me pus tenir de rire, et de luy dire : Vrayement ie croy bien que c'est une maladie de ceste année, car ie ne l'avoye pas l'autre.

Critiques sur les questions des Médecins et leurs médications.

Qui me fasche le plus, va dire un autre de la Sérée, ce sont les interrogations que me font les Médecins; et ceux qui me viennent veoir, ausquels il faut respondre : s'accordant avec moy Euripide, qui dit qu'il ne craint point tant la maladie comme les mots qu'il faut respondre et aux Médecins, et à ceux qui le visitent : l'enquérans combien de temps il y a qu'il est malade, comme est venu le mal? luy demandant avez-vous esté purgé, la teste vous fait-elle mal? allez-vous bien à vos affaires? dormez-vous bien? resvez-vous fort? trouvez-vous bon ce que vous mangez? et autres badineries. Une autre faulte bien lourde, disoit-il en continuant, que font les Médecins, et où on ne regarde point, c'est de charger tant les sains et les malades de médecines, que quand il est besoin de leur en bailler, elles ne servent de rien : car l'accoustumance et familiarité des médecines les rend sans effect et force : comme il advint à un qui n'estoit point purgé par l'ellébore, encores qu'il en print plus qu'on n'eust osé bailler à quatre, à cause qu'il s'estoit accoustumé par les menus à en prendre beaucoup. Tellement que plusieurs ont dit, qu'on se pouvoit de petit à petit si bien accoustumer à user de poison, qu'à la fin on n'en pourroit point mourir, combien qu'Averroes le nie.

Réplique d'un Médecin à la grossière question d'un chanoine.

Mais laissant ceste dispute si ancienne, et si débatuë, à sçavoir si la médecine profite plus qu'elle ne nuit, si elle fait plus de mal que de bien, et si ceux qui ne prennent point de médecine ne sont pas aussi sains, et de longue vie, que ceux qui font de leur estomach une boutique d'Apothicaire : quelqu'un prenant la parole commença à nous faire le conte du Médecin et du Chanoine, qui bailla tout le suiet de ceste Sérée, comme ie vous ay dit cy dessus, lequel il fit ainsi : Ce Chanoine, dont est question, ayant rencontré par la ville un Médecin, l'arreste en luy demandant conseil en ceste sorte. Monsieur, de grace, ie vous prie de me dire, et ie vous contenteray bien, d'où vient que bien souvent quand ie pisse et tombe de l'eau, ie pette aussi, et ne puis guères faire l'un sans l'autre? Ce

Médecin, qui n'endure pas facilement une supercherie, et un affront (comme l'on dit) voyant que son Chanoine vouloit rire, et se moquer de lui : sans s'esmouvoir, et comme le voulant asseurer de ce doubte, luy respond, Monsieur le Chanoine, cela n'est rien, mesmes les asnes en font bien autant. Mon Chanoine, ayant eu son change, sans mot dire s'oste de là. Toute la ville fut tantost abbrevée de ceste matière, le vent s'en espandant par tout, et saultant autant que la puce, et s'allongeant comme la main. Vous ne vistes iamais tant d'Epigrammes Latins et François, qui furent faicts sur cela : lesquels ont servi depuis à la matière dont ils traictoient. Et à fin que iugiez si ces .poësies méritoient qu'on les traictast ainsi, ie vous en ay mis icy quelques unes.

Un Médecin par un Prestre raillard
Fut consulté dessus ce poinct icy,
Pourquoy pissant tousiours petoit aussi :
Cela n'est rien, dit-il à ce pétard,
Car bien souvent les asnes font ainsi.

AUTRE

Un chanoine ignorant eut de gaudir envie,
Trouvant un Médecin, luy demande en mocquant,
Monsieur, à vostre advis, est-ce point maladie,
Que ie ne puis pisser sans peter quand et quand?
Non, non, ce n'est point mal, respond le Médecin,
Les asnes de nature en font tousiours ainsi.

EN LATIN

Quod mingendo cacat, medico testante Sacerdos,
Hac naturam asini conditione tenet.

Explication donnée par un de ses familiers, à un Médecin qui se vante que personne ne se plaint de lui.

Il y avoit en ceste Sérée un Médecin, qui va respondre, que personne ne se plaignoit de luy. Un sien familier luy dit : Hé! vrayment ie le croy bien, car tu les as tuez : et, comme dit Nicocle, adiousta-il, les Médecins sont heureux, de ce que le Soleil regarde leurs belles cures, et la terre couvre leurs faultes : et si les plus sçavans et expérimentés ne laissent point languir et pourrir leurs malades. Et encores que les Médecins tuent les personnes, toutesfois ils médecinent, ce dit Sophoclès, parce que le meilleur et dernier Médecin des malades, c'est la mort. Le médecin lui répliqua, qu'il s'esbahissoit de quoi il parloit mal des Médecins, luy qui ne les avoit iamais expérimentez. Son voisin lui respondit, si ie les avois une fois essaiez et mis en besongne, je n'aurois garde d'en dire mal, car ie ne serois pas en vie. Puis va dire en continuant, que ce n'estoit pas de maintenant qu'on blasmoit les Médecins et la médecine : car Platon dit qu'il n'y a rien qui démontre mieux une République corrompuë et vitiée que la multitude des Médecins et Magistrats : car comme la multitude des maladies augmente le gain des Médecins, aussi la peste des procès apporte de l'argent aux Advocats.

Où il est question de la confiance des Médecins.

... Ceste asseurance fit guerir Alexandre, lequel se fioit tant à son Medecin, qu'encores que Parmenio, un de ses plus favoris, l'eust adverty de se donner garde de ses médecines, ne laissa d'avaller ce que luy avoit ordonné son Medecin, luy monstrant par apres la lettre de Parmenio. Mais quand on n'a pas confiance au Medecin, cela est cause que la vertu naturelle n'est pas obeissante à la vertu imaginative, pour faire bonnes operations, et pour reduire la medecine *de potentia ad actum*, comme les Medecins parlent.

Mensonges et roueries des Médecins.

Ne faut donc trouver estrange, répliqua notre Médecin, si nous autres Médecins mentons bien souvent, n'estant permis qu'aux Médecins le mentir, et avons une escriture et un langage à part, ne parlans pas aucunes fois clairement quand allons voir les malades, et se moquer, si nous sçavons quelque mot de grec, de l'alléguer, et si nous nommons les maladies, les herbes, les simples, et les composez, et les remèdes, par noms incognus, Grecs, Arabes, ou Barbares; parlans Latin devant les femmes, et usans de charactères Grecs, de mots Arabes, et de notes Latines abbrégées, brouïllans quelquefois l'escriture si bien qu'on ne la peut lire. Ce que plusieurs toutesfois blasment et reprennent, disans que nous faisons cela par ostentation. Mais cela se fait, disoit nostre Médecin, craignant que si on descouvre nos receptes, on ne fist pas si grande estime de nostre médecine : et aussi à fin que les malades ayent meilleure fiance aux remèdes de la médecine : dautant que si nous appellions une racine, une herbe, ou une fleur, ou une escorce, de son commun nom, et en François, et ils l'entendent, et sçavent que c'est un simple, et un remède qui croist en leurs iardins, ils n'y auront pas si grande fiance : parce que, comme dit Pline, les hommes ont moindre foy et confiance ès choses qu'ils entendent. Que si vous parlez en langage étrange, et qu'on n'entende point vos remèdes, le malade, et les assistans penseront ces médicamens divins, et venans d'un autre monde : ce qui fortifiera si bien la nature du malade, qu'elle en pourra chasser et surmonter le mal.

Erreurs dans les prescriptions.

Mais aussi, répliqua un de la Sérée, qui n'usoit que d'une seule médecine, qui est de n'en prendre point, i'ay grand peur que mettiez une de vos notes pour l'autre, principalement au charactère qui dénote une once, qui est faict ainsi ℥, et à celuy qu'on met pour une dragme, qui s'escrit comme cestuy-cy ʒ, car il ne faut qu'une iambe et traict de plume trop ou peu, pour conduire un homme iusques au lendemain de la Toussaincts : et ne me fie davantage, adioustoit-il, à leur *Scrupulus*, que i'ay touiours en mon esprit et conscience : ne me fiant pas plus à leur semis, qui n'est qu'une ʃ, trenchée : ny en leur Latin et langage incogneu, que bien souvent les Médecins ne les Apothicaires n'entendent point : comme i'ay veu practiquer une vieille recepte, où il y avoit, *ponetur in pelle arietina* (1), ils le mirent et fricassèrent en une poile d'airain.

Senteurs familières aux Médecins.

... On ne faict point de deshonneur à un Médecin de lui apporter de la matiere fecale, puis que cela leur sert à iuger de la maladie, ou de la santé, aussi bien que l'urine, et puis leur maistre Hippocrate, Prince des Médecins, en a tasté, à fin de cognoistre mieux la nature de la maladie : de quoy on a faict deux vers :

Quum dicam culo merdam ægrotante cacatam,
Non ementito merdicus ore vocor (2).

Avarice et cupidité des Médecins.

Ceux de la Sérée ayant ris un peu, il se va lever un de nostre compagnie, lequel n'ayant

(1) Qu'on le mette dans une peau de bélier.

(2) La traduction de cette incongruité a été donnée dans la note 2, page 226, 1re série.

iamais esté malade, ne prins médecine, va dire que les Médecins ne l'aimoient guères, n'aimans les sains ne les Saincts : Ils n'aiment pas, disoit-il, les sains qui sont en vie, car ils ne gaignent rien avec eux : ni les Saincts de Paradis dautant qu'ils guérissent les maladies. Puis parlant librement, comme n'ayant que faire d'eux, il va adiouster, que *ut plurimum,* comme ils prennent leurs Aphorismes, les Médecins sont naturellement avaricieux, et feroient mieux la gelée que les Apothicaires, car ils prennent bien : tesmoing le Médecin du Roy Louys XI, nommé Cotier, qui reçeut, ce dit de Commines (1), en cinq mois de luy cinquante quatre mil escus, et le Médecin de Boulongne, nommé d'Appour (2), lequel se faisoit payer par iour sortant de la ville, cinquante escus : ces Médecins ne daignans faire un pas, si ce n'est pour de l'argent, ou qu'on les contraigne, comme fit Minos, qui mit prisonnier Esculape, le contrai-

(1) Voir page 10 de ce volume.

(2) Petrus Aponus ou Petrus de Apono. « Pierre, né à Abano en 1250, mort à Padoue en 1316. Il était sous le coup d'une accusation de magie quand il mourut; néanmoins, l'Inquisition continua le procès et ordonna que le corps du coupable fût exhumé et livré au bûcher. La servante de Pierre, qui avait été sa maîtresse, fit déterrer son corps pendant la nuit et lui donna la sépulture dans une autre église. Les inquisiteurs s'en prirent alors au portrait d'Abano et le firent brûler en place publique par le bourreau. Pierre d'Abano avait une aversion extrême pour le lait et le fromage; il n'en pouvait voir sans tomber en syncope. » (P. Ristelhuber.)

gnant de luy faire revivre son fils. Aussi le nom de leur Prince ne vient pas de l'équivoque de ce cul hape, mais, d'escu hape.

Moyen employé par un gentilhomme pour guérir son Médecin.

... Et ce qui arriva n'y a pas longtemps entre un Médecin et un gentil-homme, vous fera sçavant que les Médecins ont l'argent en recommandation. C'est que ce Médecin estant tombé malade se faschoit tout plein, non pas tant du mal, que de ce qu'il ne gaignoit rien. Le gentilhomme, qui aimoit ce Médecin, parce qu'il estoit habile homme, et cognoissant son naturel, l'alloit tous les iours visiter, et en sortant laissoit secrètement de l'argent sur le lict du Médecin : mais ayant long temps continué, on luy demanda pourquoy il faisoit cela. Lequel respond, qu'il ne sçavoit point de meilleur moyen pour guérir son Médecin, que de luy bailler de l'argent. Ils sont, disoit-il encores, glorieux et superbes, tesmoing Ménécrate qui s'accomparageoit au Roy Philippes, et disoit que le Roy gardoit de mal seulement ceux qu'il pouvoit faire mourir, mais que luy il gardoit les sains de mal, et guérissoit les malades, et les préservoit de la mort. Davantage ce Ménécrate disoit que Philippes estoit Roy de Macédoine, mais luy qu'il estoit Roy de la Médecine. Dont le Roy luy escrivant fut contrainct mettre en une espitre qu'il lui envoyoit, *Philippus Menecrati sanitatem* (1).

De l'arrogance des Médecins.

Ceste superbité et arrogance de Médecins, répliqua un de la Sérée, est cause, à mon advis, dequoy ils desdaignent guérir et ordonner des médecines pour les chevaux, et autres animaux : combien que nous trouvions que les bons et anciens Médecins s'employoient à la cure des bestes aussi bien qu'aux maladies des hommes : tesmoing ce que nous trouvons par escrit de deux Médecins, à qui leurs noms ne convenoient point, le nom d'un convenant mieux à l'autre : car Sosander (2) fut appelé ainsi pour ce qu'il gardoit les hommes par sa médecine : mais il estoit Médecin pour les chevaux. Hippocrates fut ainsi appelé d'un mot Grec (3), scachant quelque chose de la curation des chevaux. Ce nom toutesfois ne luy convenoit point, d'appeler Médecin des chevaux, celuy qui estoit si fameux Médecin des hommes. Et voicy l'Epigramme qui me l'a apprins :

Hippocrates hominum, tùque, à Sosander, equorum
Morbos edocti pellere ritè malos,

(1) Voir page 21, 1re série.

(2) Nom composé de deux mots grecs qui signifient sauveur d'hommes.

(3) Ἵππος, cheval.

Nomina mutate, aut artem, malè convenit aller
Ex arte alterius nomen ut accipiat (1).

Ils sont ords et sales, quelque veloux et taffetas qu'ils portent : car il est force que quiconque naist escarbot, se veautre et fouïlle en la merde. Et si sont lunatiques, dautant qu'il n'y a mousche qui osast approcher du lieu où ils escrivent leurs receptes et ordonnances. Athénee dit, adiousta-il-encores, que s'il n'y avoit point de Pédantes et Gramměriens, qui font la mesme arrogance, qu'on ne pourroit trouver des gens plus sots que les Médecins (2). Et vous diray encores des Médecins ce mot, *Pædagogicium et Medicinale judicium ferre non possunt* (3). A cette cause, les Médecins ont esté à Rome si peu recommandables, que ceux qui l'estoient et l'exerçoient estoient ou Barbares, ou Grecs, ou venus d'esclaves.

A quoi servent uniquement les Médecins.

Une Fesse-tonduë, qui n'entendoit rien en tout ce discours, s'adressant à nostre Médecin, luy va dire, que toute la médecine de ce temps,

(1) Vous êtes habiles à guérir les maux, toi, Hippocrate, chez les hommes, toi, Sosandre, chez la race hippique. Échangez donc ou vos noms ou votre art, car il ne convient pas que l'on emprunte son nom à l'art de l'autre.

(2) C'est Héraclite qui, le premier, a lancé cette boutade. Voir page 7, 1re série.

(3) Pédagogues et médecins sont incapables de porter un jugement.

et tous les Médecins, avec leurs Apothicaires, ne tendent qu'à une fin, qui est de faire bien chier (ainsi parloit-il) et sans cela, ie ne voy point à quoy servent leurs receptes et drogues. Qu'il soit ainsi, adiousta-il, ces iours passez un mien voisin se courrouçant à un Médecin, ne luy dit autre chose, sinon, Monsieur le Médecin, ie ne te crains en rien, que me sçaurois-tu faire ni toy, ni ton Apothicaire? Vous ne me sçauriez rien faire que de me faire bien chier.

Réponse d'un malade à deux Médecins qui le surprennent regardant dans son poneau.

Aussi en sommes-nous venus iusques-là, que si le malade, qui a prins une médecine, ne rend force excrémens, il iugera qu'il est mort, ou pour le moins que la médecine ne vaut rien, et qu'il a perdu son argent, mesme le Médecin faisant de l'entendu, en accusera l'Apothicaire qui n'en pourra mais.

Si bien que i'ay veu plusieurs malades à qui il falloit apporter le poneau pour veoir s'il y avoit bonne opération, et s'il y en avoit assez pour leur argent. Entre autres, deux Médecins trouvèrent leur malade, qui visitoit sa matière fécale, et luy demandèrent, Que faites-vous là monsieur? Les excrémens sont aussi fallacieux que les urines, luy dirent-ils. Le malade, fasché de ce que la médecine n'avoit point fait bonne opération, comme il luy sembloit, leur respond, ie regarde s'il en y a assez pour vous deux. Nostre Médecin se prenant à rire, va dire, Après ces Médecins, tant qu'ils dureront : n'y a-t-il plus rien? Si a, ce dit un autre, de mon Médecin, lequel m'ordonna un iour une médecine, dont m'estant bien trouvé, advint que pour mesme maladie, ie prins la mesme médecine, qui ne fit rien. Ie demande à mon Médecin, pourquoy à ceste fois la médecine ne m'avoit faict aussi grand bien qu'à la première fois. Il me respond brusquement, parce que ie ne l'ay pas ordonnée.

Après toutes ces risées, quelqu'un commença à dire, que veu l'ignorance de nos Médecins, il seroit de besoin que chasque Médecin ne guesrit qu'une maladie, ou de la maladie d'un seul membre, comme faisoient les anciens : encores, disoit-il, seroient-ils bien empeschez, veu que Galien dit que l'œil, qui est des plus petites parties du corps, peut estre molesté de cent douze manières de maladies.

Réponses : Tant pis! Tant mieux! *d'un Médecin à ses malades.*

Je m'esbahis, répliqua un autre, que puis que ces compositions ne servent à rien, et coustent tant, comme il se trouve des Médecins qui les ordonnent : si ce n'est pour se rendre admirables, et que le malade pense que l'or et les pierres, tant estimées et chères, ont plus de vertu que tout autre chose, pour ce qu'on ne les donne qu'aux riches. Vraiment, adiousta-il encores, i'aimerois mieux le Médecin que ie rencontray chez un malade, dautant qu'il ne met point les patiens en frais, et en danger, les chargeans de beaucoup de médecines et fortes, comme fait la plus-part. Car quand le malade lui disoit, la fiebvre m'a prins en un grand froid, il ne faisoit que dire, tant pis : puis quand il disoit, elle ne m'a guères duré, il respondoit, tant mieux, et non autre chose. Si le malade disoit, ie boy du vin qui n'est guères bon, tant pis, disoit le Médecin : I'en ay bien de meilleur, disoit le malade, tant mieux, respondoit le Médecin. Ce Médecin estant appelé à un malade, et ne sçachant qu'y faire, pria un sien voisin, qui se mesloit de bailler quelques receptes, d'ordonner quelque chose : qui luy va respondre, qu'il n'en feroit rien, parce, disoit-il à ce Médecin, que ie n'ay pas lettre de tuer comme vous.

ESTIENNE HENRI (1528-1598)

APOLOGIE POUR HÉRODOTE

Un médecin de Paris ayant guari un abbé, et n'ayant esté salarié, luy baille une medecine qui le rattacha tellement au lict, qu'il n'eust meilleur expedient que de luy envoyer argent.

J'ay crainte que je ne sois suspect d'avoir

intelligence avec les médecins, si je ne di mot d'eux, après avoir tant parlé des apothicaires. Pour donques obvier à un tel souspeçon, je parleray aussi des médecins : et commenceray mon propos par un conte recité un jour en la ville de Paris en la maison de feu mon père en très-bonne compagnie, par un qui estoit docteur en médecine, et qu'on avoit en bonne réputation; mais de laquelle il perdit beaucoup à l'endroit de tous ceux qui furent auditeurs de son conte. Je pensois (dict-il) un gros abbé, et en avois si bien faict mon devoir, qu'en peu de jours je l'avois remis debout : or apperceu-je qu'au lieu qu'estant au fort de sa maladie il me promettoit chiens et oiseaux, alors qu'il commença à revenir en convalescence il sembloit ne me voir pas de bon œil, et ne faisoit aucune mention de me contenter de mes peines. Voicy donc le moyen duquel j'usay pour me faire payer : Je luy donnay à entendre que je craignois fort une rechûte pire que la maladie, et que j'en avois ja de grandes conjectures : et pourtant qu'il luy falloit prendre encores une médecine. Laquelle je luy fit faire telle, qu'environ deux heures après l'avoir prise, il trouva qu'il avoit conté sans son hoste, et qu'il avoit plus grand besoin de moy que jamais. Se trouvant donc en tel état, envoye messagers les uns sur les autres vers moy : mais comme auparavant il avoit faict de l'oublieux quant à me contenter, aussi faisois-je alors de l'empesché. En fin m'envoya un serviteur qui me garnit très-bien la main, et puis me dict que son maistre me prioit pour l'honneur de Dieu que je l'allasse visiter : et qu'il n'en pensoit pas reschapper. Ce serviteur donc ayant usé du vray moyen pour faire cesser tous mes empeschemens, fit tant que je l'allay visiter, et au bout de trois jours le rendi gay comme Perot : au bout desquels j'eu derechef la main garnie.

Voyla le conte quasi mot pour mot comm' il fut faict par un médecin : qui ne pensoit par iceluy faire si grand tort à sa réputation comme depuis il s'apperceut l'avoir faict : voire si grand qu'il eust voulu s'estre mors cinquante fois la langue plustost qu'il luy en fust eschappé un mot : mais d'autant que les auditeurs qu'il avoit, ne vouloyent pas tous les biens du monde aux moines, il se fioit sur cela qu'on ne remarqueroit point en ce conte la mauvaise conscience de laquelle il avoit usé a-lendroit de cest abbé, et qu'on ne s'en feroit que rire. Mais Dieu permit que le tesmoignage qu'il portoit contre soymesme, ne tomba pas à terre, ains fut très-bien recueilli. Or la-dessus je vous laisse penser lecteurs, en combien de dangers tombent les poures patiens, quand ils tombent es mains de telles gens Car si en appliquant tout ce qu'ils ont de bon sçavoir en leur art, et tout ce qu'ils ont de bonne conscience, bien souvent pensans bien faire ils font mal, et ne s'apperçoivent de leur faute sinon après que les personnes ont ja passé le pas, que sera-ce quand de propos délibéré ils hazardent la vie de ceux qu'ils ont entre leurs mains, pour voir l'expérience de quelques paradoxes, receptes qu'ils ont forgées de la nuict? (et qui est bien pis) quand il leur prend envie de se venger de ceux qu'ils ont en leur puissance, aussi bien que le barbier ha ceux ausquels il tient le rasoir sur la gorge?

Un médecin de Boulongne se faisoit payer, pour aller voir un malade hors la ville, cinquante escus pour chaque jour.

Mais je laisseray ce propos, comme appartenant plustost au titre des homicides que des larrecins : et me suffira de parler de ceux lesquels tant plus font les cemetières bossus (1), tant plus grosses apostumes font venir à leurs bourses : qui couvrent leur ignorance d'outrecuidance et imprudence. Car je croy que nostre siècle et son prochain voisin fourniront des exemples d'avarice et d'ignorance plus grande en aucuns médecins qu'aucun des précédens. Et premièrement quant à l'avarice, ou en lisons-nous une pareille à celle d'un nommé *Petrus Aponus* ou *Petrus de Apono*, lequel estant professeur de Médecine à Boulongne la grasse, toutes et quantes fois qu'il sortoit de la ville pour aller visiter quelque malade se faisoit payer cinquante

(1) Allusion au proverbe : A jeune médecin, cimetière bossu.

écus par jour : et ayant esté une fois mandé du Pape (1), avant que partir, fit marché à quatre cens escus par jour.

Sur lequel propos il me souvient de ce que raconte Philippe de Commines d'un médecin nommé maistre Jacques Cottier auquel le roy Louys onzième donna cinquante quatre mille escus contant (2).

Or ces deux exemples nous garderont de nous esbahir de ce que Froissart (3) raconte d'un médecin nommé maître Guillaume de Harsely, qui guarit le roy Charles sixième, et luy fit recouvrer le sens et la santé, asçavoir qu'on luy trouva après sa mort jusques à trente mille francs.

L'avarice du médecin Sylvius.

Mais s'il faut parler d'un médecin qui ait surmonté en avarice non pas seulement tous les médecins qui ont jamais esté, mais (peut-estre) tous les avaricieux desquels on ha jamais ouy parler, il ne nous faut point aller si loin, mais parler d'un qui est mort depuis neuf ans seulement, ou environ : nommé Jacobus Sylvius, de l'avarice duquel je déclareray un seul traict, qui pourra faire penser à plusieurs autres. Dieu avoit donné à ce personnage un tresgrand et

(1) Le pape dont il s'agit est Honorius IV. Voir la note, page 45.
(2) Voir page 10.
(3) Voir page 6.

très profond sçavoir en médecine, et spécialement l'avoit doué d'un boutehors admirable, pour se faire entendre en language Latin autant bon et pur que l'art le peut porter : et pour le faire court, ce médecin avoit telles graces spéciales en la théorique, que s'il les eust eues pareilles en la prattique, on le pouvoit appeler un second Galien : mais il avoit tellement laissé l'avarice gangner sur soy, voir elle luy avoit tellement faict oublier Dieu, qu'au lieu que pour l'honneur d'iceluy, en mémoire des grandes graces qu'il avoit receues de luy, il devoit instruire particulièrement et en privé quelques poures escholiers, il n'enduroit estant en chère que cinq ou six poures d'entr'eux ouïssent sa leçon gratis et sans avoir payé, encore qu'ils fussent parmi deux cents ou trois cents autres qui avoyent payé chacun leur teston pour mois : mais prenoit ceste matière si fort à cueur qu'un jour à Paris au collège de Tricquet (dedans lequel il vouloit faire leçon avant qu'il fust lecteur du Roy) appercevant deux poures escholiers, lesquels il sçavoit n'avoir point payé, leur commanda de sortir : et voyant qu'ils ne le vouloyent faire, dict aux autres auditeurs que s'ils ne chassoyent ces deux-la, il ne continueroit pas sa leçon. Ce que je ne raconte point pour l'avoir ouy dire, mais pour l'avoir veu. Et fut trouvé ce tour si estrange, que bien tost après fut faict un épitaphe par un Escoçois, à-fin qu'il ne l'attendist quand il voudroit mourir (ce qui n'avint toutesfois que long temps depuis) en ces deux vers qui sont de fort bonne grace, pour exprimer combien pour son avarice il estoit de mauvaise grace :

Sylvius hic situs est, gratis qui nil dedit unquam :
Mortuus et gratis quòd legis ista, dolet (1).

C'est à dire (ainsi que je l'ay traduict,)

Ici gist Sylvius, auquel onq en sa vie
De donner rien gratis ne prit aucun' envie :
Et ores qu'il est mort et tout rongé de vers,
Encores ha despit qu'on lit gratis ces vers.

Ce mesme personnage, outre l'avarice de laquelle il brusloit, avoit ceste malheurté, qu'il portoit envie à tous ceux qui estudioyent en cest art duquel il faisoit profession, et sembloit les en vouloir dégouster. Dequoy pourroit rendre encore bon tesmoignage l'oraison qu'il fit en la première leçon après estre crée lecteur du Roy, ou en la seconde. Car il me souvient qu'outre ce qu'il vouloit donner à entendre qu'il n'y avoit

(1) Guillaume Colletet, dont le fils fut si cruellement bafoué par Boileau, composa sur cette épitaphe la variante suivante :

De l'avare Dubois la science féconde
Ne donna rien pour rien tant qu'il vécut au monde,
Et si son corps s'anime encore pour le bien,
Il est sous ce tombeau qui murmure et qui gronde
De quoi tu lis ces vers sans qu'il t'en coûte rien.

Nous avons déjà dit à la note de la page 11 que Jacques Dubois, selon l'habitude de l'époque, avait latinisé son nom et pris celui de Sylvius.

aucune science de laquelle se peust passer celuy qui vouloit exercer la médecine, et qu'il estoit aussi totalement nécessaire qu'il fust d'une très-bonne température : il adjoustoit que c'estoit une grand'folie à ceux qui estoyent poures, de s'addonner à ceste estude : alléguant entr'autres choses ce passage de Juvénal,

Haud temere emergunt quorum virtutibus obstat.
Res augusta domi (1).

Comme estant besoin, pour plusieurs raisons, que ceux qui s'applicquoyent à ceste estude eussent très-bien dequoy. Mais c'est assez parlé de cest homme. Pour retourner donc à l'avarice de ceux de la profession, il est certain que nous la voyons conjointe avec une arrogance qui semble incroyable, en ce médecin du roy Loys onzième, au passage de Philippe de Commines ci-dessus allegué. La quelle toutes fois sera creuë aisément par ceux qui auront leu l'histoire d'un médecin de Saragosse en Sicile, nommé Ménécrate (2).

Médecin paillardant avec la fille d'un roy.

Nous lisons aussi en Ctésias d'un médecin qui présuma tant de soy que de faire sa pail-

(1) Ce n'est pas sans peine que s'élèvent ceux dont les vertus rencontrent pour obstacle la pauvreté.

(2) Voir Athénée, page 20, 1re série, et Hadrianus Junius, page 203.

larde de la fille d'un roy des Perses, sous couleur de la penser malade. Pareillement nous lisons de quelques uns qui ont commis adultère avec des princesses Romaines sous ce mesme prétexte. Et je laisse penser aux lecteurs combien de bons personnages en nostre temps sont faicts cocus par ce moyen.

Un médecin prend par force la femme d'un cousturier de Florence, et le cousturier luy rend la pareille.

Il est vray qu'un cousturier de Florence sçeust bien avoir sa revenche d'un médecin qui luy avoit joué ce mauvais tour. Car ayant trouvé au retour sa femme pleurant et se desconfortant de l'outrage qui luy avoit esté faict par ce médecin qu'il avoit envoyé vers elle pour donner quelque remède à sa maladie, ne fit semblant au médecin d'en avoir rien sçeu : mais environ huict jours après ayant espié l'heure qu'il estoit absent de sa maison, prit une fort belle pièce de drap, et l'apporta à la femme d'iceluy, luy faisant à-croire qu'il avoit charge de luy prendre la mesure d'une cotte, (que nous appelons aussi un corset, à Paris.) Elle donc s'estant retirée avec ce cousturier pour se desvestir, receut par luy le mesme outrage qui avoit esté faict par son mary à la femme d'iceluy.

Sur l'avarice des médecins.

Mais pour etourner à l'avarice, qui est l'une

des deux vertus par lesquelles j'ay commencé ce propos, n'est-ce pas grand cas qu'en nostre temps se soyent trouvez des médecins si transportez d'avarice, qu'ils n'ont point eu honte de soliciter ceux qu'ils pensoyent (quand ils se portoyent encores assez bien), combien qu'ils ne leur attouchassent d'aucun degré de parenté, de les faire héritiers? Voire n'est-ce pas encore plus grand cas, qu'ils ayent sçeu si bien engeoler quelques malades qu'ils ayent gangné cela sur eux?

Médecins ignorans.

Or vien-je à l'ignorance de plusieurs se disans médecins, laquelle nous sçavons estre si grande qu'elle pourroit fournir de matière à un bien grand et bien gros volume, et (qui plus est) estre commune à nostre siècle avec les précédens : mais je di qu'elle est spécialement d'autant plus esmerveillable et d'autant moins excusable au nostre qu'en celuy qui l'a dernièrement précédé, que la clairté est plus grande maintenant sans comparaison : ou pour mieux dire, que les ordes ténèbres d'alors nous sont changées en belle clarté. Car s'il y a aucune science laquelle on trouve pourement accoustrée, voire vilanée es bouquins d'alors, il n'y a point de doute que ceste-ci ne le soit pardessus tout' autre : et, au contraire, s'il y a science laquelle on ait richement parée et remise en honneur de nostre temps, cela se peut asseurer de ceste-ci principalement, depuis qu'on est venu à puiser des claires fontaines ce qu'on puisait auparavant de quelques ruisseaux troubles, et que plusieurs n'ont eu besoin de truchement pour entendre ceux par lesquels ils devoyent estre enseignez. Et quelle honte doncques est-ce maintenant (je suis moy mesme honteux de le dire) qu'on oye sortir de la bouche d'aucuns médecins ce mot cristère? Si ce mot siet mal à un poure artisan qui ne vit jamais ni A ni B, et prononcé par luy offence les oreilles de ceux qui ont un peu appris à parler : quelles sont les oreilles (sinon qu'on empruntast celles d'un asne) qui puissent porter ce vocable ainsi sonné par ceux qui font profession de cette science, et en sçavent très-bien prendre le proufit et l'honneur? Or je vous laisse penser lecteur que sont es autres mots, ceux qui sont barbares en cestuy-ci qui est si commun, et comment il les maintient à tors et à travers. Mais que me chaut-il (dira quelcun) si un médecin ignore les termes, pourveu qu'il n'ignore point le faict? Je confesse que telle ignorance des termes seroit supportable, si ainsi estoit : mais je di qu'ordinairement ceux qui sont barbares es termes de la médecine l'exerçent aussi barbarement. (Toutesfois quand je parle de la barbarie qui est au language, je n'y compren pas celuy des Arabes, pourveu qu'il demeure en son entier, et qu'il ne soit point corrompu.) Et mesme d'autre part comment pourroyent bien exercer la médecine ceux qui non seulement ignorent les termes, mais aussi gnorent les choses de leur art signifiées par iceux? Car (pour exemple) quand un médecin ne sçauroit nommer correctement une telle ou telle herbe, il n'y auroit pas grand danger, pourveu qu'il la sçeut congnoistre et la monstrer en un besoin à l'ignorant apothiquaire. Mais comment ceux-là feroyent ils le tout, quand plusieurs de ceux mesme qui sçavent très-bien les noms des simples, (desquels par raison on devroit avoir plus grande espérance) se contentent que les apothiquaires les congnoissent? et au lieu qu'ils devroyent contreroler les apothiquaires en ceci, sont le plus souvent contrerolez par eux? Encores y a-il bien d'avantage, c'est que quelques-uns sont si impudens que de dire que la congnoissance des simples n'est de leur estat, et qu'il s'en faut fier aux apothiquaires. En quoy ils me semblent faire tout-ainsi que celuy qui donneroit un bon conseil, mais en laisseroit l'exécution au premier venu, sans pouvoir congnoistre s'il auroit les moyens et seroit suffisant pour l'exécuter. Car il n'y a point de doute qu'une bonne recepte d'un médecin ne soit un bon conseil qu'il donne au malade : mais quelle pitié est-ce s'il faut qu'il s'en fie à un apothiquaire, sans pouvoir juger s'il l'exécute bien ou mal? sans pouvoir congnoistre si au lieu de s'adresser à tels et tels simples, de la saveur desquels on se veut aider, il s'adresse point à autres qui sont ennemis mortels? Or leur demanderoy-je volontiers (si je pensois qu'ils me deussent respondre) quand ils se sont séparez d'avec les simplicistes ou herboristes, et des anatomistes, quel nom il leur semble qu'ils méritent au jugement des plus compétans juges qui ayent jamais esté, à sçavoir Hippocrat et Galien. Car si desja anciennement on trouvoit estrange de séparer la chirurgie de la médecine (veu que le chirurgien proprement et selon l'étymologie du mot, n'est autre chose qu'un médecin qui besongne de la main) que sera-ce des médecins qui ne veulent sçavoir ni quelle est la fabrique et structure du corps, ni aussi quelle est la matière de laquelle sont composez les remèdes qu'ils ordonnent pour iceluy? mais laissent la charge de l'un à ceux qu'ils appellent anatomistes, la charge de l'autre à ceux qu'ils nomment simplicistes? Lesquelles offices toutesfois je sçay n'estre en usage par tout : mais je croy que ceux qui voudront confesser vérité, confesseront que partout (ou peu s'en faut) se trouvent plusieurs faisans profession de l'art de médecine qui auroyent besoin d'avoir ordinairement tels officiers pendus à leur queue : s'il est licite d'user ici de cette façon commune de parler.

Je vien à quelques autres façons de faire de ces ignorans médecins, non moins pernicieuses qu'impudentes. Aucuns pratiquent avec les apothiquaires de leur garder les receptes de quelques sçavans médecins, et de marquer à chacune pour quelle sorte de maladie ell' a esté baillée : puis sans regarder si la maladie de la personne qu'ils ont à penser, est procédée d'une mesme cause, si la personne est d'une mesme température, et d'un mesme aage, et si elle use d'une mesme façon de vivre, voire mesme sans regarder si ell' est du mesme sexe, luy font avaler la mesme médecine. Les autres se servent des receptes des anciens médecins sans avoir esgard à la région et à la manière de vivre totalement différentes. Les autres suyvent leur appétit quant à commander ou défendre quelque viande aux malades : tellement que celuy qui naturellement aimera ou hayra telle ou telle viande, l'ordonnera ou la défendra aux malades qu'il pense. Les autres, craignans de perdre leur réputation, ordonnent incontinent qu'ils ont regardé une urine, sans demander dequoy le patient ou la patiente se plaind : combien que plusieurs bons médecins confessent qu'on ne se doit guères asseurer sur les indices que donnent les urines, mais seulement s'en aider en les adjoustant aux autres. Que si les sçavants ne voyent guère clair aux urines, par leur confession même, que pensons-nous qu'y voyent les ignorans? Il est à présumer qu'ils n'y voyent du tout goutte : et toutesfois sont ceux-là qui après avoir jetté les yeux sur une urine, mettront incontinent la main à la plume pour ordonner : sans s'enquérir des choses qui les peuvent conduire à la congnoissance de la maladie. Pour le moins devoit bien confesser de n'y voir goutte, ou d'avoir mal chaussé ses lunettes, un certain médecin, auquel ayant esté portée l'urine d'un homme, et lui ayant esté dict qu'ell' estoit d'une femme qui se doutoit d'estre grosse, respondit qu'il congnoissoit bien à l'urine qu'elle l'estoit, et qu'elle s'en devoit tenir toute asseurée.

Sur les barbiers et les chirurgiens.

Je laisseray leurs autres tours à ceux qui auront meilleur loisir d'y penser : et diray un mot des barbiers aussi et des chirurgiens : non rien de nouveau toutesfois, ains ce que nous oyons tous les jours estre reproché à plusieurs d'eux, à sçavoir qu'ils gardent pour le vintième ou trentième appareil ce qu'ils pourroyent faire dès le troisième ou quatrième, entretenans les playes, voire les rafraichissans quelquefois, au lieu de les consolider : et que leur vilaine ignorance est souvent cause qu'il faut couper le bras, ou la jambe. Au demeurant quant à la barbarie, j'aurois tort si je ne leur en attribuois autant pour le moins en leur endroit qu'aux médecins desquels j'ay tantost parlé. Sur quoy il me souvient d'un barbier lequel m'ayant ventousé par l'ordonnance du médecin pour me divertir un catarrhe, me demanda si je voulois point estre sacrifié. Comment, di-je, sacrifié? Ce médecin vous a-il parlé de cela? Nenni (me respondit-il) mais j'ay sacrifié plusieurs autres qui s'en sont bien trouvez. Alors ayant un peu pensé à moy mesme, luy vins à dire, vous vous abusez : et dites sacrifier pour scarifier. Pardonnez-moy, monsieur, (me repliqua-il) j'ay toujours ouy appeler cela sacrifier : mais de scarifier je n'en ouy jamais parler que maintenant. Bref, je ne luy sçeu jamais oster de la teste que ce ne fust l'office des barbiers de sacrifier les personnes : et onq depuis ne vi homme entre les mains d'un barbier qu'il ne me souvint de ce sacrificateur. Or comme ainsi soit que par telles fautes leur ignorance puisse estre assez descouverte, je ne poursuyvray point plus avant ce propos : mais repéteray ce que j'ay dict par ci devant, que je mets au nombre des larrons tous ceux qui estans ignorans de leur mestier, ne font conscience de prendre le salaire de ceux qui le scavent bien. Et à dire la vérité, si nous considérons la chose de près, nous trouverons qu'ils ne sont point simplement larrons, veu que par leur ignorance ils desrobbent en fin la vie à ceux ausquels ils ont desrobbé l'argent. Lesquels propos j'enten devoir redonder au proufit de ceux qui aucontraire sont expers en leur art, et l'exercent fidèlement (tant médecins que chirurgiens, et barbiers, et aussi apothiquaires a-fin que, comme j'ay dict, on les cherche tant plus songneusement, et aucontraire on se donne tant mieux garde des autres.

*
* *

PASQUIER ESTIENNE (1529-1615)

—

LETTRE A M. TOURNEBUS, *Conseiller en la Cour du Parlement de Paris.*

... Il n'y a homme plus idolastre des médecins que moy, quand je suis malade, ne qui estime leur art plus douteux lorsque je suis sain. Vous trouverez cette première démarche merveilleusement bizarre, que je respecte pour leur art ceux auxquels je pense n'y avoir certitude; et, par adventure direz, que, malade de corps, je suis sain d'esprit; et sain de corps, je suis malade d'esprit. Au contraire, je diray, si leur aphorisme est vray, que les habitudes du corps et de l'esprit sympathisent ensemblement : estant malade du corps, je le suis aussi de l'esprit quand je me rends idolastre d'eux.

*
* *

MONTAIGNE (1533-1592)

—

ESSAIS

Liv. I, chap. XXIII. — *Il méprise la médecine en maladie ; à quoi il attribue ses succès.*

Nous appellons les medecins heureux, quand ils arrivent à quelque bonne fin : comme s'il n'y avoit que leur art qui ne se peust maintenir d'elle mesme, et qui eust les fondements trop frailes pour s'appuyer de sa propre force, et comme s'il n'y avoit qu'elle qui ayt besoing que la fortune preste la main à ses opérations. Je croy d'elle tout le pis ou le mieulx qu'on voul-dra : car nous n'avons, Dieu mercy! nul commerce ensemble. Je suis au rebours des aultres : car je la méprise bien tousjours : mais quand je suis malade, au lieu d'entrer en composition, je commence encores à la haïr et à la craindre; et responds à ceulx qui me pressent de prendre medecine, qu'ils attendent au moins que je sois rendu à mes forces et à ma santé, pour avoir plus de moyen de soustenir l'effort et le hazard de leur bruvage. Je laisse faire nature, et presuppose qu'elle se soit pourveue de dents et de griffes pour se deffendre des assaults qui luy viennent, et pour maintenir cette contexture dequoy elle fuit la dissolution. Je crains, au lieu de l'aller secourir, ainsi comme elle est aux prinses bien estroictes et bien joinctes avecques la maladie, qu'on secoure son adversaire au lieu d'elle, et qu'on la recharge de nouveaux affaires.

Or, je dy que, non en la medecine seulement, mais en plusieurs arts plus certaines, la fortune y a bonne part.

Liv. II, chap. XII. — *Paracelse, médecin alchimiste.*

On dict qu'un nouveau venu, qu'on nomme

Paracelse, change et renverse tout l'ordre des regles anciennes, et maintient que jusques à cette heure elle n'a servy qu'à faire mourir les hommes. Je crois qu'il verifiera ayseement cela : mais de mettre ma vie à la preuve de sa nouvelle experience, je treuve que ce ne seroit pas grand'sagesse.

Chap. XXXVII. — *Il pense tenir de son père le mal de la pierre et le mépris qu'il a pour la médecine.*

. . Il est à croire que je doibs à mon père cette qualité pierreuse; car il mourut merveilleusement affligé d'une grosse pierre qu'il avait en la vessie.

. . . Que les medecins excusent un peu ma liberté; car, par cette mesme infusion et insinuation fatale, j'ay receu la haine et le mespris de leur doctrine : cette antipathie que j'ay à leur art m'est hereditaire. Mon pere a vescu soixante et quatorze ans, mon ayeul soixante et neuf, mon bisayeul prez de quatre vingts, sans avoir gousté aulcune sorte de medecine; et, entre eulx, tout ce qui n'estoit de l'usage ordinaire tenoit lieu de drogue. La medecine se forme par exemples et experience : aussi faict mon opinion. Voylà pas une bien expresse experience, et bien advantageuse? je ne sçais s'ils m'en trouveront trois en leurs registres, nays, nourris et trespassez en mesme fouyer, mesme toict, ayants autant vescu par leur conduicte. Il fault qu'ils m'advouent en cela, que si ce n'est la raison, au moins que la fortune est de mon party : or, chez les medecins, fortune vault bien mieulx que la raison. Qu'ils ne me prennent point à cette heure à leur advantage, qu'ils ne me menacent point, atterré comme je suys; ce seroit supercherie. Aussi, à dire la verité, j'ay assez gaigné sur eulx par mes exemples domestiques, encores qu'ils s'arrestent là. Les choses humaines n'ont pas tant de constance : il y a deux cents ans, il ne s'en fault que dix huict, que cet essay nous dure, car le premier nasquit l'an mil quatre cents deux; c'est vrayement bien raison que cette experience commence à nous faillir. Qu'ils ne me reprochent point les maulx qui me tiennent à cette heure à la gorge : d'avoir vescu sain quarante sept ans pour ma part, n'est ce pas assez? quand ce sera le bout de ma carriere, elle est des plus longues.

Mes ancestres avoient la medecine à contrecœur par quelque inclination occulte et naturelle; car la veue mesme des drogues faisoit horreur à mon pere. Le seigneur de Gaviac, mon oncle paternel, homme d'Eglise, maladif dez sa naissance, et qui feit toutesfois durer cette vie debile jusques à soixante sept ans, estant tumbé aultrefois en une grosse et vehemente fiebvre continue, il feut ordonné par les medecins qu'on luy declareroit, s'il ne vouloit ayder (ils appellent secours ce qui le plus souvent est empeschement), qu'il estoit infailliblement mort. Ce bon homme, tout effrayé comme il feut de cette horrible sentence, si respondict il, « Je suis doncques mort. » Mais Dieu rendit tantost aprez vain ce prognostique. Le dernier des freres, ils estoient quatre, sieur de Bussaguet, et de bien loing le dernier, se soubmeit seul à cet art, pour le commerce, ce croy je, qu'il avoit avecques les aultres arts, car il estoit conseiller en la cour de parlement; et luy succeda si mal, qn'estant, par apparence, de plus forte complexion, il mourut pourtant long temps avant les aultres, sauf un, le sieur de Sainct Michel.

Il est possible que j'ay receu d'eulx cette dyspathie naturelle à la médecine; mais s'il n'y eust eu que cette consideration, j'eusse essayé de la forcer; car toutes ces conditions qui naissent en nous sans raison, elles sont vicieuses; c'est une espèce de maladie qu'il fault combattre. Il peult estre que j'y avois cette propension; mais je l'ay appuyée et fortifiée par les discours, qui m'en ont establi l'opinion que j'en ay.

Sort de la médecine chez les Romains.

... Comme nous appelons justice, le pastissage (1) des premieres loys qui nous tumbent en main, et leur dispensation et practique, tresinepte souvent et tresinique; et comme ceulx

(1) Le mélange informe.

qui s'en mocquent, et qui l'accusent, n'entendent pas pourtant injurier cette noble vertu, ains condemner seulement l'abus et profanation de ce sacré tiltre : de mesme, en la medecine, j'honnore bien ce glorieux nom, sa proposition, sa promesse, si utile au genre humain; mais ce qu'il designe (1), entre nous, je ne l'honnore ny l'estime (2).

En premier lieu, l'experience me le faict craindre; car, de ce que j'ay de congnoissance, je ne veois nulle race de gents si tost malade, et si tard guarie, que celle qui est soubs la jurisdiction de la medecine : leur santé mesme est alteree et corrompue par la contraincte des regimes. Les medecins ne se contentent point d'avoir la maladie en gouvernement; ils rendent la santé malade, pour garder qu'on ne puisse en aulcune saison eschapper leur auctorité : d'une santé constante et entiere, n'en tirent ils pas l'argument d'une grande maladie future? J'ay esté assez souvent malade; j'ay trouvé, sans leur secours, mes maladies aussi doulces à supporter (et en ay essayé quasi de toutes les sortes), et aussi courtes qu'à nul aultre; et si n'y

(1) Prescrit.

(2) Cette profession de foi s'accorde peu avec l'éloge d'Hippocrate, qu'il fait ailleurs en ces termes : « La plus riche vie que je sçache avoir esté reçue entre les vivants, et estofée des plus riches parties et desirables, c'est celle d'Hippocrate; et d'un aultre costé, je ne connois aulcuns escrits d'homme que je regarde avec autant d'honneur et d'amour. »

ay point meslé l'amertume de leurs ordonnances. La santé, je l'ay libre et entiere, sans regle, et sans aultre discipline que de ma coustume et de mon plaisir : tout lieu m'est bon à m'arrester : car il ne me fault autres commoditez, estant malade, que celles qu'il me fault estant sain. Je ne me passionne point d'estre sans medecin, sans apotiquaire et sans secours; dequoy j'en veois la pluspart plus affligez que du mal. Quoy? eulx mesmes nous font ils veoir de l'heur et de la duree, en leur vie, qui nous puisse tesmoingner quelque apparent effect de leur science?

Sort de la médecine chez les Romains.

Il n'est nation qui n'ayt esté plusieurs siecles sans la medecine, et les premiers siecles, c'est à dire les meilleurs et les plus heureux; et du monde la dixiesme partie ne s'en sert pas, encores à cette heure; infinies nations ne la cognoissent pas, où l'on vit et plus sainement et plus longuement qu'on ne faict icy; et parmy nous, le commun peuple s'en passe heureusement : les Romains avoient esté six cents ans avant que de la recevoir; mais, aprez l'avoir essayee, ils la chasserent de leur ville, par l'entremise de Caton le censeur, qui montra combien ayseement il s'en pouvoit passer, ayant vescu quatre vingts et cinq ans, et faict vivre sa femme jusqu'à l'extreme vieillesse, non pas sans medecine, mais ouy bien sans medecin; car toute chose qui se treuve salubre à nostre vie, se peult nommer medecine : il entretenoit, ce dict Plutarque, sa famille en santé, par l'usage, ce me semble, du lievre (1).

Si les médecins font plus de bien que de mal, et comment ils excusent le mauvais succès de leurs ordonnances.

... Et oultre cela, ils ont une façon bien advantageuse à se servir de toutes sortes d'evenements : car, ce que la fortune, ce que la nature ou quelque aultre cause estrangiere (desquelles le nombre est infiny), produict en nous de bon et de salutaire, c'est le privilege de la medecine de se l'attribuer; touts les heureux succez qui arrivent au patient qui est sous son regime, c'est d'elle qu'il les tient, les occasions qui m'ont guary moy, et qui guarissent mille autres qui n'appellent point les medecins à leur secours, ils les usurpent en leurs subjects : et quant aux mauvois accident, Ou ils les desadvouent tout à faict, en attribuant la coulpe au patient, par des raisons si vaines, qu'ils n'ont garde de faillir d'en treuver tousjours assez bon nombre de telles : « Il a descouvert son bras, il a ouï le bruit d'un coche,

Rhedarum transitus arcto
Vicorum in flexu (2)

(1) Voir page 30, 1re série.

(2) Le bruit des chars embarrassés au détour des rue étroites. Juvén., III, 236.

on a entr'ouvert sa fenestre; il s'est couché sur le costé gauche, ou il a passé par sa teste quelque pensement penible; » somme, une parole, un songe, une œuillade leur semble suffisante excuse pour se descharger de faulte : Ou, s'il leur plaist, ils se servent encores de cet empirement et en font leurs affaires, par cet aultre moyen qui ne leur peult jamais faillir : c'est de nous payer, lorsque la maladie se treuve reschauffée par leurs applications, de l'asseurance qu'ils nous donnent qu'elle seroit bien autrement empiree sans leurs remedes; celuy qu'ils ont jecté d'un morfondement (1) en une ficbvre quotidienne, il eust eu, sans eulx, la continue. Ils n'ont garde de faire mal leurs besongnes, puisque le dommage leur revient à proufit. Vrayement ils ont raison de requerir du malade une application de creance favorable : il fault qu'elle le soit, à la verité, en bon escient et bien soupple, pour s'appliquer à des imaginations si malaysees à croire. Platon disoit bien à propos, Qu'il n'appartenoit qu'aux medecins de mentir en toute liberté, puisque nostre salut despend de la vanité et faulseté de leurs promesses (2)...

... Il y avoit en Aegypte une loy plus juste, par laquelle le medecin prenoit son patient en

(1) C'est une maladie causée par un refroidissement.

(2) Suit la traduction de la fable d'Ésope, que nous avons reproduite page 4, 1re série.

charge, les trois premiers jours, aux périls et fortunes du patient; mais, les trois jours passez, c'estoit aux siens propres : car quelle raison y a il qu'Aesculapius leur patron ayt esté frappé du fouldre pour avoir ramené Hippolytus de mort à vie; et ses suyvants soient absouls, qui envoyent tant d'ames de la vie à la mort?

Leur mystère est nécessaire.

Au demourant, si j'eusse esté de leur conseil, j'eusse rendu ma discipline plus sacree et mysterieuse : ils avoient assez bien commencé; mais ils n'ont pas achevé de mesme. C'estoit un bon commencement, d'avoir faict des dieux et des daimons aucteurs de leur science, d'avoir prins un langage à part, une escriture à part; quoy qu'en sente la philosophie, que c'est folie de conseiller un homme pour son proufit, par maniere non intelligible : *Ut si quis medicus imperet, ut sumat :*

Terrigenam, herbigradam, domiportam, sanguine cassam (1)

C'estoit une bonne regle en leur art, et qui accompaigne toutes les arts fantastiques, vaines

(1) Comme si un médecin ordonnait à un malade de prendre :

Un enfant de la terre, errant sur le gazon,
Privé d'os et de sang, et portant sa maison.

C'est-à-dire un limaçon. Le vers latin se trouve dans Cicéron, *de Divinat.*, II, 64

et supernaturelles, qu'il fault que la foy du patient preoccupe, par bonne esperance et asseurance, leur effect et operation : laquelle regle ils tiennent jusques là, que le plus ignorant et grossier medecin, ils le treuvent plus propre à celuy qui a fiance en luy, que le plus experimenté et incogneu. Le chois mesme de la pluspart de leurs drogues est aulcunement mysterieux et divin : Le pied gauche d'une tortue, L'urine d'un lezard, La fiente d'un elephant, Le foye d'une taulpe, Du sang tiré soubs l'aile droicte d'un pigeon blanc; et pour nous aultres choliqueux (tant ils abusent desdaigneusement de nostre misere), Des crottes de rat pulverisees, et telles aultres singeries qui ont plus le visage d'un enchantement magicien, que de science solide. Je laisse à part le nombre impair de leurs pillules, la destination de certains jours et festes de l'annee, la distinction des heures à cueillir les herbes de leurs ingredients, et cette grimace rebarbatifve et prudente de leur port et contenance, dequoy Pline mesme se mocque. Mais ils ont failly, veulx je dire, de ce qu'à ce beau commencement ils n'ont adjousté cecy, De rendre leurs assemblees et consultations plus religieuses et secretes : aulcun homme profane n'y debvoit avoir accez, non plus qu'aux secretes cerimonies d'Aesculape; car il advient de cette faulte, que leur irresolution, la foiblesse de leurs arguments, divinations et fondements, l'aspreté de leurs contestations, pleines de haine, de jalousie, et de consideration particuliere, venants à estre descouvertes à un chascun, il fault estre merveilleusement aveugle, si on ne se sent bien hazardé entre leurs mains.

Pourquoi un médecin devrait être seul à traiter un malade.

Qui veid jamais medecin se servir de la recepte de son compaignon, sans y retrencher ou adjouster quelque chose? ils trahissent assez par là leur art, et nous font veoir qu'ils y considerent plus leur reputation, et par consequent leur proufit, que l'interest de leurs patients. Celuy là de leurs docteurs est plus sage, qui leur a anciennement prescript qu'un seul se mesle de traicter un malade : car s'il ne faict rien qui vaille, le reproche à l'art de la medecine n'en sera pas fort grand, pour la faulte d'un homme seul; et au rebours, la gloire en sera grande, s'il vient à bien rencontrer : là où quand ils sont beaucoup, ils descrient à touts les coups le mestier; d'autant qu'il leur advient de faire plus souvent mal que bien. Ils se debvoient contenter du perpetuel desaccord qui se treuve ez opinions des principaux maistres et aucteurs anciens de cette science, lequel n'est cogneu que des hommes versez aux livres, sans faire veoir encores au peuple les controverses et inconstances de jugement qu'ils nourrissent et continuent entre eulx.

Exemples du désaccord des médecins.

Voulons nous un exemple de l'ancien debat de la medecine? Herophilus loge la cause originelle des maladies, aux humeurs; Erasistratus, au sang des arteres; Asclepiades, aux atomes invisibles s'escoulants en nos pores; Alcmaeon, en l'exsuperance ou default des forces corporelles; Diocles, en l'inequalité des elements du corps, et en la qualité de l'air que nous respirons; Strato, en l'abondance, crudité, et corruption de l'aliment que nous prenons; Hippocrates la loge aux esprits. Il y a l'un de leurs amis, qu'ils cognoissent mieulx que moy, qui s'escrie à ce propos, « Que la science la plus importante qui soit en nostre usage, comme celle qui a charge de nostre conservation et santé, c'est, de malheur, la plus incertaine, la plus trouble, et agitee de plus de changements. » Il n'y a pas grand dangier de nous mescompter à la haulteur du soleil, ou en la fraction de quelque supputation astronomique : mais icy, où il y va de tout notre estre, ce n'est pas sagesse de nous abandonner à la mercy de l'agitation de tant de vents contraires.

Avant la guerre peloponnesiaque, il n'estoit pas grands nouvelles de cette science. Hippocrates la meit en credit, tout ce que cettuy cy avoit estably, Chrysippus le renversa : depuis, Erasistratus, petit fils d'Aristote, tout ce que Chrysippus en avoit escript : apres ceulx cy, survindrent les empiriques, qui preindrent une voye toute diverse des anciens au maniement de cet art : quand le credit de ces derniers commencea à s'envieillir, Herophilus meit en usage une aultre sorte de medecine, qu'Asclepiades veint à combattre et aneantir à son tour : à leur reng gaignerent auctorité les opinions de Themison, et depuis de Musa; et encores aprez, celles de Vectius Valens, medecin fameux par l'intelligence qu'il avoit avecques Messalina : l'empire de la medecine tumba du temps de Neron à Thessalus, qui abolit et condemna tout ce qui en avoit esté tenu jusques à luy : la doctrine de cettuy cy feut abbattue par Crinas de Marseille, qui apporta de nouveau de regler toutes les operations medicinales aux ephemerides et mouvements des astres, manger, dormir et boire, à l'heure qu'il plairoit à la lune et à Mercure; son auctorité feut bientost aprez supplantee par Charinus, medecin de cette mesme ville de Marseille; cettuy cy combattoit non seulement la medecine ancienne, mais encores l'usage des bains chaulds, publicque, et tant de siecles auparavant accoustumé; il faisoit baigner les hommes dans l'eau froide, en hyver mesme, et plongeoit les malades dans l'eau naturelle des ruisseaux. Jusques au temps de Pline, aulcun Romain n'avoit encores daigné exercer la medecine : elle se faisoit par des estrangiers et Grecs; comme elle se faict, entre nous François, par des Latineurs : car, comme dict un tresgrand medecin, nous ne recevons pas ayseement la medecine que nous entendons, non plus que la drogue que nous cueillons. Si les nations desquelles nous retirons le gayac, la salseperille et le bois d'esquine, ont ces medecins, combien pensons nous, par cette mesme recommandation de l'estrangeté, la rareté et la cherté, qu'ils facent feste de nos choulx et de nostre persil? car qui oseroit mespriser les choses recherchees de si loing, au hazard d'une si longue peregrination et si perilleuse? Depuis ces anciennes mutations de la medecine, il y en a eu infinies aultres jusques à nous; et, le plus souvent, mutations entieres et universelles, comme sont celles que produisent, de nostre temps, Paracelse, Fioravanti et Argenterius : car ils ne changent pas seulement une recepte, mais, à ce qu'on me dict, toute la contexture et police du corps de la medecine, accusants d'ignorance et de piperie ceulx qui en ont faict profession jusques à eulx. Je vous laisse à penser où en est le pauvre patient.

Les médecins sont sujets à se méprendre.

Si encores nous estions asseurez, quand ils se mescomptent, qu'il ne nous nuisist pas, s'il ne nous proufite; ce seroit une bien raisonnable composition, de se hazarder d'acquerir du bien, sans se mettre en dangier de perte. Aesope faict ce conte, qu'un qui avoit acheté un More esclave, estimant que cette couleur luy feust venue par accident et mauvais traictement de son premier maistre, le fait medeciner de plusieurs bains et bruvages, avecques grand soing : il adveint que le More n'en amenda aulcunement sa couleur basanee, mais qu'il en perdit entierement sa premiere santé. Combien de fois nous advient il de veoir les medecins imputants les uns aux aultres la mort de leurs patients? Il me souvient d'une maladie populaire qui feut aux villes de mon voisinage, il y a quelques annees, mortelle et tresdangereuse : cet orage estant passé, qui avoit emporté un nombre infiny d'hommes, l'un des plus fameux medecins de toute la contree veint à publier un livret, touchant cette matiere, par lequel il se radvise de ce qu'ils avoyent usé de la saignee, et confesse que c'est l'une des causes principales du dommage qui en estoit advenu. Dadvantage, leurs aucteurs tiennent qu'il n'y a aulcune medecine qui n'ayt quelque partie nuisible : et si celles mesmes qui nous servent, nous offensent aulcunement, que doibvent faire celles qu'on nous applique du tout hors de propos? De moy, quand il n'y auroit aultre chose, j'estime qu'à ceulx qui haïssent le goust de la medecine, ce soit un dangereux effort, et de prejudice, de l'aller avaller à une heure si incommode, avecques tant de contrecœur; et crois que cela essaye (1) merveilleuse-

(1) Met à une rude épreuve.

ment le malade en une saison où il a tant besoing de repos : oultre ce, qu'à considerer les occasions sur quoy ils fondent ordinairement la cause de nos maladies, elles sont si legieres et si delicates, que j'argumente par là qu'une bien petite erreur en la dispensation de leurs drogues peult nous apporter beaucoup de nuisance. Or, si le mescompte du medecin est dangereux, il nous va bien mal; car il est fort malaysé qu'il n'y retumbe souvent : Il a besoing de trop de pieces, considerations et circonstances, pour affuster (1) justement son desseing : il fault qu'il cognoisse la complexion du malade, sa temperature, ses humeurs, ses inclinations, ses actions, ses pensements mesmes, et ses imaginations; il fault qu'il se responde des circonstances externes, de la nature du lieu, condition de l'air et du temps, assiette des planetes et leurs influences; qu'il sçache, en la maladie, les causes, les signes, les affections, les jours critiques; en la drogue, le poids, la force, le païs, la figure, l'aage, la dispensation; et fault que toutes ces pieces il les sçache proportionner et rapporter l'une à l'autre pour en engendrer une parfaicte symmetrie : à quoy s'il fault (2) tant soit peu, si tant de ressorts il y en a un tout seul qui tire à gauche, en voylà assez pour nous perdre. Dieu sçait de quelle difficulté est la

(1) Ajuster, disposer.
(2) S'il manque.

cognoissance de la pluspart de ces parties : car, pour exemple, comment trouvera il le signe propre de la maladie, chascune estant capable d'un infiny nombre de signes? combien ont ils de debats entr'eulx sur l'interprétation des urines? aultrement d'où viendroit cette altercation continuelle que nous veoyons entr'eulx sur la cognoissance du mal? comment excuserions nous cette faulte, où ils tumbent si souvent, de prendre martre pour renerd? Aux maulx que j'ay eu, pour peu qu'il y eust de difficulté, je n'en ai jamais trouvé trois d'accord : je remarque plus volontiers les exemples qui me touchent. Dernierement, à Paris, un gentilhomme feut taillé par l'ordonnance des medecins, auquel on ne trouva de pierre non plus à la vessie qu'à la main : et là mesme, un evesque qui m'estoit fort amy, avoit esté instamment solicité, par la pluspart des medecins qu'il appeloit à son conseil, de se faire tailler; j'aidois moy mesme, soubs la foy d'aultruy, à le luy suader : quand il feut trespassé, et qu'il feut ouvert, on trouva qu'il n'avoit mal qu'aux reins. Ils sont moins excusables en cette maladie, d'autant qu'elle est aulcunement palpable. C'est par là que la chirurgie me semble beaucoup plus certaine, parce qu'elle veoid et manie ce qu'elle faict (1) : il y a moins à conjecturer et à de-

(1) Montaigne n'est pas heureux dans ses exemples, puisque ce sont les chirurgiens qui taillent et qui ont commis les graves erreurs dont il vient de parler.

viner : là où les medecins n'ont point de *speculum matricis* qui leur descouvre nostre cerveau, nostre poulmon, et nostre foye.

Action incertaine des médicaments.

Les promesses mesmes de la medecine sont incroyables : car, ayant à prouveoir à divers accidents et contraires qui nous pressent souvent ensemble, et qui ont une relation quasi necessaire, comme la chaleur du foye, et froideur de l'estomach, ils nous vont persuadant, de leurs ingredients, cettuy cy eschauffera l'estomach, cet aultre refreschira le foye; l'un a sa charge d'aller droict aux reins, voire jusques à la vessie, sans estaler ailleurs ses operations, et conservant ses forces et sa vertu, en ce long chemin et plein de destourbiers, jusques au lieu au service duquel il est destiné, par sa propriété occulte; l'aultre asseichera le cerveau; celuy là humectera le poulmon. De tout cet amas, ayant faict une mixtion de bruvage, n'est ce pas quelque espece de resverie d'esperer que ces vertus s'aillent divisant et triant de cette confusion et meslange, pour courir à charges si diverses? Je craindrois infiniment qu'elles perdissent ou eschangeassent leurs etiquettes, et troublassent leurs quartiers. Et qui pourroit imaginer qu'en cette confusion liquide, ces facultez ne se corrompent, confondent, et alterent l'une l'autre? Quoy, que l'execution de cette ordonnance despend d'un aultre officier, à la foy et mercy duquel nous abandonnons, encores un coup, nostre vie?

De l'utilité des spécialistes.

Comme nous avons des pourpoinctiers (1), des chaussetiers (2) pour nous vestir; et en sommes d'aultant mieulx servis, que chacun ne se mesle que de son subject, et a sa science plus restreincte et plus courte que n'a un tailleur qui embrasse tout; et comme, à nous nourrir, les grands, pour plus de commodité, ont des offices distinguez de potahers et de rostisseurs, dequoy un cuisinier, qui prend la charge universelle, ne peult si exquisement venir à bout : de mesme, à nous guarir, les Aegyptiens avoient raison de rejecter ce general mestier de medecin, et de descouper cette profession; à chasque maladie, à chasque partie du corps, son œuvrier; car cette partie en estoit bien plus proprement et moins confusement traictee, de ce qu'on ne regardoit qu'à elle specialement. Les nostres ne s'advisent pas que, qui pourveoid à tout, ne pourveoid à rien; que la totale police de ce petit monde leur est indigestible. Cependant qu'ils craignent d'arrester le cours d'un dysenterique, pour ne luy causer la fiebvre, ils me tuerent un amy qui

(1) Ceux qui ne faisoient que des pourpoints. M.
(2) Ceux qui faisoient les hauts-de-chausses et les bas. M.

valoit mieulx que touts tant qu'ils sont (1). Ils mettent leurs divinations au poids, à l'encontre des maulx presents; et, pour ne guarir le cerveau au prejudice de l'estomach, offensent l'estomach et empirent le cerveau par ces drogues tumultuaires et dissentieuses (2).

Les médecins sont dignes d'estime, mais ils ne font que fort peu d'usage des drogues.

Au demourant, j'honnore les medecins, non pas, suyvant le precepte, pour la necessité (car, à ce passage on en oppose un aultre du prophete, reprenant le roy Asa (3) d'avoir eu recours au medecin), mais pour l'amour d'eulx mesmes, en ayant veu beaucoup d'honnestes hommes et dignes d'estre aymez. Ce n'est pas à eulx que j'en veulx, c'est à leur art : et ne leur donne pas grand blasme de faire leur proufit de nostre sottise, car la plus part du monde faict ainsi; plusieurs vacations (4) et moindres, et plus dignes que la leur, n'ont fondement et appuy qu'aux abus publicques. Je les appelle en ma compaignie quand je suis malade, s'ils se rencontrent à propos, et demande à en estre entretenu; et les paye comme les aultres. Je leur

(1) Sans doute il veut parler de son ami, Estienne de la Boëtie, mort de la dyssenterie en 1563.

(2) *Par ces drogues mêlées confusément, et qui ont des qualités discordantes et contraires.*

(3) Voir page 57, 1re série.

(4) Professions.

donne loy de me commander de m'abrier chauldement, si je l'ayme mieulx ainsi que d'aultre sorte : ils peuvent choisir, d'entre les porreaux et les laictues, dequoy il leur plaira que mon bouillon se face, et m'ordonner le blanc ou le clairet; et ainsi de toutes aultres choses qui sont indifferentes à mon appetit et usage. J'entends bien que ce n'est rien faire pour eulx, d'autant que l'aigreur et l'estrangeté sont accidents de l'essence propre de la medecine. Lycurgus ordonnoit le vin aux Spartiates malades; pourquoy? parce qu'ils en haïssoient l'usage, sains : tout ainsi qu'un gentilhomme, mon voisin, s'en sert pour drogue tressalutaire à ses fiebvres, parce que, de sa nature, il en hait mortellement le goust. Combien en veoyons nous d'entre eulx estre de mon humeur? desdaigner la medecine pour leur service, et prendre une forme de vie libre, et toute contraire à celle qu'ils ordonnent à aultruy? Qu'est ce cela, si ce n'est abuser tout destroussement de nostre simplicité? car ils n'ont pas leur vie et leur santé moins chere que nous, et accommoderoient leurs effects à leur doctrine, s'ils n'en cognoissoient eulx mesmes la faulseté.

D'où vient qu'on se livre communément aux médecins.

C'est la crainte de la mort et de la douleur, l'impatience du mal, une furieuse et indiscrete soif de la guarison, qui nous aveugle ainsi :

c'est pure lascheté qui nous rend nostre croyance si molle et maniable. La plus part pourtant ne croyent pas tant, comme ils endurent et laissent faire; car je les ois se plaindre, et en parler, comme nous : mais ils se resolvent enfin : « Que feroy je doncques? » Comme si l'impatience estoit de soy quelque meilleur remede que la patience. Y a il aulcun de ceulx qui se sont laissez aller à cette miserable subjection, qui ne se rende egualement à toute sorte d'impostures? qui ne se mette à la mercy de quiconque a cette impudence de luy donner promesse de sa guarison? Les Babyloniens portoient leurs malades en la place : le medecin, c'estoit le peuple; chascun des passants ayant, par humanité et civilité, à s'enquerir de leur estat, et, selon son experience, leur donner quelque advis salutaire. Nous n'en faisons aultrement; il n'est pas une simple femmelette de qui nous n'employons les barbotages et les brevets (1) : et, selon mon humeur, si j'avois à en accepter quelqu'une, j'accepterois plus volontiers cette medecine qu'aulcune aultre; d'autant qu'au moins il n'y a nul dommage à craindre. Ce qu'Homere et Platon disoient des Aegyptiens, qu'ils estoient touts medecins, il se doibt dire de touts peuples : il n'est personne qui ne se vante de quelque recepte, et qui ne la hazarde sur son voisin, s'il

(1) Les brevets sont des billets suspendus au cou en forme d'amulettes.

l'en veult croire. J'estois, l'aultre jour, en une compaignie, où je ne sçais qui, de ma confrairie, apporta la nouvelle d'une sorte de pilulles compilees de cent et tant d'ingredients, de compte faict : il s'en esmeut une feste et une consolation singuliere; car quel rochier soubtiendroit l'effort d'une si nombreuse batterie? J'entends toutesfois, par ceulx qui l'essayerent, que la moindre petite grave (1) ne daigna s'en esmouvoir.

A Madame De Duras.

... Au demourant, madame, je n'eusse pas osé remuer si hardiement les mysteres de la medecine, attendu le recit que vous et tant d'aultres luy donnez, si je n'y eusse esté acheminé par ses aucteurs mesmes. Je crois qu'ils n'en ont que deux anciens latins, Pline et Celsus : si vous les veoyez quelque jour, vous trouverez qu'ils parlent, bien plus rudement à leur art, que je ne fois; je ne fois que la pincer, ils l'esgorgent. Pline se mocque entre aultres choses, dequoy, quand ils sont au bout de leur chorde, ils ont inventé cette belle desfaicte, de r'envoyer les malades, qu'ils ont agitez et tourmentez, pour neant, de leurs drogues et regimes, les uns au secours des vœux et miracles, les aultres aux eaux chauldes. (Ne vous courroucez pas, madame; il ne parle pas de

(1) Gravier.

celles de deçà, qui sont soubs la protection de vostre maison, et toutes Gramontoises.) Ils ont une tierce sorte de desfaicte, pour nous chasser d'auprez d'eulx, et se descharger des reproches que nous leur pouvons faire du peu d'amendement à nos maulx qu'ils ont eu si long temps en gouvernement qu'il ne leur reste plus aulcune invention à nous amuser, c'est de nous envoyer chercher la bonté de l'air de quelque aultre contree. Madame, en voylà assez : vous me donnez bien congé de reprendre le fil de mon propos, duquel je m'estois destourné pour vous entretenir.

Réponse de Périclès, malade.

Ce feut, ce me semble, Pericles, lequel estant enquis comme il se portoit : « Vous le pouvez, dict il, juger par là, » en montrant des brevets qu'il avoit, attachez au col et au bras. Il vouloit inferer qu'il estoit bien malade, puisqu'il en estoit venu jusques là d'avoir recours à choses si vaines, et de s'estre laissé equipper en cette façon. Je ne dis pas que je ne puisse estre emporté un jour à cette opinion ridicule, de remettre ma vie et ma santé à la mercy et gouvernement des medecins; je pourray tumber en cette resverie, je ne me puis respondre de ma fermeté future : mais lors aussi, si quelqu'un s'enquiert à moy comment je me porte, je luy pourray dire, comme Pericles : « Vous le pouvez juger par là, » montrant ma main chargee de six dragmes d'opiate. Ce sera un bien evident signe d'une maladie violente ; j'auray mon jugement merveilleusement desmanché : si l'impatience et la frayeur gaignent cela sur moy, on en pourra conclure une bien aspre fiebvre en mon ame.

Liv. III, chap. XIII. — *Les jurisconsultes et les medecins sont nuisibles au pays qu'ils habitent.*

... Le roy Ferdinand, envoyant des colonies aux Indes, pourveut sagement qu'on n'y menast aulcuns escholiers de la jurisprudence, de crainte que les procez ne peuplassent en ce nouveau monde, comme estant science, de sa nature, generatrice d'altercation et division : jugeant avecques Platon, que « C'est une mauvoise provision de païs, que jurisconsultes et medecins. »

Chap. XIII. — *Instructions utiles à la santé du corps.*

... Tibere disoit, que quiconque avoit vescu vingt ans se debvoit respondre des choses qui luy estoient nuisibles ou salutaires, et se sçavoir conduire sans medecine : et le pouvoit avoir apprins de Socrates, lequel, conseillant à ses disciples soigneusement, et comme un tresprincipal estude, l'estude de leur santé, adjoustoit qu'il estoit malaysé qu'un homme d'entendement, prenant garde à ses exercices, à son boire et à son manger, ne discernast mieulx que tout medecin ce qui luy estoit bon ou mauvois. Si faict la medecine profession d'avoir tousjours l'experience pour touche de son operation : ainsi Platon avoit raison de dire que, pour estre vray medecin, il seroit necessaire que celuy qui l'entreprendroit eust passé par toutes les maladies qu'il veult guarir, et par touts les accidents et circonstances dequoy il doibt juger. C'est raison qu'ils prennent la verole, s'ils la veulent sçavoir panser. Vrayement je m'en fierois à celuy là : car les aultres nous guident, comme celuy qui peint les mers, les escueils et les ports, estant assis sur sa table, et y faict promener le modele d'une navire en toute seureté; jectez le à l'effect, il ne sçait par où s'y prendre. Ils font telle description de nos maulx, que faict un trompette de ville qui crie un cheval ou un chien perdu, Tel poil, telle haulteur, telle aureille : mais presentez le luy, il ne le cognois pas pourtant. Pour Dieu! que la medecine me face un jour quelque bon et perceptible secours, veoir comme je crieray de bonne foy,

Tandem efficaci do manus scientiæ! (1)

Les arts qui promettent de nous tenir le corps en santé, et l'ame en santé, nous promettent beaucoup : mais aussi n'en est point qui tien-

(1) Enfin, je reconnais un art dont je vois les effets!
Horace, *Épodes*, XVII, 1.

nent moins ce qu'elles promettent. Et, en nostre temps, ceulx qui font profession de ces arts entre nous, en montrent moins les effects que touts aultres hommes : on peult dire d'eulx, pour le plus, qu'ils vendent les drogues medicinales ; mais qu'ils soient medecins, cela ne peult on dire.

... Quand nous voyons un homme mal chaussé, nous disons que ce n'est pas merveille s'il est chaussetier : de mesme il semble que l'expérience nous offre souvent un medecin mal mediciné.

Incertitude de la médecine.

L'art de medecine n'est pas si resolue, que nous soyons sans auctorité, quoy que nous facions : elle change selon les climats, et selon les lunes ; selon Fernel, et selon l'Escale (1). Si vostre medecin ne treuve bon que vous dormez, que vous usez de vin, ou de telle viande, ne vous chaille ; je vous en trouveray un aultre qui ne sera pas de son advis : la diversité des arguments et opinions medicinales embrasse toute sorte de formes. Je veis un miserable malade crever et se pasmer d'alteration, pour se guarir ; et estre mocqué depuis par un aultre medecin, condamnant ce conseil comme nuisible : avoit il

(1) Fernel, médecin de Henri II. — L'Escale, plus connu sous le nom de J.-C. Scaliger.

pas bien employé sa peine? Il est mort freschement, de la pierre, un homme de ce mestier, qui s'estoit servy d'extreme abstinence à combattre son mal : ses compaignons disent qu'au rebours ce jeusne l'avoit asseiché, et luy avoit cuict le sable dans les roignons.

... Laissons faire un peu à nature : elle entend mieulx ses affaires que nous. « Mais un tel en mourut. » Si ferez vous; sinon de ce mal là, d'un aultre : et combien n'ont pas laissé d'en mourir, ayant trois medecins à leur cul? L'exemple est un mirouer vague, universel, et à tout sens. Si c'est une medecine voluptueuse, acceptez la; c'est tousjours autant de bien present : je ne m'arresteray ny au nom, ny à la couleur, si elle est delicieuse et appetissante; le plaisir est des principales especes du proufit. J'ay laissé envieillir et mourir en moy, de mort naturelle, des rheumes, des fluxions goutteuses, relaxation, battements de cœur, micraines et aultres accidents, que j'ay perdus, quand je m'estois à demy formé à les nourrir : on les conjure mieulx par courtoisie que par braverie. Il fault souffrir doulcement les loix de nostre condition : nous sommes pour vieillir, pour affoiblir, pour estre malades, en despit de toute medecine. C'est la premiere leçon que les Mexicains font à leurs enfants, quand, au partir du ventre des meres, ils les vont saluant ainsin : « Enfant, tu es venu au monde pour endurer : endure, souffre, et tais toy. »

*
* *

BRANTOME (1540-1614)

VARILLASIANA

Brantôme, ayant la goutte, un medecin fut le trouver pour lui offrir le secret qu'il avoit de la guerir. Arrivé chez le malade, il demanda à lui parler; un laquais alla avertir son maître qu'une personne qui guerissoit de la goutte le demandoit. Brantôme vint au-devant de cet homme aussi vîte qu'il lui fut possible; et dit à son laquais, en présence de ce medecin, faites entrer le carrosse de monsieur dans la cour. Le medecin repondit qu'il n'en avoit point. Quoi, lui repliqua Brantôme, vous guerissez de la goutte et vous n'avez pas de carrosse? Je ne suis pas des vôtres, et il le quitta brusquement, comme voulant dire que son remede ne devoit pas être bien merveilleux, puisque la goutte étant un mal si cruel, et en même temps si commun, il n'avoit pas eu encore l'esprit de gagner de quoi avoir un carrosse.

—

RODOMONTADES ESPAIGNOLLES

Un medecin dict bien mieux : lequel estant allé voir un evesque qui estoit malade, mais fort gros et gras, et l'ayant laissé, ainsy que aucuns de ses amys, en sortant de sa chambre, luy eussent demandé comment il se portoit, il ne dict autre chose, sinon : *Pluguiese a Dios que fuesse tal mi macho!* (1)

Un medecin espaignol ayant receu quelque desplaisir d'une dame veufve, chargea un jour un maquignon, devant elle, de luy trouver *una mula que fuesse viuda* (2). Le carretier (3) luy respondit : *Como, cuerpo de tal! Os burlais de mi, señor doctor? Nunca fue mula viuda* (4). Le medecin luy répliqua : *Digo yo que tenga tres condiciones de una viuda; que sea gorda, andadora y comedora* (5).

—

DES DAMES

La Reyne d'Hespaigne, Elizabet de France

Ung an avant qu'elle vint en France, à Bayonne, elle tumba mallade en telle extrémité, qu'elle fut abandonnée des medecins. Sur quoy il y eust ung certain petit medecin italien, qui pourtant n'avoit grand vogue à la court, qui se presentant au roy, dict que, si on le vouloit laisser faire, il la guériroit, ce que le roy luy permist :

(1) Plût à Dieu que mon mulet se portât aussi bien.
(2) Une mule qui fût veuve.
(3) Charretier.
(4) Comment, corbleu! vous moquez-vous de moi, monsieur le docteur? Il n'y a jamais eu de mule veuve.
(5) Je veux dire qu'elle ait les trois qualités d'une veuve qu'elle soit grosse, coureuse et mangeuse.

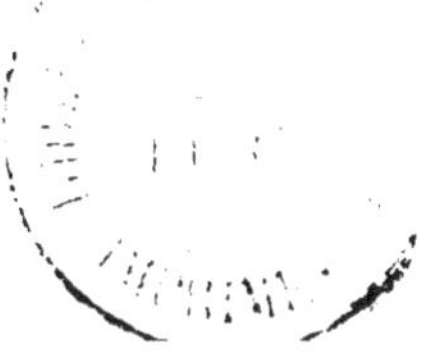

aussi estoit-elle morte. Il l'entreprend, et luy donne une medecine qu'après l'avoir prise on luy vist tout à coup miraculeusement monter la couleur au visage, et reprendre son parler, et puis après sa convalescence Et cepandant toute la court, tout le peuple d'Espaigne rompoient les chemins de processions, et d'allées et venues qu'ilz faisoyent aux églises, aux hospitaux pour sa santé, les uns en chemise, les autres nuds piedz, nues testes, offrants offrandes, prières, oraisons, intercessions à Dieu, par jeûnes, macérations de corps, et aultres telles bonnes et sainctes dévotions, pour sa santé : si bien que l'on croit plus fermement que toutes les bonnes prières et voix, larmes, vœux et cris, ouïs de Dieu, furent plustost cause de la guérison de ceste princesse, que non pas l'œuvre du medecin.

—

DES DAMES

Sur les dames qui font l'amour et leurs maris cocus.

... Pour ces esguillettes nouées, en fut dernièrement un procès en la cour du parlement de Paris, entre le sieur de Bray, trésorier, et sa femme, à qui il ne pouvoit rien faire ayant eu l'esguillette nouée, ou autre défaut, dont la femme, bien marrie, l'en appella en jugement. Il fut ordonné par la Cour qu'ils seroyent visitez eux deux par grands medecins experts. Le mary choisit les siens et la femme les siens, dont en fut fait un fort plaisant sonnet à la Cour, qu'une grand' dame me list elle-même, et me le donna, ainsi que je disnois avec elle. On disoit qu'une dame l'avoit fait, d'autres un homme. Le sonnet est tel :

Sonnet.

Entre les medecins renommés à Paris
En sçavoir, en espreuve, en science, en doctrine,
Pour juger l'imparfaict de la coulpe androgine,
Par de Bray et sa femme ont esté sept choisis.

De Bray a eu pour luy les trois de moindre prix,
Le Court (1), L'Endormy, Piètre; et sa femme, plus fine,
Les quatre plus experts en l'art de medecine,
Le Grand, le Gros, Duret et Vigoureux a pris.

On peut par-là juger qui des deux gaignera,
Et si Le Grand du Court victorieux sera,
Vigoureux d'Endormy, Le Gros, Duret de Piètre.

Et de Bray n'ayant point ces deux de son costé,
Estant tant imparfait que mary le peut estre,
A faute de bon droit en sera débouté.

Amours des médecins avec les femmes et les filles qu'ils soignent.

... J'ay cogneu aussi un' autre maison de par le monde, et grande, d'où la dame faisoit proffession de nourir en sa compaignie d'honnestes filles, entr'autres des parentes de son mary; et

(1) Ces noms sont ceux de médecins de l'époque.

d'autant que la dame estoit fort malladive et subgette aux medecins et apoticaires, il en y abordoit ordinairement léans; et par ce aussi que les filles sont subjettes à malladies comme à pasles couleurs, mal de la furette, fiebvres et autres, il advint que deux entr'autres tumbarent en fiebvre carte : un apoticaire les eut en charge pour les penser. Certes, il les pensoit de ses drogues de la main et de medecines; mais la plus propre fut qu'il coucha avec une (maraud qu'il fut), car il eut affaire avec une aussi belle et honneste fille de la France, et de laquelle un grand roy s'en fust très-dignement contenté; et falut que ce monsieur l'apoticaire luy mist ceste paille sous le ventre. J'ay cogneu la fille, qui certes méritoit d'autre assaillant; et fut après bien mariée; et telle qu'on la donna pucelle, telle la trouva-on. En quoy pourtant je treuve qu'elle fut bien fine; car, puisqu'elle ne pouvoit tenir son eau, elle s'adressa à celluy qui luy donnoit les antidotes pour en garder d'engroisser, car c'est ce que les filles craignent le plus : dont en cela il y en a de si expertz qui leur donnent des drogues qui les engardent très-bien d'engroisser; ou bien, si elles engroissent, leur font escouller leur groisse si subtillement et si sagement, que jamais on ne s'en aperçoit, et n'en sent-on rien que le vent; ainsi que j'en ay ouy parler d'une fille, laquelle avoit estée autresfois nourrie fille de la feue reyne de Navarre Marguerite première. Elle vint par cas fortuit, ou à son escient, à engroisser, sans qu'elle y pensast pourtant. Elle rencontra un sublin apoticaire, qui, luy ayant donné un breuvage, luy fit évader son fruict, qui avoit desjà six mois, pièce par pièce, mourceau par mourceau, si aisément, qu'estant à ses affaires jamais elle n'en sentit ny mal ny doulleur; et puis après se marya gallantement, sans que le mary y cogneust aucune trace. Quelle habille medecin! car on leur donne des remèdes pour se faire parestre vierges et pucelles comme devant, aisi que j'en ay allegué au chapitre des cocuz, et un que j'ay ouy dire à un empirique ces jours passez : qu'il faut avoir des sangsues et les mettre à la nature, et s'en faire par là tirer et succer le sang, lesquelles sangsues, en suççant, laissent et engendrent de petites empoules et fistulles plaines de sang; si bien que le gallant mary, qui vient le soir des nopces les assaillir, leur crève ces empoulles dont le sang en sort, et elle s'englante, qui est une grande joye à l'un et à l'autre; et par ainsi, *l'onor della citadella è salvo* (1). Je trouve ce remède bon et souverain, s'il est vray; et s'il n'est bon, il y en a cent d'autres qui sont meilleurs, ainsi que les sçavent très-bien ordonner, invanter et apliquer ces messieurs les medecins, sçavans et expertz apoticaires. Voylà pourquoy ces messieurs ont ordinairement de très-bonnes et belles fortunes, car ilz sçavent blesser et re-

(1) L'honneur de la citadelle est sauf.

medier, ainsi que jadis fit la lance de Peleus (1).

... Or laissons cela. Que maudit soit-il, pour l'hayne et envie que je luy porte, ainsi que M. de Ronsard parloit à un medecin qui venoit plustost voir sa maistresse soir et matin, pour luy taster son tetin, son sein, son ventre, son flanc et son beau bras, que pour la medeciner de la fiebvre qu'elle avoit; dont il en fit un très-gentil sonnet, qui est dans son second livre des *Amours*, qui s'accomance :

> Ha! que je porte et de haine et d'envie
> Au medecin qui vient soir et matin (2).

Je porte de mesme une grande jalousie à un medecin qui faisoit traictz pareilz à une belle grande dame que j'aymois, et de qui je n'avois telle et pareille privauté, et l'eusse plus désirée qu'un petit royaume. Telles gens certes sont extrêmement bien venus des filles et dames, et y acquièrent de belles advantures, quand ilz les veulent rechercher. J'ay cogneu deux medecins à la court, qui s'apelloient, l'un, M. Castellan, medecin de la reyne mère, et l'autre, le seigneur Cabrian, medecin de M. de Nevers. Ils ont eu tous deux des rencontres d'amour, à ce qu'on disoit, que les plus grands de la court se fussent donnez au diable, par manière de parler, pour estre leurs corrivaux.

(1) Du fils de Pelée, Achille, dont les armes avaient la vertu de guérir les blessures qu'elles avaient faites.

(2) Voir Ronsard, page 29.

... Je devisois un jour, le feu baron de Vitaux et moy, avecq M. Le Grand, un grand medecin de Paris, de bonne compaignie et de bon advis, luy estant venu voir ledit baron qui estoit mallade des affaires d'amour; et tous deux l'interrogeant sur plusieurs propos et négotiations des dames, ma foy, il nous en conta bien, et nous en fit une douzaine de contes qui levoient la paille; et s'y enfonça si avant, que, l'heure de neuf heures venant à sonner, il nous dit, en se levant de la chaire où il estoit assis : « Vrayment, je suis plus grand fol que vous autres, qui m'avez retenu icy deux bonnes heures à baguenauder avec vous autres, et cependant j'ay oublié six ou sept mallades qu'il faut que j'aille voir : » et nous disant à Dieu, part et s'en va, non sans nous dire, après que nous luy eusmes dit : « Vous autres, messieurs les medecins, vous en sçavez et en faites de bonnes, et mesmes vous, monsieur, qui en venez parler comme maistre. » Il respondit en baissant la teste : « Semond (1)! semond! ouy, ouy, nous en sçavons et en faisons de bonnes, car nous sçavons des secretz que tout le monde ne sçait pas; mais ast'heure que je suis vieux, j'ay dit à Dieu à Venuz et à son enfant. Meshuy, je laisse cela à vous autres qui estes jeunes. »

... J'en ay ouy parler d'un' autre bien grande, de fort bonne humeur, et qui disoit bien le mot,

(1) *Semond*, pour *ça-mon*, *oui*, *vraiment*.

aquelle estant maladive, son medecin luy dist un jour qu'elle ne se trouveroit jamais bien si elle ne le faisoit; elle soudain respondit : « Eh bien! faisons-le donc. » Le medecin et elle s'en donnarent ensemble joye au cœur et au corps. Un jour, elle luy dist : « On dit partout que vous me le faites; mais c'est tout un, puisque je me porte bien; » et franchissoit toujours le mot gallant qui commance par f. « Et tant que je pourray je le fairay, puisque ma santé en dépend. »

*
* *

LE CARDINAL DUPERRON (1556-1618)

PERRONIANA

C'est trop qu'il y ait en medecine trois professeurs; car les professeurs du Roy sont pour ceux qui sont deja avancez, et non pour les elementaires, car c'est une pitié d'entendre aux salles du Roy enseigner les elemens. Cecy est aussi bien pour la medecine que pour les mathematiques et autres; il dit cela aux professeurs de medecine, qui l'étoient venus voir. Il seroit à souhaiter que tous les autres Universitez en medecine, comme Caen et Rheims, excepté Montpelier, fussent abolies, car elles ne servent que d'asile à l'ignorance.

*
* *

BÉROALDE DE VERVILLE (1558-1612)

LE MOYEN DE PARVENIR (1)

Médecine apéritive de Rabelais.

Le cardinal du Bellay étant au lit malade d'une humeur hypocondriaque, fit assembler les medecins, pour consulter un remede à son mal. Il fut avisé par la docte conference des docteurs, qu'il falloit faire à monsieur une decoction aperitive, qui, reduite en sirop, seroit accomodee à son usage ordinaire. Rabelais, ayant recueilli cette resolution, sort, et laisse messieurs achever de caqueter pour mieux employer l'argent; et fait le dit sieur mettre au milieu de la cour un trepied sur un grand feu, un chaudron dessus plein d'eau, où il mit le plus de clefs qu'il put trouver, et, en pourpoint comme menager, remuoit ces clefs avec un baton, pour les faire prendre cuisson. Les docteurs descendus, voyant cet appareil, et s'en enquetant, il leur dit : « Messieurs, j'accomplis votre ordonnance, d'autant qu'il n'y a rien tant apéritif que des clefs; et, si vous n'en êtes contents, j'enverroi à l'Ar-

(1) Selon le bibliophile Jacob, cet ouvrage a été composé originairement par Rabelais, et Béroalde n'a fait que le comléter et en rajeunir le style.

senal quérir quelques pièces de canon; ce sera pour faire la dernière ouverture, après l'exhibition de ces apozèmes. »

*
* *

DESCARTES (1596-1650)

—

DISCOURS DE LA MÉTHODE

VIe Partie.

... Au reste, je ne veux point parler ici en particulier des progrès que j'ai espérance de faire à l'avenir dans les sciences, ni m'engager envers le public d'aucune promesse que je ne sois pas assuré d'accomplir; mais je diroi seulement que j'ai résolu de n'employer le temps qui me reste à vivre à autre chose qu'à tâcher d'acquérir quelque connoissance de la nature, qui soit telle qu'on en puisse tirer des règles pour la medecine, plus assurees que celles qu'on a eues jusques à present.

—

MÉDITATIONS MÉTAPHISIQUES

Méditation Ire.

... La physique, l'astronomie, la medecine, et toutes les autres sciences qui dependent de la consideration des choses composees, sont fort douteuses et incertaines.

... La conservation de la santé a esté de tout temps le principal but de mes etudes, et je ne doute point qu'il n'y ait moyen d'acquerir beaucoup de connoissances touchant la medecine, qui ont esté ignorees jusqu'à present; mais le *Traité des Animaux,* que je medite et que je n'ai encore su achever, n'estant qu'une entree pour parvenir à ces connoissances, je n'ai garde de me vanter de les avoir; et tout ce que j'en puis dire à present est que je suis de l'opinion de Tibere, qui vouloit que ceux qui ont atteint l'âge de trente ans eussent assez d'expérience des choses qui leur peuvent nuire ou profiter, pour être eux-mêmes leurs medecins. En effet, il me semble qu'il n'y a personne qui ait un peu d'esprit, qui ne puisse mieux remarquer ce qui est utile à santé, pourvu qu'il y veuille un peu prendre garde, que les plus savants docteurs ne lui sauroient enseigner. »

***

BERTRAND-HARDOUIN DE St-JACQUES
Dit GUILLOT-GORJU
(1598-1648)

—

Nous n'avons aucun extrait à citer de ce

comédien : mais son nom est digne, à plus d'un

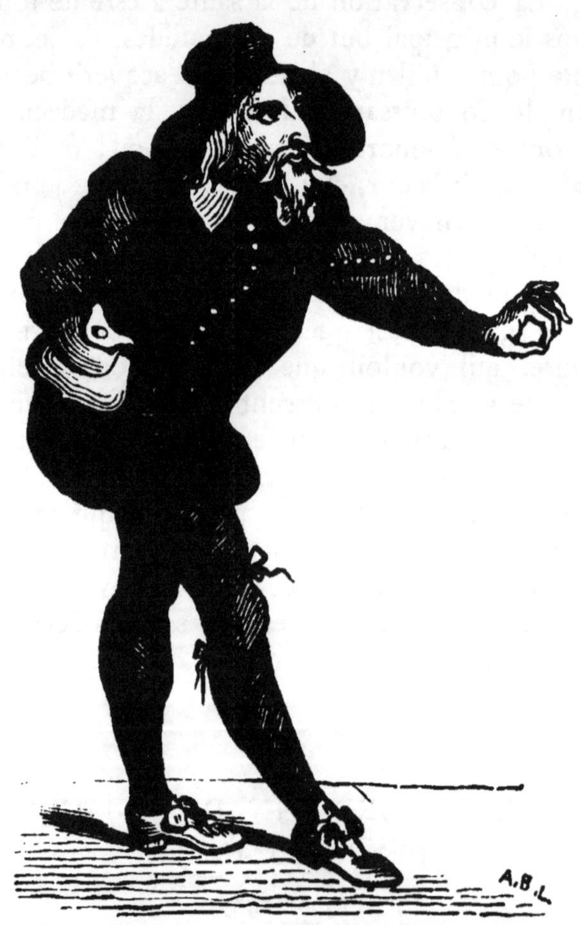

titre, de figurer dans notre recueil : Il fit ses études médicales à Montpellier, puis abandonna a science d'Hippocrate pour suivre des *opérateurs* nomades, et acquit une véritable renommée en débitant le boniment avec une volubilité sans pareille. A la mort de Gaultier Garguille, il vint à Paris et prit un engagement dans la troupe de l'hôtel de Bourgogne sous le nom de Guillot-Gorju. « Or, dit Sauval, comme il avoit etudié en medecine, son personnage ordinaire sur le theâtre etoit de contrefaire le Medecin ridicule, qu'il representoit si bien, que les Medecins eux-mêmes etoient contraints de rire. » Il a donc précédé Molière dans ses escarmouches contre la Faculté et peut-être même ne lui fut-il pas inutile, car notre grand comique était un de ses auditeurs les plus attentifs à l'hôtel de Bourgogne, où le menait souvent son grand-père.

Après avoir contrefait les médecins pendant huit ans, il quitta le théâtre et alla exercer la médecine à Melun. « Étrange détermination, ajoute Didot à qui nous empruntons ces détails, qui a tout l'air d'une plaisanterie et qu'on prendrait volontiers pour une nouvelle raillerie contre la Faculté. »

Un contemporain fait ainsi son portrait : « C'etoit un grand homme noir, fort laid; il avoit les yeux enfoncés et un nez de *pompete;* et quoi qu'il ne ressemblât pas mal à un singe, et qu'il n'eût que faire d'avoir un masque sur le theâtre, il ne laissoit pas d'en avoir toujours un. »

*
* *

DULAURIER, dit BRUSCAMBILLE
(XVIIe siècle)

—

PROLOGUE FACETIEUX

A propos, Messieurs, i'avois grand besoin de vos presences, et encore plus de ce que les medecins prennent en refusant et refusent en prenant : car *dicendo nolo accipiunt pecunias*, et ce faisant empoullent l'apostume de leurs gibecieres aux despens des crevailles et entrailles de vos bourses : en recompense dequoy aussi sans employer sergens ny autres barbouilleurs de papier, ils rendent vos matieres toutes claires.

—

DE LA MEDECINE

... L'autre de mes desseins (être medecin au lieu d'avocat) m'esperonne pour courir la lice, *in spatiosum fertilem et lucrativum campum Medicinæ :* i'ay desia pour cet effect trouvé un grand mulet (1) d'Austrasie disgracié d'une mule à long poil et courte queue...

Quelqu'un me dira peut estre, que les medecins sont subiects à porter le nez sur les ragousts du derriere. Hé pourquoi non? puis que *ex re qualibet bonus odor lucri*, pourveu que ma bourse

(1) Les médecins de l'époque, nous l'avons déjà dit, se servaient d'une mule pour visiter leurs malades.

soit touiours enceinte de Iacobus, et qu'elle serve d'Arsenal, non pour les mousquets encornez, mais pour les pistolets et pistoles, il ne m'importe : qu'en dites-vous, Messieurs? ne sont-ce pas de bonnes armes contre le mal des dents?

*
* *

ADAM BILLAUT (XVIIe siècle)

—

RONDEAU POUR GUÉRIR LA SCIATIQUE

Pour te guerir de cette sciatique
Qui te retient comme un paralitique,
Dedans ton lict, sans aucun mouvement,
Prends-moy deux brocs d'un fin ius de sarment,
Puis, lis comment on les met en pratique;

Prends-en deux doigts et bientôt les applique
Dessus l'externe où la douleur te pique,
Et tu boiras le reste promptement
        Pour te guerir.

Sur cet advis ne sois point heretique,
Car ie te fais un serment autentique,
Que si tu crains ce doux medicament,
Ton Medecin, pour ton soulagement,
Fera l'essay de ce qu'il communique
        Pour te guerir.

—

A MONSIEUR LE COMTE DE LANGERON

. . . .
Ie perdis pour toute la troupe
De cinq ou six vuideurs de coupe,

Qui pour trop boire à ta santé,
Me rendirent espouvanté :
Mais sçachant comme tu te porte
Cette perte me reconforte,
Puisque dans ce noble dessein,
Monsieur Prisy, ton Medecin,
Avec la genereuse envie
Qu'il a de conserver ta vie,
N'auroit pas fait, comme ie croy,
Ce qu'en beuvant on fit pour toy.

*
* *

SARRASIN (1603-1654)

—

LE TESTAMENT DE GOULU

Goulu mourant par faute de manger,
Maistre Clement luy dit, prenant sa main,
Le mal empire et grand est le danger,
Si pain n'avez. Las! ie n'ay point de pain,
Respond Goulu. Vous mourrez donc de faim;
Car Hypocras, Prince de nos Escoles,
En ses records tient cela pour certain.
Lors en pleurant Goulu dit ces paroles :

Ie vois bien que ne puis guerir,
Dont il me fasche durement,
Physiciens me font mourir
Par breuvage et par lavement.
Las! i'en ay pris si largement
Que i'en ay gasté mes affaires,
Adieu vous dy Maistre Clement,
Bran de vous et de vos clysteres.

—

LA SEINE PARLANT A LA FONTAINE DE FORGES

Vrayment ie vous trouve bien vaine
De me debaucher mes beautez,
Sous pretexte de leurs santez,
Petite nymphe de fontaine.
Sçavez-vous que ie suis la Seine
Qui porte des bastons flotez;
Dont ceux qui me font de la peine
Peuvent estre tres-bien frotez.
Ie sçay bien que vous vous vantez
Que vous estes eau minerale,
Et que vos rares qualitez
Vous peuvent rendre ma rivale.
Mais, petite nymphe de balle,
Vous feriez bien mieux entre nous,
Sans me vouloir traiter d'égale,
De vous taire et de filer doux.
Car si quelque iour contre vous
Ma colere estoit debordee,
Les premiers flots de mon courroux,
Vous auroient bien-tost inondee.
Contentez-vous d'estre grondee,
Et faites en vostre profit,
Sans que ie sois enfin forcee
Pour vous perdre à quiter le lit.
Certes i'en aurois du despit;
Car enfin il faut que l'on die,
Que qui boit de vos eaux guerit,
Quand il les boit sans maledie.
O la cure heureuse et hardie
De remettre un homme en santé,
Quand pendant le temps de sa vie,
Il ne s'est iamais mal porté.
Ceux qui conseillent qu'en esté
De vos eaux on face carousse,
Fussent-ils de la Faculté,
Sont de vrais medecins d'eau douce.
Si iamais le destin les pousse

A se baigner vers Charenton,
Ils n'en reviendront point en housse,
Ils iront boire chez Pluton.
. . . .

*
* *

DE CAILLY (1604-1673)

SUR UN MEDECIN POETE

Roc, medecin peu docte et poete savant,
Fait des epitaphes souvent,
Où des morts il conte l'histoire.
Les maux que fait un art, l'autre art sait les guerir.
Roc, poete, fait vivre au Temple de Memoire
Ceux que Roc, medecin, vient de faire mourir.

A UN MEDECIN IGNORANT

Oronte est bien malade, il t'a desobligé;
Fauste, va le traiter, tu seras bien vangé.

EPIGRAMMES

Tel me dit que notre art est fort à desirer,
Tel me dit qu'il est fort à craindre.
Notre art en fait bien murmurer,
Notre art empeche aussi bien des gens de se plaindre.

—

Renault sembloit toujours avoir la mort au sein,
J'avois compassion de voir sa triste mine;
Et le voila qui boit, qui rit, et qui chemine;
Par quel medicament est-il devenu sain?
Gillot, sa seule medecine,
Fut de quitter son medecin.

—

Votre precieuse personne
A quatre medecins aujourd'hui s'abandonne,
Et suit aveuglement leur sentiment venal;
Gillet, mon amitié veut que je vous le die,
Quatre medecins sont un mal
Plus grand que votre maladie.

*
* *

CHARLES COYPEAU, SIEUR D'ASSOUCY (1605-1679)

—

AVENTURES BURLESQUES

Chap. XIII.

... Aussi la voyant tombee malade, autant par la trop grande application qu'elle avoit aux affaires de son Estat que pour le peu d'exercice qu'elle faisoit, et connoissant que l'abondance qui feroit vivre les pauvres est celle qui tuë les riches, et à combien de perils la vie des Grands est exposee quand elle est attaquee par l'ignorance des Medecins, j'en composay une Piece, non contre la Medecine, mais contre l'ignorance des Medecins.

—

PENSÉES

... On dit que l'Astrologue et la Medecine portent en eux les monstrueuses semences de cette pitoyable erreur (1). Il en pourroit bien estre

(1) L'athéisme.

quelque chose, parce que la pluspart de ceux qui en font profession donnent beaucoup à la Nature.

... Chacun nous parle de l'enfance du Monde; et si nous devons juger du passé par le présent, en croire nos Philosophes et nos Medecins, nous ne douterons point de son enfance par sa caducité; parce que, si les histoires ne nous mentent, nous ne voyons point que cette mere Nature, qui dans les premiers siecles composoit des hommes si grands, si forts, et d'un si robuste temperamment, employe aujourd'huy si bien cette matiere, puisqu'auprés de ces gens du temps passé, nous ne voyons quasi aujourd'hui que des Pygmees. Les Medecins disent la mesme chose; et quand ils ont tué un malade par les regles de Galien et d'Hippocrate, ils s'excusent de cette caducité du monde, et accusent la debilité de la Nature, qui, dans les simples et les mineraux, n'inspire plus aujourd'huy la mesme vigueur qu'on y remarquoit du temps de leurs Maistres.

* * *

SCARRON (1610-1660) (1)

LES HYPOCRITES. — *Nouvelles.*

Fay-toy porter à l'hospital, et puisque tu t'es

(1) Scarron n'était pas cul-de-jatte, comme on le répète généralement après lui-même :

Je suis un cul-de-jatte, à qui membres tortus
Font grand mal à toute heure.

Il était atteint de rhumatisme chronique généralisé, avec

touiours bien trouvé des conseils que ie t'ay donnez, ne mesprise pas le dernier que ie te donne. C'est, mon pauvre Montafar, de ne faire point venir de Medecin, qui ne manquera pas de te defendre le vin, ne sçachant pas que cela seul sans la fievre, est capable de te faire mourir en vingt-quatre heures.

—

L'ADULTERE INNOCENT

... Elle appella ceux de ses domestiques qui avoient soin de Dom Garcias, et sortit de sa chambre dans le temps que ses chirurgiens y entrerent. La satisfaction de l'esprit est le souverain remede du corps malade. Dom Garcias espera des paroles d'Eugenie un si heureux succez pour son amour, que son ame, de chagrine qu'elle avoit esté, comme celle d'un amant sans esperance, s'abandonna à la ioye, et cette ioye servit plus à le guerir que tous les remedes de la chirurgie.

—

LE VIRGILE TRAVESTY, *Livre VII.*

. . . .

Cependant l'esprit plein de crainte,
Car il craignoit fort les esprits,

ankylose et déformation des jointures, qui donnaient à son corps la forme d'un Z. Ses longues souffrances et l'inefficacité des remèdes qui leur furent opposés expliquent et excusent ses sarcasmes contre l'art médical. Il faut même le reconnaître, il mit dans ses critiques moins d'animosité que Montaigne, Molière et J.-J. Rousseau, qui cependant n'ont pas autant souffert de leurs infirmités.

Versant des pleurs, faisant des cris,
Et l'ame de douleur confite
S'en alloit le triste Hyppolite;
Quand Neptune le Dieu de l'eau
Fit un tour qui n'estoit pas beau,
Faisant sortir de sa marine
Un poisson de mauvaise mine,
Dont l'attelage s'effrayant,
Du pauvre Hyppolite fuyant.
Ses chevaux, son char renverserent,
Et les membres luy concasserent;
Le voyant ainsi concassé,
On crut qu'il étoit trepassé.
Diane sçachant le contraire,
Luy fit d'abord prendre un clistere,
Et puis à force de bouillons
Le remit sur ses deux talons;
Il est vray que Maistre Esculape,
A qui l'on croit autant qu'au Pape,
Parmy les doctes assassins
Que nous apellons Medecins,
Luy donna du vin emetique;
Le remede fut energique;
Et son homme ressuscita,
De quoy Iupiter s'irrita :
Et du tonnerre dont il fronde,
Mit ce ressusciteur de monde
Dans le fonds d'enfer pour iamais,
Où puisse-t'il bien vivre en paix.

Livre XII.

. . . .
Qu'est devenu le brave Enee,
Qu'Ascagne et le fier Mnesthee
Ont emporté couvert de sang,
Reposer sur son lit de camp.
Prés de luy son intime Achate,
Voudroit tirer de l'omoplatte
Le fer qui cause sa douleur,

Et des Troyens tout le malheur.
Iapis sçavant en médecine,
Architecte en thérébentine,
En rubarbe, en casse, en sené,
Voyant Eneas forcené,
Grincer les dents, faire grimace,
Luy ietter au nez sa cuirasse,
Remplir sa tente de gachis
Et se fâcher contre son fils,
Voyant cela quitta sa robbe,
La pose dans sa garderobe,
Puis visite en vray Medecin,
Ie pourois dire en assassin,
L'endroit qui suscitoit la rage
De si renommé personnage;
Puis avec des pinces de fer,
Ebranle et veut tirer le fer
De cette fleche infortunee,
Qui fait pester le bon Enee.
Mais rien n'y fit le Medecin;
Il prit du baume — avec du vin,
Il fit onguent miton mitene,
Dont il frota ribon ribene,
En Medecin de Lucifer,
L'os où gîtoit ce fichu fer.
Eneas d'un cri effroyable,
Donna le Medecin au diable.

. . . .

Venus souffrant de voir son fils
Pret à perdre tous ses esprits,
S'en va le desespoir dans l'ame
Vîte luy cueillir du dictame,
Toûiours courant bredi, breda,
Sur la crête du mont Ida.
Cette racine est barbelee,
Et porte fleur rouge engrelee.
A mesme goût que chicotin,
Et sert d'onguent au chevrotin,
Quand il a la moindre blessure.
Elle la met dans de l'eau pure,

Avec herbes de bonne odeur;
Dont elle fit une liqueur
Qu'elle aporta dans un nuage,
Pour mieux derober son voyage;
Iapis la prit et la goûta
Puis l'endroit doucement frota,
Ce qui du sang finit la course,
Et de ces maux calma la source.
Le fer en tomba sur le champ,
Ce qui retablit dans le camp,
Et la valeur et l'allegresse :
Iapis le cœur tout en liesse
S'ecria, Troyens, marchés donc;
Au diable, l'un qui luy dit non,
Tant une guerison si prompte
Avoit au loin mis toute honte.
Allés, reprit-il, au combat;
Ce n'est pas moy (quoy que moins fat
Que ce maistre gourmet d'urine)
Qui viens de relever l'echine
De nostre bon Sire Eneas;
Qui, peut estre, eût passé le pas,
Sans ce secours, ie vous assûre,
Un Dieu, sans doute, a fait la cure.

—

LE ROMAN COMIQUE, *Ire Partie, chap. XIII.*

... Me voilà donc malade à Rome, sans aucune connoissance que celle de mon hôte, qui etoit un apothicaire allemand, et de qui ie reçus toutes les assistances imaginables durant ma maladie. Il n'etoit pas ignorant en medecine; et autant que ie suis capable d'en iuger, ie l'y trouvois plus entendu que le Medecin italien qui me venoit voir.

Chap. XIV.

... Ce curé (de Domfront), qui s'etoit logé dans la même hôtellerie de nos comédiens, fut consulter sur la gravelle les Medecins du Mans, qui lui dirent en latin fort elegant qu'il avoit la gravelle (ce que le pauvre homme ne savoit que trop).

IIe Partie, chap. X

... Ils firent dejeûner les comediens avec eux, et tout le monde but à la santé de Ragotin malade, qui, au lieu de leur en faire civilité, s'en alla, grondant contre eux et fort desolé, chez le chirurgien du bourg, à qui il rendit compte de son enflure. Le chirurgien discourut de la cause et de l'effet de son mal, qu'il connoissoit aussi peu que l'algebre : il lui parla un quart-d'heure durant en termes de son art, qui n'etoient non plus à propos au suiet que s'il lui eût parlé du Prêtre-Iean. Ragotin s'en impatienta; et lui demanda, iurant Dieu admirablement bien pour un petit homme, s'il n'avoit autre chose à lui dire. Le chirurgien vouloit encore raisonner : Ragotin le voulut battre, et l'eût fait, s'il ne se fût humilié devant ce colere malade, à qui il tira trois palettes de sang, et lui ventousa les epaules, vaille que vaille.

Chap. XVIII.

... Le petit homme avoit passé l'après-dinee dans la chambre du mari d'Inezilla, l'opérateur

Ferdinando Ferdinandi, Normand se disiant Venitien (comme ie vous l'ai deià dit), Medecin spagyrique de profession; et pour dire franchement ce qu'il etoit, grand charlatan, et encore plus grand fourbe.

—

TESTAMENT DE SCARRON

... Mais un Medecin tres-mechant
M'a dit en son funeste chant,
Comme oiseau de mauvais augure,
Qu'il falloit payer à nature
Le tribut vendredi prochain;
Ainsi i'ai signé de ma main
Mon testament en ce langage
Que ie vous ai laissé pour gage.

. . . .

Ie donne et legue la gangrene,
La fievre quarte, le haut mal,
Le farcin meme du cheval,
Et, comme à moi, gouttes bien rudes,
Qui tourmentent les fous et les prudes,
Ma chaise et mon infect bassin,
Au fort ignorant Medecin,
Avecque tous les maux encore
De cette boite de Pandore.

*
* *

ANONYME (1)

—

UNE CONSULTATION AU XVIIe SIÈCLE

Belle malade ma mignonne,
Digne plus tost d'une couronne

1) Cette satire est attribuée à Scarron.

Que de cette longue douleur
Qui nous faict perdre la couleur (1),
Lappetit, la force et lusage
De tous les plaisirs d'un veufvage,
A vous escrit un malheureux
Qui languist sans estre amoureux,
Qui brusle sans avoir la fievre,
Qui ne va pas si bien qu'un lievre,
Qui mange et boit moins que Montmort (2),
Et qui neantmoins vit encor.
Ouy certes pour vous faire vivre,
Iay resolu de vous escrire
Dun mal rigoureux dont lassaut
Ma presque faict faire le saut,
Qui par ie ne sais quelle voye
D'un monde en lautre vous envoye!
Ce fut un choc si violant
Qu'il pourroit trousser un galant
Moins confit dans la medecine:
Il estoit droict dans la poictrine,
A peu pres où le noble autheur
Du corps humain place le cœur:
Là se faisoit si grand desordre
Que chiens et chats me sembloient mordre
Et ronger mon pauvre estomac.
Et fust-ce l'abbé de Loyac,
Abbé de saincte conscience,
Il auroit perdu patience;
Destre tout seul ie nosois pas
Car ie mallambiquois tout bas
En des chimeres mirlifiques
Et des songes melancoliques
Tantost ie mallois emporter
Et profondement discuter
Le sens mistique de l'*Astree;*

(1) Mademoiselle d'Aubigné?

(2) Henri-Louis Habert de Montmort, conseiller d'État, membre de l'Académie française, mort en 1679.

Ie cherchois en quelle contree
De la carte des Hollandois
Estoit le pays lanternois
Et le royaume de Cocagne;
I'admirois tantost Charlemagne
Dans les romans qui sont au iour
Et les paladins de sa cour,
Dressant sa genealogie,
Ieusse bien voulu sans magie
Faire les quatre fils Aymon
Enfants du bon roy Pharamond.
Ie venois à gloser l'histoire
De Melusine et du Grimoire;
De quel ordre est ce malotru
Qu'on nomme le moyne bourru;
Si Pasquin luy mesme compose
Tout ce qu'il compte en vers et prose.
Et si l'on n'a point veu iadis
La semaine des trois ieudis.
Mais cela brouillant ma cervelle
Ma douleur estoit plus cruelle :
Quelqun veut-il me divertir,
A peine y puis-ie consentir,
Ou souvent iareste sa langue
Au beau meilleu de sa harangue.
Sur le lict ie roule mon corps,
Ie le plie et ie le retors,
Ie lalonge, ie le ramasse,
Ie crie et ie faicts la grimasse;
Iestends les mains, tourne les bras,
Grince les dents, mange les dras,
Et peu s'en fault que ie ne meure,
Ie revenois pourtant sur lheure,
Le poux bon, sans tourment aucun,
Comme les filles de Loudun.
De ce mal qui sçauroit la cause,
Pourroit bien sçavoir autre chose.
Et quand, pour en estre esclaircy,
Iay faict venir ensemble icy
Trois fameux en la medecine,

Avay pris de haute doctrine,
Voyés ce que ces beaux esprits
Pour trois escus m'en ont appris;
Chacun deux avoit assés daage
Pour estre creu sçavant et sage,
Et tous trois de la Faculté.
C'est pourquoy sans difficulté
Ils viennent au pas deloquence,
Font une docte reverence,
Et d'un souris assés nyais
Se donnent le *bona dies!*
Apres cette belle preface,
Selon leurs rangs prennent leur place :
Le plus ieune ayant lame en deuill
De nestre pas dans un fauteuill,
Moy, qui ny scais point de finesse,
Ie propose aussi tost ma destresse,
Ce que ie sens et ne resens pas,
Si le mal est hault ou sil est bas;
A quoy ces messieurs ne respondent
Que comme des singes qui grondent,
Avec un Hon entre leurs dents
Et des tons assés discordans.
Adonc ma harangue finie,
— Monstrés-nous, dit la compagnie,
De vostre langue la couleur,
Pour voir si dans quelque chaleur
Une attaque si violente
Auroit point mis la fieure lente.
Permettés quun chacun de nous
Examine un peu votre poux,
Et vous taste sans vous morfondre
La region de lhypocondre. —
Tout cela faict, et eux rassis,
Chacun medite son advis :
Le premier tousse et lautre crache.
Le dernier roule sa moustache,
Et puis avec un tres grand : — Or çà, —
Le plus ieune ainsy commença :
De ce mal la cause est occulte

Et ce seroit faire une insulte
Aux plus authentiques docteurs,
Et les tenir pour imposteurs,
Si l'on en croyoit autre chose :
Voyés Hyppocrate et la Glose,
Lisés bien Fernel et Rasis
De occultis rerum causis,
Dioscoride et Mathiole,
Et ceux de lune et lautre escole,
Merne lun de mes parens,
Mercurial et du Laurens,
Averroes et l'Avicenne,
Et surtous ce quen dit Galene,
Car ceux qui disent Galien,
Sur ma foy ni entendent rien;
Autrement quelle différence
Pourroit-on remarquer en France
Du bon medecin Galenus
A lempereur Galienus?
Ce seroit une estrange affaire
Quil fallust suivre le vulgaire
Et la corruption d'un mot,
Le sage seroit comme un sot,
Le poly comme le barbare,
Et le savant comme lhygnare;
Ce nest qune contagion
Qui gagnant nostre opinion,
Veult obliger à la coustume
Et nostre langue et nostre plume,
Pour moy ie trouve fort mauvais,
Et ny consentiray iamais,
Qune ignorante populace,
Aux carrefours et sur la place,
Face leçon aux bons autheurs
Et soit le docteur des docteurs;
Mais sil faut que ie m'explique
Que serviroit nostre pratique?
Que nous serviroit de veiller?
Destudier, de travailler,
Pour entendre les langues mortes,

Et les livres de toutes sortes,
Et de suer des le matin,
Apres un mot grec et latin,
S'il falloit encore pour apprendre
Iusquau menu peuple descendre,
Et quapres un si grand ennuy,
Nous deussions parler comme luy?
Sera-il non plus raisonnable
Qu'un galant qui faict du capable,
Ait le droit de mettre en credit
Un mot que la dame aura dit
Contre les loix de la grammaire,
Et que se piquant de lui plaire,
Pour loger sa capacité
Au mesme rang que sa beauté,
Il introduise aux compagnies
Cet employ en galenteries,
Le repête cent fois le iour,
Et fasse un parti dans la cour
Pour donner quelque reverence
Au fruict d'une belle ignorance?
C'est aux livres faire un affront
Qui nous retombe sur le front.
Mais vous mes fideles confreres,
Qui portés des ames severes,
Opposés-vous à cette erreur,
Et comme moi d'un brave cœur
Apportés un effort contraire
A ce torrent de populaire,
Et disons tous pour parler bien
Galene et non pas Galien.
Doncques le mal qui vous tourmente,
Monsieur est sans cause apparente,
Mais le remesde est fort commun :
Tous les iours il faut prendre à ieun
Une portion anodine,
Appliquant sur votre poictrine
Un cataplasme de bibus
Et de la pouldre doribus :
Iay dict — Lautre qui le regarde,

Respond : — Monsieur, ie me hazarde
Et peut estre trop hardiment
A choquer vostre sentiment,
Iayme Platon, iayme Aristote,
Mais ie n'en fais pas ma marotte :
Iayme encor plus la verité;
Ne soyés donc point irrité
Qua vostre barbe ie mal meine :
Vostre nouveau mot de Galene,
Car Galien sans doute est mieux,
Tous les modernes et les vieux
Qui sçavent l'art de Suadelle
En parlent dessus ce modelle;
Lisés le Talmud, lAlcoran,
La grande glose de Lyran,
Homere au combat des grenouilles,
Avec le livre des quenouilles,
Et sachés que ces gens de bien
Ont touiours traduict Galien.
Encore ay-ie pour moi lusage
Qui, dans lempire du langage,
Regne a guise de souverain;
Il y tient le sceptre a la main,
Done des loix et les explique,
Enrichit la chose publique
De mots nouveaux ou raieunis,
Il en rappelle les bannis,
Et, comme il luy prend fantaisie,
Leur donne droit de bourgeoisie:
Souvent il y condamne à mort,
Les iugeant en dernier ressort,
Ceux qun esprit scientifique
S'efforce de mettre en pratique:
Ien ay veu dautres condamnés
Seulement à perdre le nez,
La iambe, le bras ou loreille,
Et du reste faire merveille,
Ien ay veu de fort bien vestus
Quil avoit mis presque tous nuds :
Enfin lusage est le grand maistre

Qui fait mourir, qui fait renaistre;
Qui radoucit, qui rendurcit
En gastant tout... ramollit,
Qui renverse, qui retient ferme
Dans une langue tous les termes,
Si la raison sen entremet :
A qui soudain il la remet;
Et si lantiquité sen mesle,
Contre luy son pouvoir est fresle
Ayant bien moins dauthorité
Qua present un colet monté.
On void comme lui sa germaine,
Sa sœur, la mode souveraine,
Sur tous les habits de la cour,
Quelle reigle en dame datour :
En effet, dites ie vous prie
Ne feroit on pas raillerie
De voir un homme de vertu,
Tout seul a lantique vestu,
Avec un manteau de druyde,
Un chapeau fait en pyramide,
Un pourpoint du grand roi François,
La gorge ouverte de trois doigts,
Et faire au monde la moquette
Avec une riche braguette?
Cet homme bien quil eust du cœur
De la science et de lhonneur,
Se voit sifflé comme un bizarre,
Un topinambour, un barbare,
Quelque bouffon du temps iadis,
Ou lescuier d'un Amadis.
Ie crois quautant il en fault dire,
Soit pour parler soit pour escrire,
Car qui viendroit nous prosner : ains,
Branc d'acier, gesir mehains,
Cil, bande, moult, cuide et *carolles* (1).

(1) L'auteur plaisante les gens qui voudraient ressusciter des termes hors d'usage : *ains*, mais; *branc d'acier*, épée d'acier; *gesir mehains*, être étendu frappé d'une blessure; *cel*,

Mériteroit des croquignolles,
Et qui pour mériter Ronsard
Mettroit : *o dolope soudard,*
Huche les vents à laisle isnelle (1),
Ou bien cet autre bagatelle
Sur pallefroy, dame au beau pis,
A pourfendre vos ennemis,
Ce valet qui vers vous ienvoye
Passeroit-il pas pour une oye (2)?
Et seroit-ce pas lobliger
Que de le croire un estranger?
Laissés donc la votre Galene
Comme une parole mal saine,
Et distes enfin comme nous :
Galien. Ce mot est plus doux;
Car pour le mal qui nous assemble,
Ce n'est pas grand cas, ce me semble
Et la cause sent peut trouver
Par qui voudra bien y resver.
Mais sans vous tenir davantage,
Ie suivray ladvis du plus sage
Et qui mieux aura deviné
Quand nous aurons tous opiné. —
Enfin se tent ce malhabile

vieux pronom démonstratif dont le féminin, *celle,* est resté dans la langue; *bande,* archaïque au sens d'armée; *moult,* beaucoup; *cuide,* pense; *carolles* ou *carolus* (?), vieille monnaie frappée au temps de Charles VIII.

(1) Autre citation de locutions vieillies : *dolope soudard,* guerrier de la tribu grecque des Dolopes, expression traduite de Virgile et désignant un soldat d'Achille; *huche les vents à laisle isnelle,* fais monter (souffler) les vents à l'aile (à la voile), rapide.

(2) *Sur pallefroy...,* etc. Ces quatre vers sont un amphigouri dans lequel l'auteur ne s'est guère servi que de deux termes démodés : *pallefroy,* qui signifie cheval, coursier, et *pis,* qui, avant de devenir un mot d'un animalisme répugnant, était fréquemment employé par les chevaliers les plus galants pour désigner les avantages périssables de leurs dames.

Sans parler mesme de la bile
Et sans rendre aucune raison
Du mal ni de la guerison.
Alors le troisieme sapreste,
Frotte son nez, gratte sa teste,
Et pour sembler docte au besoing,
Reprend la chose de plus loing,
— Toutes les nobles compagnies,
Dist-il sagement establies,
Ont de vieulx statuts enroolés
Quelles non iamais violés;
Les cardinaux ont leurs maximes
Qu'on ne peut enfreindre sans crimes,
Et donnent bien selon les rangs
Ou la gauche ou la droite aux grands;
Et tousiours ils font leurs visites
Comme leurs loix les ont prescrites :
De mesme en font les parlements,
Ils ont reglé tous les moments
Des beuvettes, des audiances,
La gravité de leurs seances,
Toutes leurs deputations,
A qui pour quelles actions,
Comment et iusqua quelle porte
Et cela sobserve de sorte,
Qu'ils seroient plus tost escorchés
Que de sestre en rien relaschés.
Voyés un peu la fille aisnee,
Mais fille assés mal couronnee,
Des premiers roys de cet estat.
Luniversité, quel esclat
Garde-t-elle à pied par la ville
Marchand avecque sa famille?
Elle croiroit faire un grand mal
Daller dans Paris a cheval
Tant cette ancienne observance
Est, pour elle en grande reverence!
Ah! que si lon meust consulté
Quand cette illustre faculté,
Nostre docte et sacré colege,

A relasché son privilege,
Et se mettant à tous les iours,
A quitté son premier discours.
Dont le latin estoit la base
Et les ornements de sa phrase
Tirés du grec ou de lhebreu
Entrecoupés par le meilleu
De grands mots pris cheux les Arabes,
Et dont les divines sylabes
Estonnoient les plus forts esprits;
Moy seul iaurois bien entrepris,
Par une eloquente parole
De destourner ce monopole
Et iaurois dict tant de raisons,
Dexemples, de comparaisons,
Qu'on auroit caché nos misteres
Touiours aux ames populaires
Pourquoi consulter en françois?
Faut-il que nostre propre voix
Descouvre nos badineries,
Nos ygnorances, piperies,
Mensonges, souplesses fatras,
De vrays..... de mort aux rats
Qu'un beau latin demy barbare
Cachoit bien et faisoit fanfare!
Estions nous pas plus en credit
Quand il nous estoit interdit
Destre en parlant intelligibles,
Et rendre nos secrets sensibles?
Que le monde estoit bien duppe
Lorsqu'il voyoit un recipe
Tout escrit en hierogliphiques,
Plein de caracteres mistiques
Capable de faire apparoir
Les farfadets de largue noir,
Quon tenoit pourtant par la ville
Comme des feuilles de sibille!
Quest ce que geleniabin?
Quest ce que tenehabin?
C'est le miel rosat, c'est la mane,

Mais quen divulgant au profane,
Souvent pour frere dopion
Busso a ornilhopodion,
Qui nest que le pied dalouette
Mais iamais hybou ny chouette,
Neussent pu faire tant de peur
Qu'un mot si grave et si trompeur,
Quand nous disons lycanthiopie
Nous faisons trembler un impie,
Au lieu qua present loup garou
Nest que le sobriquet d'un fou.
Quand on usoit dans la boutique,
Pour purgatif de cathartique,
Tout le peuple qui l'ignoroit
Comme rabins nous admiroit.
En ce temps-la dose, oxicrate
Thisanne, collyre, omoplate,
Amygdale, anatomiser,
Apozeme, gargariser,
Rheume, trombus, hamoragie
Sembloyent des termes de magie.
Mais aujourd'hui, les Medecins
Ne passent plus pour des devins;
Ils ont trahi trisotomie,
Et l'illustre phlebotemie
Cest faire le poil c'est seigner.

Cela mesme, dire ie lose,
Est encore auiourdhuy la cause
Que vous avés mal consulté,
Ou pour mieux parler disputé,
Avec emotions de rate
Sur l'interprete Dhipocrate.
Car si vous eussiés observé
Le statut cent fois approuvé
Eusez touiours du latinisme
Et iamais du gallicanisme,
En disant tous deux Galenus
Vous n'en seriés pas la venus.
Pour moy sans que rien ien decide,

8

Encores qui cy ie preside,
Ie reviens à monsieur labbé
De qui nostre esprit est gabbé
Et comme iai plus de lumiere
Que vous deux en cette matiere,
Pour lavoir fort longtemps traicté,
Sans quil en ait rien profité,
Oyes de son mal lorigine
Et quelle en est la medecine
Trois symptomes presagieux
Me font remarquer en ses yeux
Que limportune diarrhee
Dune pituite effaree
Que respend la *pia mater*
Tourmente le pauvre *frater;*
Par un orageux precipice
Quelle fait dessus lorifice
De lestomach endommagé,
Et puis si tost qu'il a mangé,
Il se fait dans la cervelle
Un grand cahos d'humeur nouvelle,
Que par levaporation
De la chilification,
Et qui donne dans les visceres
A la nature trop daffaires
Pour separer le moux du dur
Et le pur de limpur :
Ainsy la puissance hematique
Portant iusquau sept legumens
Pour un bon sur des excrements :
Et de la vient sa maladie,
A laquelle quoy que lon die,
Lart d'un affiné Medecin,
Pour donner bientôt quelque fin
Il ne faut quser dune drogue,
Ou cholagogue ou melangogue,
La phantagogue est bonne encor;
Et le sirop du roy Sapor;
On pourroit prendre lippomane,
Infusé dans l'eau de padane,

Ou le bezouard du Perou ;
De cela lon en trouve prou ;
Pour nous le laict d'une sirene
Est une drogue souveraine,
Ou bien a certains iours prefix
Vivant de la chair du Phenix,
Baignés vous dans leau de Canate,
Cette eau divine et deslicate
Qui rendit cent fois à Iunon
Son pucelage et son renom.
Mais sans chercher tant de fadaises,
Vous navez qua prendre vos aises,
Et durant deux mois seulement
Vous priver de tout aliment,
Sans rien manger et sans rien boire,
Et la guerison est notoire,
De la nulle evaporation :
Et nulle indigestion.
Ainsi le ventre et la cervelle
N'auront plus iamais de querelle. —
A peine avoit-il achevé
Quentre eux un murmure eslevé,
Comme devant un grand orage
Un petit flot bat le rivage,
Me fit craindre que les advis
Des premiers estant mal suivis
Une colere hippocratique
Ne fit la quelque phrenetique,
Et pour obvier à cela,
Doucement i'y mist le hola,
Alors d'un maintien venerable,
Ils s'acheminent vers la table,
Ou prenant la plume à la main,
Le plus ieune fit lescrivain,
Laissant dessus un papier salle
Le resultat de leur caballe,
En mots si rongnes et perdus,
Qun diable ne les eust pas lus,
Puis en faisant la reverence,
Chacun vers mon valet sadvance,

Dont recevant un bel escu
Tous trois me tournerent le cu.
Ainsi deslivré de ces fourbes
Que reverent les simples tourbes,
De leurs sots discours iay tant ry
Que ien suis à demy guery :
Mon teinct dheure en heure se change,
Ie bois comme un autre et ie mange;
Ie gouste desia les plaisirs
Que donnent dinnocens desirs;
Et si cela me continue
Ie crois quil faudra quon me tue,
Ou que pour me faire mourir
On aille un Medecin querir.
Si vous pouviez faire de mesme
Vous n'auriez plus la face blesme;
Ce beau teint charme de nos cœurs;
Reprendroit ses premieres fleurs,
Vos yeux une nouvelle grace :
Vous seriez plus vive et plus grasse,
Que vous n'avés iamais esté
Dans vostre parfaicte santé.
Et cest ainsi que prophetise
Sur le mal qui vous tyrannise,
Par ses vœux et du fonds du cœur
Vostre tres humble serviteur.

***

MATTHIEU DE MONTREUIL (1611-1691)

—

A UN MEDECIN QUI SE FIT PRÊTRE (1)

A voir comme vous vous servez,
Dans vos sermons, de vos lectures,

(1) C'était le cas de Rabelais, dont le double titre de curé

Des passages des Ecritures,
Et de tout ce que vous savez,
J'adore la bonté divine,
Qui vous fit, à trente ans, quitter la medecine,
Dont vous faisiez profession.
Si les préceptes d'Hippocrate
Eussent reçu chez vous même application,
Tel, en vous écoutant, et s'ennuie et se gratte,
Qui, s'il eût en ce temps passé sous votre patte,
Peut-être n'auroit pas aujourd'hui mal aux dents.
Béni soit le saint jour que vous vous fîtes Prêtre.
Dieu, quand il vous donna le bon désir de l'être,
Sauva la vie à bien des gens.

*
* *

BENSERADE (1613-1691) (1)

LES DEUX MEDECINS ET LE MALADE

Un de ces Medecins qui font tant de visites,
Au malade gisant, disoit toujours : Tant mieux;

de Meudon et de docteur de la Faculté de Montpellier, lui faisait dire de ses malades :

Ou medecin, je les guaris,
Ou bien curé, je les enterre.

(1) Benserade mourut d'hémorragie à la suite d'une saignée malheureuse du bras, où l'artère humérale fut blessée : son médecin perdit la tête et l'abandonna.

Il fit exécuter, avec Lulli, le 16 janvier 1657, un ballet italien-français intitulé *Amor malato*, l'*Amour malade*, où il se moque quelque peu des médecins. « Deux grands médecins, dit Louis Moland, le Temps et le Dépit, sont en consultation au chevet de l'Amour, qui a la Raison pour garde-malade. Le Départ voudrait lui administrer une bonne dose d'antimoine, qui l'enverrait tout droit *ad patres;* mais les deux autres s'y

Et le malade, fait à ce style ennuyeux,
Disoit : mes héritiers pensent comme vous dites.

Malades, profitez d'un avis salutaire :
Pretendez-vous guerir? que Tant mieux, ni Tant pis
N'entrent jamais chez vous. C'est du sage Molière,
Qui bien les connoissoit, que je tiens cet avis (1).

LE FOSSOYEUR ET LE MEDECIN (2)

C'est dommage d'un tel; mais je me persuade
Qu'il ne pouvoit guérir, tant il étoit mal sain :
Voilà ce qu'à peu près un fort bon Medecin
Disoit au fossoyeur enterrant son malade.

De tous nos charlatans, excuse illégitime.
Le malade meurt-il, il étoit cacochyme.
La Nature l'a-t-elle, en dépit d'eux guéri,
Il seroit, nous dit-on, sans nous déjà pourri.

LE SAVETIER MEDECIN (3)

Un pauvre savetier qui n'étoit qu'une bête,
Devint Medecin riche, et des plus enviés;
Et tel imprudemment lui confia sa tête,
Qui n'auroit pas voulu lui confier ses pieds.

opposent, et décident que le moyen de procurer la guérison du malade, c'est de le distraire par une suite de divertissements récréatifs. »

(1) Fables d'Ésope mises en quatrains. Voir pages 5 et 6, 1re série.

(2) *Ibid.*

(3) Fable imitée de Phèdre et non d'Ésope, comme Benserade le dit plus loin.

Esope a beau prêcher, malgré maint Apologue,
Medecins ici-bas auront toujours la vogue.
Jusqu'au tombeau, l'ignorant les croira;
Et jamais, sans séné, le savant ne mourra.

—

POUR M. LE MARQUIS DEL CARETTE (1)

Sonnet.

Toy, dont redoutent les approches
Ces Medecins qui volontiers
Du monde retranchent le tiers,
Célèbres par le bruit de cloches,

Toy, qui ne bronches, ni ne cloches,
Éloigné de leurs faux sentiers,
Fléau des languissans héritiers,
Qui te font de secrets reproches.

Digne Esculape de nos jours,
Carette, ton noble secours
A le bien payer me convie.

Et fameux par tout l'Univers,
Celuy qui prend soin de ma vie
Doit estre immortel dans mes vers.

—

ESCULAPE EN SERPENT

Rondeau.

Comme un serpent Esculape passa,
Et des prudens la prudence effaça;

(1) « Caretti, dit La Bruyère, Italien qui acquit de la fortune et de la réputation en vendant fort cher des remèdes

Des Medecins il eut le Patronage,
Parmi les gens faits à son badinage;
A quantité les jours il avança.
Entre les Dieux son sçavoir le plaça,
Grand et fameux depuis mille ans en çà;
Et l'on révère encore son image
Comme un serpent.

Qu'en un métier peu seur il s'exerça!
On dit que Rome après lui s'empressa (1),
Fut au devant; mais Rome étoit trop sage
Pour se vouloir charger du Personnage!
Apparamment le drôle s'y glissa
Comme un serpent.

—

A MONSIEUR ESPRIT (2)

Sonnet.

Esprit, qui de si loin ramenez la santé,
Qui guérissez les maux par une simple œillade,
Et qui rectifiez avecques sureté
Cet Art qui sçait si bien faire un mort d'un malade.

Vous avez guéri Ludre, et je me persuade
Que vous en concevez une noble fierté;
Déjà son teint revient, déjà tout paroit fade
Auprès de cette jeune et charmante Beauté.

De quelle conséquence est une telle cure?
Il n'est point d'accident que je ne me figure
Au dessous du malheur dont vous la préservez :

qu'il faisoit sagement payer d'avance et qui ne tuoient pas toujours les malades. »

(1) Voir note 1, page 87, 1re série.

(2) Premier médecin de Monsieur, que Molière ridiculise dans l'*Amour médecin*, sous le nom de Bahis.

Hélas sa guérison n'est guère moins funeste,
Et pour une personne icy que vous sauvez,
Peut-estre coupez-vous la gorge à tout le reste.

—

EPITAPHE D'UN MEDECIN

Cy gist par qui gisent les autres (1),
Un Medecin des plus sçavans
En l'Art si funeste aux Vivans :
Disons pour luy des Patenòtres :
S'il en a de tant d'Heritiers
Qu'il fit, ou seulement du tiers,
Il n'aura que faire des nôtres :
Tels gens en disent volontiers.

A tout âge, à tout sexe, il declara la guerre,
A force de saignee et d'infecte boisson :
Quelle foule de Morts il a trouvé sous terre,
N'y dût-il rencontrer que ceux de sa façon ?

La santé fuyoit comme un Lièvre,
Et devant luy doubloit le pas :
Ce n'etoit que par le trepas
Qu'il venoit à bout de la Fièvre :
Plus ennemi du Quinquina
Qu'Auguste ne fut de Cinna.

Vray Basilic qui tuoit d'une œillade
Des plus beaux jours il trancha le filet ;
Et n'auroit pas epargné son Mulet,
Si son Mulet avoit esté malade,
Ou qu'il n'eût pas luy-mesme esté pris au colet.

(1) Traduction de ce vers latin :

Hac sub humo, per quem tot jacuere, jacet.

MÉNAGE (1613-1692)

MENAGIANA

Je devrois être immortel, car les charlatans et les medecins n'ont pu venir à bout de me faire mourir (1). J'ai eu jusqu'à treize medecins de la Faculté tout à la fois. Ils m'avoient condamné à ne point étudier et à ne jamais écrire, disant si j'y contrevenois, que je ne la ferois pas longue. Depuis que je n'ai plus eu besoin d'eux, j'ai plus étudié et plus fait imprimer qu'auparavant.

—

Voici deux vers latins sur un fameux accoucheur qui s'est enrichi dans ce métier :

Quas bona pars hominum muliebri condit in antro,
Ex illo Clemens eruit unus opes (2).

—

On est aussi longtemps à revenir de la santé

(1) Il souffrit longtemps d'une sciatique. Étant à genoux à Notre-Dame, un Vendredi-Saint, il se démit la cuisse en voulant se relever ; et plus tard à Vitri, il fit une chute et se démit l'épaule ; aussi, disait-il quelquefois qu'il était une bête *épaulée*, c'est-à-dire hors d'état de servir au trait à cause du mauvais état des épaules.

(2) Toutes les richesses que les hommes en grand nombre

que l'on obtient par les remedes des medecins, que d'une maladie. C'est une pensée de M. d'Ablancourt dans une des lettres qu'il m'a écrites.

—

Petrarque etoit grand ennemi des medecins. Sur les mots *Ars longa, vita brevis,* qui sont au commencement des Aphorismes d'Hippocrate, il dit d'eux que *vitam dum brevem dixerunt, brevissimam effecerunt* (1).

M. Godeau n'en a pas mieux parlé dans ses poésies :

> Cet art qui fait le meurtre avec impunité,
> Et dont notre foiblesse accroit l'autorité,
> Par ses remedes m'empoisonne...

C'est ainsi qu'on définit la medecine, l'art ou la science d'entretenir un malade de raisons frivoles de son mal, et de l'amuser par des remedes bons ou mauvais, en attendant que la nature le tue ou le guerisse.

—

Un paysan étoit fort malade. Deux chirurgiens voulant éprouver un remede sur lui, dirent, *Probemus* (2). Le paysan croyant qu'ils se moquoient de lui, leur dit : Vous me prenez

ont enfouies dans le sein de la femme, Clément les en retire pour lui seul.

(1) Voir page 142, 1re série.

(2) Essayons.

donc pour un *Bemus?* je ne le prendroi point. Et se sauva la vie, qu'il auroit peut-être perdue en prenant le remede.

—

Il arriva à peu près la même chose à Muret. Deux medecins sans le connoitre, faisaient consultation dans sa chambre sur sa maladie. Après avoir longtemps discouru de choses et d'autres en latin, ne croyant pas que le malade l'entendît, la conversation tomba enfin sur quelque nouveau remede dont on n'avoit pas encore fait d'épreuve. L'un dit à l'autre : *Faciamus periculum in anima vili* (1). Alors Muret se levant sur ses genoux, dit : *Vilem animam appellas, pro qua Christus non dedignatus est mori?* (2)

—

M. Bernier de Blois, le medecin, devroit bien savoir parler car il ne fait autre chose. Je ne sais comment il ose se présenter pour me venir voir depuis qu'il a fait imprimer la lettre qu'il m'a adressée, où il parle si mal de plusieurs personnes qui viennent ici ordinairement. Je lui ai fait dire de ne pas trouver mauvais que je le priasse de ne plus venir, et de considérer que les personnes qu'il a maltraitées auroient sujet de se

(1) Faisons l'essai sur une vie sans valeur.

(2) Tu appelles une vie sans valeur celle pour laquelle le Christ n'a pas dédaigné de mourir?

plaindre de moi si je souffrois qu'il parut en leur présence, et que je ne pourrois pas empêcher qu'il ne lui fissent de sanglants reproches, puisque le tort étoit de son côté. Il ne m'a pas épargné moi-même, et je ne sais après cela comment il a pu avoir la pensée de revenir chez moi. Lorsqu'on sut qu'il avoit fait un livre contre moi, on me demanda comment je prenois cela; je répondis : M. Bernier doit savoir de quel bois je me chauffe. En effet, lorsqu'il venoit chez moi, il tenoit toujours tout le feu, en sorte qu'on ne se pouvoit chauffer quand il y étoit. Il a écrit pendant deux ans mille choses que je lui ay dites pour les inserer dans ses *Essais de Medecine*, qu'il a très mal employées. C'est *vir levis armaturæ* (1).

—

M. le marquis de Liche etoit Ambassadeur d'Espagne à Rome malgré lui. C'etoit le Duc de Medina Celi premier Ministre qui l'y retenoit, parce qu'il apprehendoit son esprit, et ses intrigues. Pendant tout le temps de son ambassade il fit tout ce qu'il put pour chagriner le pape Innocent XI croyant que c'etoit le meilleur moyen pour se faire rappeler; mais il ne put en venir à bout. Il tomba malade sur ces entrefaites, et envoya chercher le medecin du pape. Un de ses amis qui savoit qu'en Italie les medecins, et

(1) C'est un homme de troupes légères.

tout ce qui leur ressemble sont encore plus à craindre que dans aucun pays de la chretienté, dit au marquis : « A quoi songez-vous d'envoyer chercher le medecin de votre ennemi? Est-ce pour abréger votre vie? — C'est pour cela même, lui dit-il, et vous pouvez bien penser que je n'envoirois pas chercher le medecin du Pape si je n'etois las de vivre. » Le Pape ayant appris cette histoire, envoya Favoriti faire compliment au marquis sur sa maladie. Il lui dit que Sa Sainteté souhaitoit sa convalescence avec autant de passion que son rappel.

—

La plupart du temps les maladies épidemiques ne consistent que dans l'imagination et dans la friponnerie des medecins et chirurgiens charlatans. M. l'abbé Bourdelot m'a dit que quand la reine Anne d'Autriche mourut d'un cancer au sein; toutes les femmes se faisoient visiter, et croyoient être atteintes de ce mal (1), un charlatan pour son profit n'eût pas manqué de les panser; et par ses remedes, il eut peut-être fait d'un mal imaginaire un mal veritable.

—

Un autre ouvrage curieux qu'il seroit à sou-

(1) Ces exemples de courtisanerie sont fréquents : les vapeurs auxquelles Louis XIII était sujet devinrent à la mode

haiter qui parût, c'est la Vie du Cardinal Bessariou par Nicolas Perot, de laquelle celui-ci parle dans sa note sur le mot *incompris* de la 25e Epigramme du 1er livre de Martial, où en passant il dit bien positivement que la maladie dont mourut le Cardinal lui fut causée par son medecin; *morbo inopinato. Medici, quem secum habebat, opera correptus, extinctus est* (1). Ce que j'observe exprès, à cause de l'opinion où l'on est généralement que ce fut le mauvais succès de sa Legation qui le fit mourir de chagrin.

—

Le marechal de Bassompierre mourut à Provins d'une dose d'opium un peu trop forte, qu'un medecin malhabile lui donna. Ce qui s'accorde fort bien avec ce que d'autres disent qu'etant en Brie dans une des maisons du marechal Duc de Vitri, il y mourut d'apoplexie le 12 d'octobre 1646. La dose trop forte d'opium ayant pu causer l'apoplexie (2).

dans son entourage et parmi la noblesse; lorsque Louis XIV fut opéré de sa fistule, plusieurs courtisans se disaient atteints de ce mal, insistaient pour être opérés. Pendant la grossesse de Marie-Antoinette, toutes les dames de la Cour se disaient enceintes et simulaient une grossesse plus ou moins avancée.

(1) Il mourut subitement, perdu par le médecin qui le soignait.

(2) Cette explication fantaisiste peut satisfaire la rancune de Ménage contre les médecins, mais nullement la science.

*
* *

SORBIÈRE (1615-1670)

SORBERIANA

Galien. — Il échape beaucoup de choses inconsidérement à Galien; car traitant d'une même chose en divers endroits il ne suit jamais une même définition, ni un même ordre, et les mêmes preuves. Il semble qu'il ne se propose que de conduire son livre jusques à une certaine grosseur de volume.

... Il a pris plaisir d'exercer son stile et de se donner carriere sur le texte d'Hipocrate qui lui a servi d'apui pour grimper et se pousser en haut; de sorte qu'il a fait de cet auteur de même que le lierre fait d'un arbre, ou d'une muraille, à laquelle il s'atache pour s'élever d'autant plus aisément.

Médecins. — Les Médecins sont dans la connoissance de la Physique comme les Quinze-Vingts, et tout le reste du peuple est comme les aveugles provinciaux qui ne sçavent point les êtres de Paris. Les Quinze-Vingts vont à tâtons par les rues, et par une longue habitude trouvent les Églises, où ils ont à faire, sans les voir, ni sans sçavoir comment elles sont faites. Les Médecins en font de même dans le corps humain, dont ils sçavent les êtres par je ne sçai quelle routine, qui les conduit heureusement là où ils veulent aler, et en des endroits qu'ils ne connoissent pas (1).

C'est une chose pitoyable d'entendre les Médecins apuier de si mauvaises raisons les remedes qu'ils pratiquent souvent avec plus de bonheur que de science, et peut être je ne rencontrois pas mal définissant, en bonne et joieuse compagnie de Médecins, leur pratique comme l'impudence de dire de sotes raisons d'un mal, comme si elles étoient véritables; la témérité d'ordonner des remedes incertains, comme s'ils étoient infaillibles; la vanité de tirer de la gloire des heureux succès, et l'adresse d'excuser les mauvais évenemens, ou les fausses prédictions.

MÉDECINE. — Il n'y a point de connoissance qui nous fut plus *nécessaire*, qui soit plus *obscure*, et qui ait été de tout tems plus *négligée*.

*
* *

CHEVREAU (1615-1741)

—

CHEVRÆANA

... En Chine, comme ils sont Medecins et Apotiquaires, et qu'ils preparent les remedes

(1) Un médecin entendant le régent parler de la médecine comme d'un art conjectural, lui dit : « Supposons que Paris soit tout à coup couvert de ténèbres épaisses, n'est-il pas vrai

qu'ils leur ordonnent, ils sont payez quand ils ont bien gueri le malade; et n'ont rien quand le remede n'a point eu d'effet. Si cette coûtume étoit reglément observée en France, il y auroit bien des Medecins à l'hôpital.

... La Medecine est une science fort difficile, parce que la theorie regarde l'entendement; et la pratique, l'imagination. On ne guerit point par les aphorismes : et l'experience vaut mieux que les regles. Si l'on n'examine la nourriture, le temperamment, le climat, les eaux du lieu, et peut-être même la constellation du jour, on ne prend jamais ses mesures justes. Quand on y manque, on trouve souvent que le remede, qui a été bon à quelqu'un dans un certain tems, est pour lui nuisible dans un autre tems, parce qu'il n'est plus dans la même disposition. Le même sera encore moins bon quelquefois à deux personnes d'une differente constitution : et nous savons, d'un historien grec, qu'Antoine Musa tua Marcellus du même remede dont il guerit l'empereur Auguste.

Dans ces provinces les bourreaux de la Faculté de Montpellier, n'y apportent pas tant de façon, parce qu'ils n'ont qu'une methode, et ne vont jamais que le même train. Tout ce que je sçai,

Monseigneur, que vous préféreriez, pour vous conduire, un aveugle accoutumé à parcourir la ville avec son bâton, et qui ne vous égarerait pas, à un clairvoyant qui vous mènerait tout de travers? »

est qu'Asclepiade, comme dit Celsus, reduisoit le devoir du Medecin, à guerir *tuto, celeriter et jucunde* (1) ; mais, où trouvera-t-on des Asclepiades? Quand on en rencontre quelqu'un prudent et habile, qui donne plus à l'experience, qu'à toutes les maximes de l'Ecole ; qui ne consulte que sa conscience, sans reflechir sur son interêt ; qui n'a en en veuë que la guérison de son malade, sans avoir égard à sa qualité, on peut bien dire avec Juvénal,

Rara avis in terris nigroque simillima Cycno (2).

Encore un coup cette science est bien hazardeuse, pour estre fondée sur des conjectures : et selon Platon, les conjectures des Medecins sont fort incertaines. Au reste que nos Medecins ne s'étonnent pas que je les aye ici traité de bourreaux ; le mesme Celsus, que j'ai allegué, ne traite pas plus favorablement Asclepiade. *Quo magis falluntur, qui per omnia, jucundam ejus disciplinam esse concipiunt. Et enim ulterioribus quidem diebus cubantis etiam luxuriæ suscripsit, primis vero tortoris vicem exhibuit* (3).

(1) Sûrement, vite et agréablement.

(2) Oiseau rare sur la terre et tout à fait semblable à un cygne noir.

(3) Aussi est-ce une erreur que de s'imaginer qu'en tout sa méthode est agréable : dans les derniers jours, il favorise la mollesse du malade ; mais, dans les premiers, il se conduit en vrai bourreau.

*
* *

HAUTEROCHE (1617-1707)

CRISPIN, MÉDECIN (1674)

Acte II, Scène II

MIROBOLAN. — Qu'on fasse ajuster cette salle proprement, afin d'y bien recevoir tous ceux qui me feront l'honneur de se trouver à la dissection du corps que me doit envoyer le maître des hautes œuvres... Car, outre que nous serons plus en notre particulier, le jardin qui sépare ces deux logis la garantira du bruit que les opiniâtres font ordinairement en ces occasions. Il s'en trouve toujours quelqu'un qui n'est jamais d'accord avec les autres, et qui pour soutenir une opinion erronée, fait plus de bruit que quatre.

DORINE. — En vérité, monsieur, tous tant que vous êtes de médecins, vous n'êtes guère d'accord ensemble : votre science est bien incertaine, et vous y êtes les premiers trompés.

MIROBOLAN. — Cela arrive quelquefois; mais ce n'est pas la faute de la médecine.

DORINE. — Il faut donc que ce soit la faute des médecins, puisque ce n'est pas celle de la médecine.

MIROBOLAN. — Cela peut être vrai; mais, Dorine, ce n'est pas là ton affaire.

Dorine. — Non, mais je puis dire mon sentiment; et puis si ce n'est pas mon affaire aujourd'hui, cela sera quelque jour en dépit de moi.

Scène X

Crispin, *passant une robe de médecin.* — Parbleu! attends que je sois habillé. (*A Dorine.*) Ah! çà, quand je paraîtrois ignorant, il y a tant de médecins qui le sont.

Dorine. — Sans doute.

Scène XI

Crispin. — Me voilà fort bien. Ouvre.

Lise, *entrant.* — Monsieur le médecin est-il ci?

Dorine. — Non.

Lise. — Le voilà. Pourquoi me le celer?

Dorine. — Que lui voulez-vous?

Lise. — Lui dire seulement deux mots.

Crispin, *avec gravité.* — Que souhaitez-vous de moi?

Lise. — Monsieur, vous saurez que ma maîtresse a perdu son petit chien qu'elle aime éperdûment, qu'elle s'en désespère, et qu'elle en met la faute sur moi. Or, comme on m'a dit que vous savez l'art de deviner aussi bien que la médecine...

CRISPIN. — Je suis aussi savant en l'un comme en l'autre.

LISE. — C'est ce qui me fait venir ici pour vous prier, en payant, de m'en dire quelque nouvelle.

CRISPIN. — Combien y a-t-il qu'il est perdu?

LISE. — Deux jours.

CRISPIN. — A quelle heure?

LISE. — Sur les onze heures du matin.

CRISPIN. — De quel poil est-il?

LISE. — Blanc et noir, et il a la queue en trompette.

CRISPIN, *faisant semblant de rêver.* — C'est assez.

LISE, *à Dorine.* — Oh! le brave homme, il nous va dire des nouvelles de notre petit chien.

DORINE. — Sans doute.

CRISPIN. — Écoutez. Il y a deux jours?

LISE. — Oui, monsieur.

CRISPIN. — Sur les onze heures?

LISE. — Oui.

CRISPIN. — Blanc et noir, et la queue en trompette?

LISE. — Oui, monsieur.

CRISPIN, *après avoir rêvé.* — Prenez des pilules.

LISE. — Des pilules!

CRISPIN. — Oui.

LISE. — Mais cela fera-t-il trouver le chien?

CRISPIN. — Oui.

LISE. — Mais encore de quelles pilules?

CRISPIN. — Les premières venues de chez l'apothicaire.

LISE. — Mais, monsieur...

CRISPIN. — Mais il ne faut pas tant raisonner; faites seulement ce que je vous dis.

LISE. — Combien en faut-il prendre?

CRISPIN. — Trois.

LISE, *lui donnant un écu.* — C'est assez; si je trouve mon chien par ce moyen, je vous donnerai bien des pratiques.

CRISPIN. — Si vous ne le retrouvez ce ne sera pas la faute du remède.

LISE. — Je vous crois. Adieu, monsieur.

CRISPIN. — Adieu. (*Lise sort.*)

Scène XII

DORINE, *après avoir refermé la porte.* — Eh bien

Crispin, tu n'as pas eu plus tôt l'habit de médecin sur le corps, que tu as reçu la pièce blanche.

CRISPIN. — Diantre! je vois bien que c'est un bon métier. Sans savoir ce que l'on fait, on gagne de l'argent.

*
* *

ROGER DE RABUTIN (Comte de) (1618-1693)

—

MÉMOIRES

... Quinze jours après mon retour à Lesborges, la fièvre quarte me prit, causée par les figues, les melons, l'usage de la neige et de la glace, les grands repas et surtout les chaleurs excessives.

Le médecin du prince, appelé Montreuil, me traita et me fit saigner huit fois en trois semaines : heureusement pour moi, il tomba malade lui-même et mourut; sans cela, de la manière dont il s'y prenoit il m'auroit tué.

*
* *

TALLEMANT DES RÉAUX (1619-1692)

—

HISTORIETTES. XXVII — *Malherbe.*

Une fois, étant malade, il envoya quérir Thévenin l'oculiste, qui étoit à M. de Bellegarde. Thévenin lui proposa de faire venir quelque médecin, et lui ayant nommé M. Robin : « Voilà un plaisant *Robin*, dit Malherbe, je ne veux point de cet homme-là. — Hé bien! voulez-vous M. Guénebeau? — Non, c'est un nom de chien-courant : *Guénebeau! to to! Guénebeau!* — Voulez-vous donc M. Dacier? — Encore moins, il est plus dur que le fer. — Il faut donc M. Provins? » Il y consentit.

XXXVIII. — *Duret.*

Le médecin Duret, frère du président des comptes (1), étoit un maître visionnaire, en un mot un digne frère du président de Chevry. Il disoit que l'air de Paris étoit malsain, et il fit nourrir son fils unique dans une loge de verre où il ne laissa pas de mourir, peut-être pour y faire trop de façons. Il ne prenoit à diner que

(1) Le président Duret, contrôleur général des finances, mourut des suites de l'opération de la pierre; voici l'épitaphe satirique que l'on fit sur lui :

Cy gist qui fuyoit le repos,
Qui fut nourry dès la mamelle,
De tributs, de tailles, d'impôts,
De subsides et de gabelles;
Qui mesloit dans ses aliments
Le jus des dédommagements
Et l'essence de sol pour livre.
Passant, songe à te mieux nourrir
Car si la taille l'a fait vivre,
La *taille* aussi l'a fait mourir.

des pressis de viande et autres choses semblables, parce que, disoit-il, l'agitation du carrosse troubloit la digestion; mais il soupoit fort bien. Il se mit dans la fantaisie que le feu lui étoit contraire, et n'en vouloit point voir. Il savoit pourtant son métier, et s'y fit riche. Les apothicaires le faisoient passer pour fou, parce qu'il s'avisa que le jeûne étoit admirable aux malades, et que bien souvent il ne leur ordonnoit que de l'eau claire et une pomme cuite.

LXV. — *Le cardinal de Richelieu.*

Madame de Guercheville, quand elle fut à Angoulême, eut besoin d'un medecin. Il ne se trouva que Vaultier (1), que quelqu'un, qui en avoit été bien traité, lui loua fort. Il la guérit d'un erisypèle, et ensuite il réussit si bien et se mit si bien dans son esprit, qu'il étoit mieux avec elle que personne. D'où vint la grande haine du cardinal contre lui. C'étoit un grand homme bien fait, mais qui avoit de grosses épaules; il faisoit fort l'entendu. Il étoit d'Arles; sa mère gagnoit sa vie à filer, et on disoit qu'il ne l'assistoit point... Nous l'avons vu, riche de vingt mille écus de rente, vivre comme un gredin, et prendre de l'argent des malades qu'il voyoit. A la fin, il en eut honte et n'en prit plus.

(1) François Vaultier, premier médecin de la reine-mère; il éprouva une longue disgrâce sous le ministère du cardinal de

CXLI. — *Du Moustier.*

Il n'aimoit pas plus les medecins que les jesuites, et il les appeloit les *magnifiques bourreaux de la nature.*

CLXX. — *De Lorme* (1).

Il conte lui-même qu'il donna des coups de bâton à un medecin de la Faculté. Madame de Themines, depuis marechale d'Estrées, avoit un fils fort malade. De Lorme demanda du secours; on appela M. Duret et un autre. Quand ce fut à entrer, Duret, comme le plus vieux, passa; l'autre medecin, comme étant de la Faculté de Paris, le suit. De Lorme, en présence du marechal d'Estrées, qui recherchoit la marquise, prend un bâton de cotret et rosse cet homme, qui se sauve. Duret s'enfuit; on court après lui. « Hé! monsieur, vous n'ordonnez rien pour mon fils? — Faites saigner, madame. » Et

Richelieu et demeura prisonnier à la Bastille pendant douze ans. Il fut ensuite nommé premier médecin de Louis XIV.

(1) Charles de Lorme, premier médecin de Henri IV et de Louis XII, mourut à l'âge de quatre-vingt-quatre ans. Il avoit inventé un bouillon rouge dont il faisoit une panacée universelle. On voit dans un livre intitulé : *Moyens faciles et eprouvés dont M. de Lorme, premier medecin et ordinaire de trois rois s'est servi pour vivre près de cent ans* (Caen, 1683), les precautions singulières qu'il prenoit pour se preserver du froid et de l'humidité. Il se tenoit durant l'hiver dans une chaise à porteur, placée devant son feu. Il avoit un lit de brique, couchoit habillé avec six paires de bas drapés, des bottines, etc. (T.)

jamais on ne put le faire revenir. De Lorme pouvoit avoir alors quarante-cinq ans.

On dit qu'il prétendoit que ceux de Bourbon lui erigeassent une statue sur les puits; il se fit faire intendant des eaux, et puis vendit cette charge. On l'accuse d'avoir pris pension des habitants pour y faire aller bien du monde, et il y a grande apparence, car sous ce prétexte il ne voulut jamais payer pour quarante écus de ciseaux qu'il avoit pris à *la Flèche*, enseigne d'un coutelier à Moulins, et il trouva fort étrange qu'on les lui demandât, comme s'ils ne lui étoient pas assez redevables, à lui qui faisoit aller tant de gens à Bourbon, et qui disoit à tous que *la Flèche* étoit la meilleure boutique.

Que ce soit cela ou autre chose, le maître s'est fait riche. Ce fut l'an 1656 qu'il fit cette vilainie. Il étoit allé accompagner à Bourbon l'abbé de Richelieu et ses sœurs; il fallut que madame d'Aiguillon le souffrît. A cette heure qu'il est vieux, il craint le serein, et dès que cinq heures sonnent, il se met je ne sais quelle coiffe de crapaudaille (1) sur la tête, qui, avec son habit de satin à fleurs et ses bas couleur de rose, le font de la plus plaisante figure du monde.

CLXXI. — *Jaloux.*

Un medecin de Soissons, nommé Rapoil, avoit une femme bien faite, mais elle avoit une

(1) Étoffe du temps.

dartre à la joue qui se renouveloit tous les mois, en sorte qu'elle n'avoit par mois que quinze jours de beauté. Il en étoit jaloux, et quoiqu'il dît qu'il savoit bien le moyen de la guérir, par jalousie il ne la voulut jamais guérir entièrement. Il n'y gagna rien : elle étoit fort coquette, et enfin elle se fit démarier. Elle enrageoit quand on l'appeloit madame Poilras au lieu de madame Rapoil.

CCIV. — *M. de Vassé.*

Vassé devint amoureux de Ninon, et la convia à un cadeau à Saint-Cloud. Il mit La Mesnardière de la partie. Cet homme, alors medecin-domestique de la marquise de Sablé, et auteur de profession, vint avec des bas couleur de feu, et, quoique Vassé eût quatre pages à cheval, il le laissa sur le strapontin, et se mit au fond auprès de la demoiselle, à qui il vouloit toujours parler bas. Scarron disoit que quand La Mesnardière avoit ses jambes couleur de feu, il croyoit enflammer tout le monde. Il étoit fils d'un apothicaire du Maine; et de *Julien* qu'il s'appeloit, il s'appela *Jules*, en l'honneur de Jules-César.

CCXXXII. — *M. de Guise.*

On lui rapporta qu'un medecin nommé..., qui servoit la maison, fit quelques vers où il riait des amours de M. de Guise et de mademoiselle de Pons. Tout ce qui touchoit cette fille étoit à son égard un crime de lèse-majesté; de sorte que, sans s'informer si ce qu'on lui avoit dit étoit vrai, il fit monter ses gens chez cet homme, et il demeura à la porte tandis qu'on le bâtonnoit. Cela est assez vilain, ce me semble.

CCXCIV. — *M. de Champ-Rond.*

Enfin il tomba malade l'été de 1658. Au dix-septième jour de sa maladie, il appelle sa femme. « Madame, lui dit-il, ce M. Brayer fait durer mon mal autant qu'il peut, cela me ruine; congédiez-le. La nature me guérira bien sans lui. »

CCXCVII. — *Contes, Naïvetés et Bons mots.*

Claquenelle, apothicaire célèbre, ayant présenté ses parties à Maissac, grand partisan, greffier du Conseil, la femme duquel étoit morte d'une longue maladie, cet homme, qui n'étoit pas autrement affligé, lui dit en souriant : « *Organa pharmaciæ, sunt organa fallaciæ* (1). » Le pharmacole lui répondit de même : « *Organa publicanorum, sunt organa diabolorum* (2). »

CCCIV. — *Mme d'Héquetot.*

Charleval, beau-frère de La Ferté, s'avisa de

(1) Parties de pharmaciens, parties de voleurs.
(2) Parties de publicains, parties de diables.

se vouloir purger à cause du Carême. Le remède que lui fit prendre je ne sais quel charlatan (1) lui donna un dévoiement effroyable. Le charlatan le pria d'en prendre un autre pour arrêter ce dévoiement; le garçon le croit; c'étoit un restringent si violent qu'il lui causa une rétention d'urine dont il mourut en vingt-quatre heures.

CCCXXVI. — *Extravagants.*

Catherine de Gonzague de Clèves, duchesse de Longueville, vouloit qu'on fît bien des façons pour la saigner. Un jour un chirurgien la saigna avant qu'elle eût pu tourner la tête; elle ne s'en voulut plus servir, et disoit que c'étoit un insolent de l'avoir saignée *en sa présence.*

CCCLV. — *Contes, Naïvetés et Bons mots.*

Montaigne étant un jour malade, on le pressa tant qu'il souffrit qu'on fît venir un medecin. Il demanda à ce medecin comment il se nommoit : « Les savants, dit cet homme, me nomment Egidius, et les ignorants m'appellent Gilles. » Montaigne le chassa, et oncques plus n'en voulut voir.

CCCLIX. — *Mme de Launay.*

... Nous lui faisions la guerre, que, pendant une assez grande maladie qu'elle eut, Guénault

(1) Merlet, medecin de la Faculté. (T.)

lui tâtant le ventre, elle lui disoit : « Pas si bas, M. Guénault, pas si bas. » C'étoit un drôle qui la trouvoit fort à son goût.

CCCLXXII. — *Pellot.*

Il tomba dans une mélancolie qui lui fit haïr la vie. Il envoie quérir son medecin et lui demande sérieusement quel genre de mort lui sembleroit le plus doux; que, pour lui, il avoit dessein de sortir de la vie, et qu'il avoit pensé à se couper la gorge avec un rasoir. « Ne faites pas cela, dit le medecin; quelquefois on ne se coupe pas la gorge qu'on croit se l'être coupée; on guérit, mais on souffre beaucoup. — Si je me jetois d'un troisième étage sur le pavé? — J'en ai vu qui se sont estropiés seulement. Mais voici le plus sûr : je vous purgerai plusieurs fois, car il est aisé de feindre une maladie, et après, sous prétexte d'insomnie, je vous donnerai de l'opium; vous mourrez en dormant. » L'intention de ce bon docteur étoit de le délivrer tout doucement de cette humeur mélancolique. Il le purge trois ou quatre fois avec succès; le malade devenoit plus gai et ne se plaignoit plus que de ne point dormir; notre medecin lui donna de l'opium, croyant seulement lui donner du repos. Il le va voir, on lui dit : « Il dort. » Il y retourne. « Il dort encore. Loué soit Dieu! » A la troisième, trouvant qu'il avoit assez dormi, il voulut le réveiller, mais il n'étoit plus temps; ce bon homme, sans y penser, tint mieux parole à son malade qu'il n'avoit cru.

*
* *

CYRANO DE BERGERAC (1620-1650)

CONTRE LES MÉDECINS (1)

MONSIEUR,

Puisque je suis condamné (mais ce n'est que du Médecin, dont j'appelleroi plus aisément que d'un arrêt prévôtal), vous voulez bien que, de même que les criminels qui prêchent le peuple quand ils sont sur l'échelle, moi qui suis entre les mains du Bourreau, je fasse aussi des remontrances à la jeunesse. La Fièvre et le Drogueur me tiennent le poignard sur la gorge avec tant de rigueur, que j'espère d'eux qu'ils ne souffriront pas que mon discours vous puisse ennuyer. Il ne laisse pas, Monsieur le Gradué, de me dire que ce ne sera rien, et proteste cependant à tout le monde que, sans miracle, je n'en puis relever. Leurs présages, toutefois, encore que funestes, ne m'alarment guère; car je connois assez que la souplesse de leur art les oblige de condamner

(1) Cette diatribe est une suite de réminiscences empruntées aux auteurs latins et grecs, dont nous avons donné les extraits dans notre première série.

tous leurs malades à la mort, afin que, si quelqu'un en échappe, on attribue la guérison aux puissants remèdes qu'ils ont; et, s'il meurt, chacun s'écrie que c'est un habile homme et qu'il l'avoit bien dit. Mais admirez l'effronterie de mon Bourreau : plus je sens empirer le mal qu'il me cause par ses remèdes, et plus je me plains d'un nouvel accident, plus il témoigne s'en réjouir et ne me panse d'autre chose que d'un *Tant mieux!* Quand je lui raconte que je suis tombé dans un syncope (1) léthargique qui m'a duré près d'une heure, il répond que c'est bon signe. Quand il me voit entre les ongles d'un flux de sang qui me déchire : « Bon! dit-il, cela vaudra une saignée. » Quand je m'attriste de sentir comme un glaçon qui me gagne toutes les extrémités, il rit, en m'assurant qu'il le savoit bien, que ces remèdes éteindroient ce grand feu. Quelquefois même que, semblable à la Mort, je ne puis parler, je l'entends s'écrier aux miens qui pleurent de me voir à l'extrémité : « Pauvres nigauds que vous êtes, ne voyez-vous pas que c'est la fièvre qui tire aux abois? » Voilà comme ce traître me berce; et cependant, à force de me bien porter, je me meurs. Je n'ignore pas que j'ai grand tort d'avoir réclamé mes ennemis à mon secours. Mais quoi! pouvois-je deviner que ceux dont la science fait profession de guérir l'emploieroient tout entière

(1) Ce mot était alors masculin.

à me tuer? car, hélas! c'est ici la première fois que je suis tombé dans la fosse; et vous le devez croire, puisque si j'y avois passé quelque autre fois, je ne serois plus en état de m'en plaindre. Pour moi, je conseille aux faibles Lutteurs, afin de se venger de ceux qui les ont renversés, de se faire Médecins, car je les assure qu'ils mettront en terre ceux qui les y avoient mis. En vérité, je pense que de songer seulement, quand on dort, qu'on rencontre un Médecin, est capable de donner la fièvre.

A voir leurs animaux étiques, affublés d'un long drap mortuaire, soutenir immobilement leur immobile maître, ne semble-t-il pas d'une bière où la Parque s'est mise à califourchon, et ne peut-on pas prendre leur houssine pour le guidon de la mort, puisqu'elle sert à conduire son Lieutenant? C'est pour cela sans doute que la Police leur a commandé de monter sur des mules et non pas sur des cavales, de peur que la race des gradués venant à croître, il n'y eut à la fin plus de bourreaux que de patients. Oh! quel contentement j'aurois d'anatomiser leurs mules, ces pauvres mules qui n'ont jamais senti d'aiguillon, ni dedans, ni dessus la chair, parce que les éperons et les bottes sont des superfluités que l'esprit délicat de la faculté ne sauroit digérer! Ces Messieurs se gouvernent avec tant de scrupule, qu'ils font même observer à ces pauvres bêtes (parce qu'elles sont leurs domestiques) des jeûnes plus rigoureux que ceux des Ninivites, et quantité de très-longs, dont le Rituel ne s'étoit point souvenu : ils leur attachent, par les diètes, la peau tout à cru dessus les os, et ne nous traitent pas mieux, nous qui les payons bien; car ces Docteurs morfondus, ces Médecins de neige, ne nous font manger que de la gelée. Enfin, tous leurs discours sont si froids, que je ne trouve qu'une différence entre eux et les peuples du Nord, c'est que les Norvégiens ont toujours les mules au talon, et qu'eux ont toujours les talons aux mules. Ils sont tellement ennemis de la chaleur, qu'ils n'ont pas sitôt connu dans un malade quelque chose de tiède, que, comme si ce corps étoit un Mont-Gibel (1), les voilà tous occupés à saigner, à clistériser, à noyer ce pauvre estomac dans le séné, la casse, la tisane, et à débiliter la vie pour débiliter, disent-ils, ce feu qui prend nourriture, tant qu'il rencontre de la matière; de sorte que, si la main toute expresse de Dieu les fait rajamber vers le monde, ils l'attribuent aussitôt à la vertu des réfrigératifs dont ils ont assoupi cet incendie. Ils nous dérobent la chaleur et l'énergie de l'être qui est au sang : ainsi, pour avoir été trop saignés, nos âmes, en s'envolant, servent de volant aux palettes de leurs chirurgiens. Eh bien, Monsieur, que vous en semble? Après cela, n'avons-nous pas grand tort de nous plaindre de ce qu'ils demandent dix pistoles pour une maladie de huit

(1) Nom populaire de l'Etna.

jours? N'est-ce pas une cure à bon marché où il n'y a point de charge d'âmes?

Mais confrontez un peu, je vous prie, la ressemblance qu'il y a entre le procédé des Drogueurs, et le procédé d'un Criminel : Le Médecin, ayant considéré les urines, interroge le patient sur la selle, le condamne; le Chirurgien le bande et l'Apothicaire décharge son coup par derrière. Les affligés même, qui pensent avoir besoin de leur chicane, n'en font pas grande estime. A peine sont-ils entrés dans la chambre, qu'on tire la langue au Médecin; on tourne le cul à l'Apothicaire et l'on tend le poing au Barbier. Il est vrai qu'ils s'en vengent de bonne sorte : il en coûte toujours au Railleur le cimetière. J'ai remarqué que tout ce qu'il y a de funeste aux enfers est compris au nombre de trois : on y voit trois fleuves, trois chiens, trois juges, trois Parques, trois Gérions, trois Hécates, trois Gorgones, trois Furies. Les fléaux dont Dieu se se sert à punir les hommes sont divisés aussi par trois : la peste, la guerre et la faim; le monde, la chair et le diable; la foudre, le tonnerre et l'éclair; la saignée, la médecine et le lavement. Enfin, trois sortes de gens sont envoyés au monde tout exprès pour martyriser l'homme pendant la vie : l'Avocat tourmente la bourse, le Médecin le corps, et le Théologien l'âme. Encore ils s'en vantent, nos Écuyers à mules! car, comme un jour le mien entroit dans ma chambre, sans autre explication, je ne lui fis que dire : *combien ?* L'impudent meurtrier, qui comprit aussitôt que je lui demandois le nombre de ses homicides, empoigna sa grosse barbe, me répondit : « *Autant!* Je n'en fais point, continua-t-il, la petite bouche, et, pour vous montrer que nous apprenons aussi bien que les Escrimeurs l'art de tuer, c'est que nous nous exerçons, de même qu'eux, toute notre vie, sur la tierce et sur la quarte. » La réflexion que je fis sur l'innocence effrontée de ce personnage fut que si les autres disoient moins, ils en font bien autant; que celui-là se contentoit de tuer, et que ses camarades joignoient au meurtre la trahison; que, qui voudroit écrire les voyages d'un Médecin, on ne pourroit pas les compter par les épitaphes de sa paroisse, et qu'enfin, si la fièvre nous attaque, le Médecin nous tue et le prêtre en chante. Mais ce seroit peu à Madame la Faculté d'envoyer nos corps au sépulcre, si elle n'attentoit sur notre âme. Le chirurgien enrageroit, plustost qu'avec sa charpie tous les blessés qui font naufrage entre ses mains ne fussent trouvés morts couchés avec leurs tentes (1).

Concluons donc, Monsieur, que, tantôt ils envoient et la Mort et sa faux ensevelies dans un grain de mandragore, tantôt liquéfiée dans le canon d'une seringue, tantôt sur la pointe d'une

(1) Jeu de mot : *tente,* qui se prononce *tante,* est le nom de la charpie que le chirurgien met dans les plaies.

lancette; que, tantôt avec un juillet, ils nous font mourir en octobre, et qu'enfin ils sont accoutumés d'envelopper leurs venins dans de si beaux termes, que dernièrement je pensois que le mien m'eut obtenu du Roi une Abbaye commendataire, quand il m'assura qu'il m'alloit donner un Bénéfice de ventre. Oh! qu'alors j'eusse été réjoui si j'eusse pu trouver à le battre par équivoque, comme fit une Villageoise à qui un de ces Bateleurs demandant si elle avoit du pouls, elle lui répondit avec force soufflets et force égratignatures, qu'il étoit un sot, et qu'en toute sa vie elle n'avoit jamais eu ni poux ni puces! Mais leurs crimes sont trop grands pour ne les punir qu'avec des équivoques, citons-les en justice de la part des Trépassés. Entre tous les humains, ils ne trouveront pas un avocat; il n'y aura juge qui n'en convainque quelqu'un d'avoir tué son père; et, parmi toutes les pratiques qu'ils ont couchées au cimetière, il n'y aura pas une tête qui ne leur grince des dents. Que les pussent-elles dévorer! il ne faudroit pas craindre que les larmes qu'on jetteroit de leur part fissent grossir les rivières; on ne pleure, aux trépas de ces gens-là, que de ce qu'ils ont trop vécu. Ils sont tellement aimés, qu'on trouve bon tout ce qui vient d'eux, même jusqu'à leur mort; comme s'ils étoient d'autres Messies, ils meurent aussi bien que Dieu pour le salut des hommes. Mais, bons Dieux! n'est-ce pas encore là mon mauvais Ange qui s'approche? Ah! c'est lui-même! je le connois à sa soutane. *Vade retro, Satanas!* Champagne, apportez-moi le bénitier. Démon gradué, je te renonce! Oh! l'effronté Satan! Ne me viens-tu pas encore donner quelque aposume (1). Miséricorde! c'est un Diable hugenot, il ne se soucie point de l'eau bénite! Encore, si j'avois des poings assez roides pour former un casse-museau; mais, hélas! ce qu'il m'a fait avaler s'est si bien tourné en ma substance, qu'à force d'user de consommés, je suis tout consommé moi-même. Venez donc vitement à mon secours, ou vous allez perdre,

Monsieur,

Votre plus fidèle Serviteur,

D. C. B. D.

***

JACQUES LAGNIET (2) (1620-1672)

—

MORALITÉ EN PROVERBES INSTRUCTIFS ET DIVERTISSANTS

(1) Ou plutôt *apozème*, décoction médicinale.
(2) Graveur de grand talent.

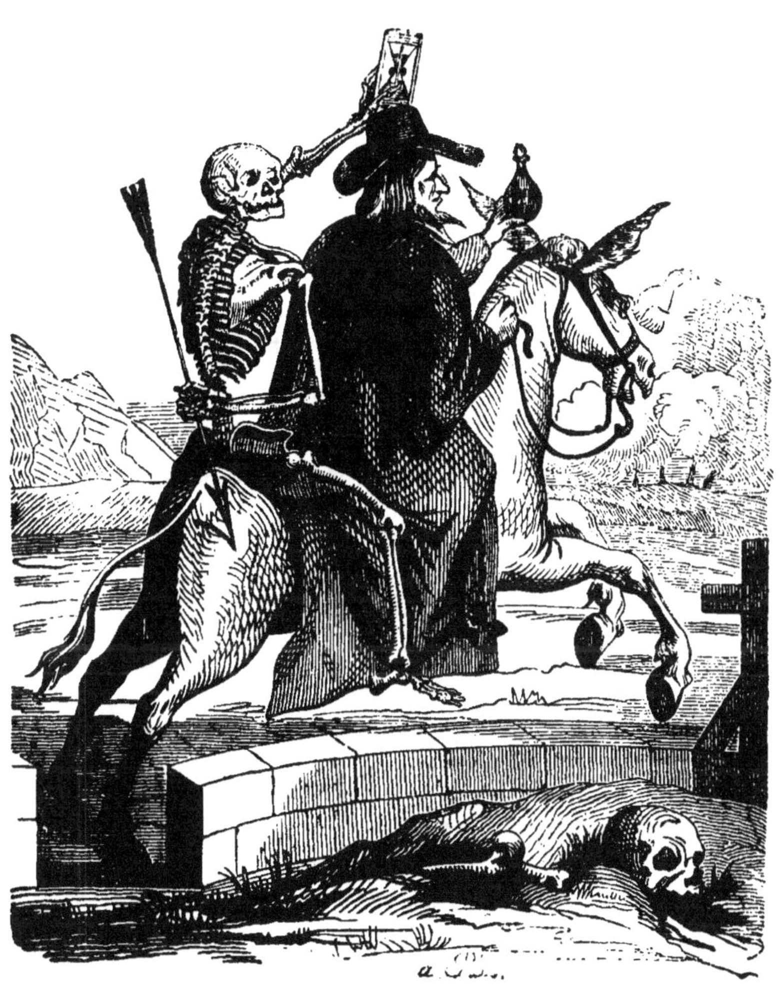

Les Inséparables.

*
* *

LA FONTAINE (1621-1695)

—

LES MÉDECINS

Le médecin Tant-pis alloit voir un malade
Que visitoit aussi son confrère Tant-mieux.
Ce dernier esperoit, quoique son camarade
Soutînt que le gisant iroit voir ses aïeux.
Tous deux s'étant trouvés différents pour la cure,
Leur malade paya le tribut à nature,
Après qu'en ses conseils Tant-pis eut été cru.
Ils triomphoient encor sur cette maladie.
L'un disoit : Il est mort; je l'avois bien prévu.
S'il m'eût cru, disoit l'autre, il seroit plein de vie.

—

LE CERF MALADE

En pays plein de cerfs, un cerf tomba malade.
Incontinent maint camarade
Accourt à son grabat le voir, le secourir,
Le consoler du moins : multitude importune.
Eh, messieurs! laissez-moi mourir :
Permettez qu'en forme commune
La Parque m'expédie, et finissez vos pleurs.
Point du tout : les consolateurs
De ce triste devoir tout au long s'acquittèrent,
Quand il plut à Dieu s'en allèrent :
Ce ne fut pas sans boire un coup,
C'est-à-dire sans prendre un droit de pâturage.
Tout se mit à brouter les bois du voisinage.
La pitance du cerf en déchut de beaucoup.

Il ne trouva plus rien à frire :
D'un mal il tomba dans un pire,
Et se vit réduit à la fin
A jeûner et mourir de faim.

Il en coûte à qui vous réclame,
Médecins du corps et de l'âme!
O temps! ô mœurs! j'ai beau crier,
Tout le monde se fait payer.

LE QUINQUINA (1)

. . . .
Ainsi parle l'École et tous ses sectateurs.
Leurs malades debout après force lenteurs
Donnoient cours à cette doctrine :
La nature, ou la médecine,
Ou l'union des deux, sur le mal agissoit.
Qu'importe qui? l'on guerissoit.
On n'exterminoit pas la fièvre, on la laissoit.
Le bon tempérament, le séné, la saignée;
Celle-ci, disoient-ils, ôtant le sang impur,
Et non comme aujourd'hui des mortels dédaignée;
Celui-là, purgatif innocent et très sûr
(Ils l'ont toujours cru tel), et le plus nécessaire,
J'entends le bon tempérament;
Rendu meilleur encor par le bon aliment,
Remettoient le malade en son train ordinaire.
On se rétablissoit, mais toujours lentement.
Une cure plus prompte étoit une merveille.
Cependant la longueur minoit nos facultés.
S'il restoit des impuretés,
Les remèdes alors de nouveau répétés,
Casse, rhubarbe, enfin mainte chose pareille,

(1) Nous avons reproduit ce poème en entier, p. 123 de la *Médecine littéraire et anecdotique*.

Et surtout la diète, achevoient le surplus,
Chassoient ces restes superflus,
Relachoient, resserroient, faisoient un nouvel homme:
Un nouvel homme! un homme usé.
Lorsqu'avec tant d'apprêts cet œuvre se consomme,
Le trésor de la vie est bientôt épuisé.
Je ne veux pour témoins de ces expériences
Que les peuples sans lois, sans arts et sans sciences :
Les remèdes fréquents n'abrègent point leurs jours,
Rien n'en hâte le long et le paisible cours.
Telle est des Iroquois la gent presque immortelle :
La vie après cent ans chez eux est encor belle.

*
* *

MOLIÈRE (1622-1673)

—

DON JUAN OU LE FESTIN DE PIERRE (1665)

Acte III, Scène I.

SGANARELLE. — ... Oui. C'est l'habit d'un vieux Médecin, qui a été laissé en gage au lieu où je l'ai pris, et il m'en a coûté de l'argent pour l'avoir. Mais savez-vous, monsieur, que cet habit me met déjà en considération, que je suis salué des gens que je rencontre, et que l'on me vient consulter ainsi qu'un habile homme?

D. JUAN. — Comment donc?

SGANARELLE. — Cinq ou six paysans et paysannes, en me voyant passer, me sont venus demander mon avis sur différentes maladies.

D. JUAN. — Tu leur as répondu que tu n'y entendois rien ?

SGANARELLE. — Moi ? point du tout. J'ai voulu soutenir l'honneur de mon habit ; j'ai raisonné sur le mal, et leur ai fait des ordonnances à chacun.

D. JUAN. — Et quels remèdes encore leur as-tu ordonnés ?

SGANARELLE. — Ma foi, monsieur, j'en ai pris par où j'en ai pu attraper ; j'ai fait mes ordonnances à l'aventure ; et ce seroit une chose plaisante, si les malades guérissoient, et qu'on m'en vînt remercier.

D. JUAN. — Et pourquoi non ? Par quelle raison n'aurois-tu pas les mêmes privilèges qu'ont tous les autres Médecins ? Ils n'ont pas plus de part que toi aux guérisons des malades, et tout leur art est pure grimace. Ils ne font rien que recevoir la gloire des heureux succès : et tu peux profiter comme eux du bonheur du malade, et voir attribuer à tes remèdes tout ce qui peut venir des faveurs du hasard et des forces de la nature.

SGANARELLE. — Comment ! monsieur, vous êtes aussi impie en médecine ?

D. JUAN. — C'est une des grandes erreurs qui soient parmi les hommes.

SGANARELLE. — Quoi ! vous ne croyez pas au séné, ni à la casse, ni au vin émétique (1)?

D. JUAN. — Et pourquoi veux-tu que j'y croie ?

(1) Le vin émétique, stibié ou antimonial, alluma une guerre entre les médecins de l'époque Guy-Patin, jouant sur les divers noms de ce médicament, l'appelle tantôt *hérétique*, à cause du schisme qu'il produit en médecine ; tantôt *stibial* ou *stygial*, comme pourvoyeur du Styx. De nombreuses et violentes épigrammes furent décochées contre ce remède dangereux ; l'une des plus réussies fut celle qui fut faite en réponse à l'*Antimoine triomphant*, d'Eusèbe Renaudot, le fils du gazetier, et que M. Poirson a traduite ainsi :

De l'antimoine il faut chanter la gloire !
Il peut monter, dans un char de victoire
Au Capitole avec des chevaux blancs.
Applaudissez, histrions, charlatans ;
Et d'une drogue enflez encore vos listes !
Héros, jamais, eut-il plus de lauriers,
S'il ne s'agit pour gagner une page
Dans les récits qui passent d'âge en âge,
Que de tuer les hommes par milliers.

La routinière Faculté, ennemie de toute innovation, obtint une loi pour interdire l'usage des préparations antimoniales, jusqu'au jour où elles passèrent pour avoir, grâce à l'audace de Valot, sauvé la vie de Louis XIV, à Calais. Mais elles n'empêchèrent pas de mourir Mazarin et contribuèrent même selon les mauvaises langues de l'époque, à abréger ses jours de là ce quatrain :

C'est ne savoir pas l'art, c'est manquer de pratique,
C'est de la médecine ignorer les secrets,
Que de condamner l'émétique
Après le bien qu'il nous a fait.

Ce trait satirique rappelle l'inscription latine « *Liberator patriæ,* » faite à l'adresse des médecins qui avaient assisté le pape Léon X, dans sa dernière maladie.

De même le médecin Curtius, regardé comme ayant, sans

SGANARELLE. — Vous avez l'ame bien mécréante. Cependant vous voyez depuis un temps que le vin émétique fait bruire ses fuseaux : ses miracles ont converti les plus incrédules esprits ; et il n'y a pas trois semaines que j'en ai vu, moi qui vous parle, un effet merveilleux.

D. JUAN. — Et quel ?

SGANARELLE. — Il y avoit un homme qui, depuis six jours, étoit à l'agonie : on ne savoit plus que lui ordonner, et tous les remèdes ne faisoient rien ; on s'avisa à la fin de lui donner de l'émétique.

D. JUAN. — Il réchappa, n'est-ce-pas ?

SGANARELLE. — Non, il mourut.

D. JUAN. — L'effet est admirable !

SGANARELLE. — Comment ! il y avoit six ours entiers qu'il ne pouvoit mourir, et cela le

e vouloir, fait mourir Clément VIII par ses remèdes intempestifs, fut signalé comme digne de récompense pour le service qu'il a rendu :

> *Curtius occidit Clementem, Curtius auro*
> *Donandus, per quem publica parta salus.*

Curtius a tué Clément ; une récompense à Curtius : il a sauvé l'État.

La guérison de Louis XIV et la mort de son ministre attribuées, à tort ou à raison, au même médicament, fit dire que l'émétique était d'un grand secours, puisqu'il avait sauvé deux fois la France.

Malgré le retentissant succès obtenu par Valot, cet ardent partisan de l'émétique fut en butte aux plus sanglantes critiques. Guy-Patin lui donnait le surnom de *Gargan-tua,* parce

fit mourir tout d'un coup. Voulez-vous rien de plus efficace ?

—

LE FESTIN DE PIERRE (1)

Acte III, Scène I.

DON JUAN, *à Sganarelle, habillé en médecin.*

Te voilà bien ainsi.
Où diable as-tu donc pris ce grotesque équipage?

SGANARELLE.

Il vient d'un Médecin qui l'avoit mis en gage :
Quoique vieux, j'ai donné de l'argent pour l'avoir.
Mais, monsieur, savez-vous quel en est le pouvoir?
Il me faut saluer des gens que je rencontre,
Et passer pour docteur partout où je me montre :
Ainsi qu'un habile homme on me vient consulter.

qu'il l'accusait d'avoir tué, avec sa panacée, un intendant des finances du nom de Gargan. Notre malicieux docteur se plaît à reproduire, dans ses *Lettres,* une épigramme qu'on fit alors contre Valot, à l'occasion de la mort d'Henriette, reine d'Angleterre

Le croirez-vous, race future,
Que la fille du grand Henri
Eut en mourant même aventure
Que feu son père et son mari.
Tous trois sont morts par assassin
Ravaillac, Cromwell, médecin.
Henri d'un coup de baïonnette,
Charles finit sur un billot ;
Et maintenant meurt Henriette
Par l'ignorance de Valot.

(1) Cette pièce est la copie de celle que Molière fit jouer en 1665 ; elle fut mise en vers par Corneille en 1673.

DON JUAN.

Comment donc?

SGANARELLE.

Mon savoir va bientôt éclater.
Déjà six paysans, autant de paysannes,
Accoutumés sans doute à parler à des ânes,
M'ont, sur différents maux, demandé mon avis.

DON JUAN.

Et qu'as-tu répondu?

SGANARELLE.

Moi?

DON JUAN.

Tu t'es trouvé pris.

SGANARELLE.

Pas trop. Sans m'étonner de l'habit que je porte
J'ai soutenu l'honneur, et raisonné de sorte
Que, sur mon ordonnance, aucun d'eux n'a douté
Qu'il n'eût entre les mains un trésor de santé.

DON JUAN.

Et comment as-tu pu bâtir tes ordonnances?

SGANARELLE.

Ma foi! j'ai ramassé beaucoup d'impertinences.
Mêlé, casse, opium, rhubarbe, ET CÆTERA,
Tout par dragme : et le mal aille comme il pourra,
Que m'importe?

DON JUAN.

Fort bien. Ce que tu viens de dire
Me réjouit.

SGANARELLE.

Et si, pour vous faire mieux rire,
Par hasard (car enfin, quelquefois que sait-on ?),
Mes malades venoient à guérir ?

DON JUAN.

Pourquoi non ?
Les autres Médecins que les sages méprisent,
Dupent-ils moins que toi dans tout ce qu'ils nous disent?
Et, pour quelques grands mots que nous n'entendons pas,
Ont-ils aux guérisons plus de part que tu n'as ?
Crois-moi, tu peux comme eux, quoi qu'on s'en persuade,
Profiter, s'il avient du bonheur du malade,
Et voir attribuer au seul pouvoir de l'art
Ce qu'avec la nature aura fait le hasard...

SGANARELLE.

Oh ! jusqu'où vous poussez votre humeur libertine !
Je ne vous croyois pas impie en médecine.

DON JUAN.

Il n'est point parmi nous d'erreur plus grande.

SGANARELLE.

Quoi !
Pour un art tout divin dous n'avez point de foi !
La casse, le séné, ni le vin émétique...

DON JUAN.

La peste soit le fou !

SGANARELLE.

Vous êtes hérétique,
Monsieur. Songez-vous bien quel bruit, depuis un temps,
Fait le vin émétique.

DON JUAN.

Oui, pour certaines gens.

SGANARELLE.

Ses miracles partout ont vaincu les scrupules :
Leur force a converti jusqu'aux plus incrédules :
Et, sans aller plus loin, moi qui vous parle, moi,
J'en ai vu des effets si surprenants...

DON JUAN.

En quoi?

SGANARELLE.

Tout peut être nié, si sa vertu se nie.
Depuis six jours un homme étoit à l'agonie;
Les plus experts docteurs n'y connoissoient plus rien;
Il avoit mis à bout la médecine.

DON JUAN.

Hé bien?

SGANARELLE.

Recourt à l'émétique. Il en prend pour leur plaire :
Soudain.....

DON JUAN.

Le grand miracle! Il réchappe?

SGANARELLE.

Au contraire,
Il en meurt.

DON JUAN.

Merveilleux moyen de le guérir!

SGANARELLE.

Comment! depuis six jours il ne pouvoit mourir;
Et, dès qu'il en a pris, le voilà qui trépasse!
Vit-on jamais remède avoir plus d'efficace?

DON JUAN.

Tu raisonnes fort juste...

Scène III.

THÉRÈSE, *à Léonor.*

Vraiment! j'aime assez à vous [voir,
Impudente! il vous faut parler avec des hommes!

SGANARELLE.

Vous ne savez pas bien, madame, qui nous sommes.

LÉONOR.

Est-ce faire du mal, quand c'est à bonne fin?
Ce monsieur-là m'a dit qu'il étoit Médecin;
Et je lui demandois si, pour guérir votre asthme,
Il ne savoit pas...

SGANARELLE.

Oui, j'ai certain cataplasme
Qui, posé lorsqu'on tombe en suffocation,
Facilite aussitôt la respiration.

THÉRÈSE.

Hé! mon Dieu! là-dessus j'ai vu les plus habiles;
Leurs remèdes me sont remèdes inutiles.

SGANARELLE.

Je le crois. La plupart des plus grands Médecins
Ne sont bons qu'à venir visiter des bassins :
Mais pour moi, qui vais droit au souverain dictame,
Je guéris de tous maux; et je voudrois, madame,
Que votre asthme vous tînt du haut jusques en bas;
Trois jours mon cataplasme, il n'y paroîtroit pas.

—

L'AMOUR MÉDECIN (1) (1665)

Acte II, Scène I.

LISETTE. — Que voulez-vous donc faire,

(1) Ch. Monselet a composé le livret d'un opéra-comique portant le même titre ; il a imité le plus exactement possible la comédie de Molière. Nous reproduisons la première scène du second acte, qui donnera une idée de cette imitation :

LISETTE.

Ah ! ah ! la belle affaire !
Que voulez-vous faire
De quatre médecins ?

SGANARELLE.

On dirait à l'entendre
Que les médecins
Sont des assassins !

LISETTE.

On devrait tous les pendre !

SGANARELLE.

Les pendre !

LISETTE.

Les pendre !

SGANARELLE.

Pendre des médecins ?

LISETTE.

Ils sont bons à nous mettre en terre.
Sans eux nous serions bien portants,
Et vous iriez jusqu'à cent ans.

SGANARELLE.

Hum ! hum ! voulez-vous vous taire !
Quatre conseils valent mieux qu'un !
Ici chacun
Vous le dira.

LISETTE.

Je crois que vous perdez a tête.

monsieur, de quatre Médecins ? N'est-ce pas assez d'un pour tuer une personne ?

SGANARELLE. — Taisez-vous. Quatre conseils valent mieux qu'un.

LISETTE. - Est-ce que votre fille ne peut pas bien mourir sans le secours de ces messieurs-là ?

SGANARELLE. — Est-ce que les Médecins font mourir ?

LISETTE. — Sans doute ; et j'ai connu un homme qui pourvoit, par de bonnes raisons, qu'il ne faut jamais dire, une telle personne est morte d'une fièvre et d'une fluxion sur la poitrine ; mais, elle est morte de quatre Médecins et de deux apothicaires (1).

SGANARELLE. — Chut ! n'offensez pas ces messieurs-là.

LISETTE. — Ma foi, monsieur, notre chat est réchappé depuis peu d'un saut qu'il fit du haut de la maison dans la rue, et il fut trois jours sans manger, et sans pouvoir remuer ni pied ni patte ; mais il est bien heureux de ce qu'il n'y a point de chats Médecins, car ses affaires étoient faites, et ils n'auroient pas manqué de le purger et de le saigner.

SGANARELLE.

Non... Je ne suis pas une bête ;
Quatre conseils valent mieux qu'un !

(1) Imitation de l'épitaphe de l'empereur Adrien : *Turba medicorum perii*; je suis mort d'un tas de médecins.

SGANARELLE. — Voulez-vous vous taire, vous dis-je. Mais voyez quelle impertinence ! Les voici.

LISETTE. — Prenez garde, vous allez être bien édifié. Ils vous diront en latin que votre fille est malade.

Scène II.

MM. THOMÈS, DESFONANDRÈS, MACROTON, BAHIS (1), SGANARELLE, LISETTE.

SGANARELLE. — Hé bien, messieurs ?

M. TOMÈS. — Nous avons vu suffisamment la malade, et sans doute qu'il y a beaucoup d'impuretés en elle.

SGANARELLE. — Ma fille est impure !

M. TOMÈS. — Je veux dire qu'il y a beaucoup

(1) Les quatre médecins que Molière met en scène sont les principaux médecins de la cour. Boileau, paraît-il, l'aida à composer leurs noms. Élie Beda Des Fougerais, devint Des Fonandrès, de φένω, je tue, ανδρας, hommes ; Esprit, qui bredouillait, fut appelé Bahis, de βαύζειν, aboyer ; Guénaut, qui parlait lentement, fut appelé Macroton, de μακρος, lent ; enfin, Daquin, grand partisan de la saignée, devint Tomès, de τομης, coupant. Tous quatre furent en butte aux sarcasmes de leurs contemporains. Un jour, Guénaut se trouve pris dans un embarras de voiture, un charretier le reconnut et s'écria : « Laissons passer Monsieur le docteur ; c'est li qui nous a fait la grâce de tuer le cardinal. » Louis XIV, lui-même, encourageait Molière, par un secret accord, à peindre les ridicules de ses propres médecins. On connaît à ce sujet le mot du roi : « Les médecins font assez souvent pleurer pour qu'ils fassent rire quelquefois. »

d'impuretés dans son corps, quantités d'humeurs corrompues.

SGANARELLE. — Ah ! je vous entends.

M. TOMÈS. — Mais... Nous allons consulter ensemble.

SGANARELLE. — Allons, faites donner des sièges.

LISETTE, *à M. Tomès.* — Ah ! monsieur, vous en êtes !

SGANARELLE, *à Lisette.* — De quoi donc connoissez-vous monsieur ?

LISETTE. — De l'avoir vu l'autre jour chez la bonne amie de madame votre nièce.

M. TOMÈS. — Comment se porte son cocher !

LISETTE. — Fort bien. Il est mort.

M. TOMÈS. — Mort?

LISETTE. — Oui.

M. TOMÈS. — Cela ne se peut.

LISETTE. — Je ne sais pas si cela se peut, mais je sais bien que cela est.

M. TOMÈS. — Il ne peut être mort, vous dis-je.

LISETTE. — Et moi, je vous dis qu'il est mort et enterré.

M. TOMÈS. — Vous vous trompez.

LISETTE. — Je l'ai vu.

M. TOMÈS. — Cela est impossible. Hippocrate dit que ces sortes de maladies ne se terminent qu'au quatorze, ou au vingt-un ; et il n'y a que six jours qu'il est tombé malade.

LISETTE. — Hippocrate dira ce qu'il lui plaira ; mais le cocher est mort.

SGANARELLE. — Paix, discoureuse. Allons, sortons d'ici. Messieurs, je vous supplie de consulter de la bonne manière. Quoique ce ne soit pas la coutume de payer auparavant, toutefois, de peur que je l'oublie, et afin que ce soit une affaire faite, voici... *(Il leur donne de l'argent, et chacun en le recevant fait un geste différent.)*

Scène III.

MM. DESFONANDRÈS, TOMÈS, MACROTON, BAHIS
(Ils s'asseyent et toussent.)

M. DESFONANDRÈS. — Paris est étrangement grand, et il faut faire de longs trajets quand la pratique donne un peu.

M. TOMÈS. — Il faut avouer que j'ai une mule admirable pour cela, et qu'on a peine à croire le chemin que je lui fais faire tous les jours.

M. DESFONANDRÈS (1). — J'ai un cheval merveilleux, et c'est un animal infatigable.

(1) Cette phrase serait mieux placée dans la bouche de Macroton, qui personnifie Guénaut. Le premier, en effet, il fit ses visites à cheval, tandis que ses confrères parcouraient Paris, montés gravement sur leurs mules. Boileau fait allusion à cette innovation dans le vers :

Guénaut, sur son cheval, en passant m'éclabousse.

M. Tomès. — Savez-vous le chemin que ma mule a fait aujourd'hui ? J'ai été premièrement tout contre l'Arsenal; de l'Arsenal, au bout du faubourg Saint-Germain; du faubourg Saint-Germain, au fond du Marais; du fond du Marais, à la porte Saint-Honoré; de la porte Saint-Honoré, au faubourg Saint-Jacques; du faubourg Saint-Jacques, à la porte Richelieu; de la porte Richelieu, ici; d'ici, je dois aller encore à la Place Royale.

M. Desfonandrès. — Mon cheval a fait tout cela aujourd'hui ; et de plus j'ai été à Ruel voir un malade.

M. Tomès. — Mais, à propos, quel parti prenez-vous dans la querelle des deux Médecins Théophraste et Artémius ? car c'est une affaire qui partage tout notre corps.

M. Desfonandrès. — Moi, je suis pour Artémius.

M. Tomès. — Et moi aussi. Ce n'est pas que son avis, comme on a vu, n'ait tué le malade, et que celui de Théophraste ne fût beaucoup meilleur assurément ; mais enfin il a tort dans les circonstances, et il ne devoit pas être d'un autre avis que son ancien. Qu'en dites-vous ?

M. Desfonandrès. — Sans doute, il faut toujours garder des formalités, quoi qu'il puisse arriver.

M. Tomès. — Pour moi, j'y suis sévère en

diable, à moins que ce ne soit entre amis; et l'on nous assembla, un jour, trois de nous autres, avec un Médecin de dehors, pour une consultation, où j'arrêtoi toute l'affaire, et ne voulus point endurer qu'on opinât, si les choses n'alloient dans l'ordre. Les gens de la maison faisoient ce qu'ils pouvoient, et la maladie pressoit; mais je n'en voulus point démordre, et la malade mourut bravement pendant cette contestation.

M. DESFONANDRÈS. — C'est fort bien fait d'apprendre aux gens à vivre, et de leur montrer leur béjaune.

M. TOMÈS. — Un homme mort n'est qu'un homme mort, et ne fait point de conséquence; mais une formalité négligée porte un notable préjudice à tout le corps des Médecins.

Scène IV (1).

SGANARELLE. — Messieurs, l'oppression de ma fille augmente; je vous prie de me dire vite ce que vous avez résolu.

M. TOMÈS, *à M. Desfonandrès.* — Allons, monsieur.

M. DESFONANDRÈS. — Non, monsieur, parlez s'il vous plaît.

(1) Cette scène rappelle la fameuse consultation qui eut lieu à Vincennes entre Guénaut, Des Forgerais, Brayer et Valot, pour Mazarin mourant, et dont nous avons déjà parlé dans notre avant-propos.

M. Tomès. — Vous vous moquez.

M. Desfonandrès. — Je ne parleroi pas le premier.

M. Tomès. — Monsieur...

M. Desfonandrès. — Monsieur...

Sganarelle. — Hé! de grace, messieurs, laissez toutes ces cérémonies, et songez que les choses pressent. (*Ils parlent tous quatre à la fois.*)

M. Tomès. — La maladie de votre fille...

M. Desfonandrès. — L'avis de tous ces messieurs tous ensemble...

M. Macroton. — A-près a-voir bien con-sul-té...

M. Bahis. — Pour raisonner...

Sganarelle. — Hé! messieurs, parlez l'un après l'autre, de grace.

M. Tomès. — Monsieur, nous avons raisonné sur la maladie de votre fille; et mon avis, à moi, est que cela procède d'une grande chaleur de sang : ainsi je conclus à la saigner le plus tôt que vous pourrez.

M. Desfonandrès. — Et moi je dis que sa maladie est une pourriture d'humeurs, causée par une trop grande réplétion : ainsi je conclus à lui donner de l'émétique.

M. Tomès. — Je soutiens que l'émétique la tuera.

M. DESFONANDRÈS. — Et moi que la saignée la fera mourir.

M. TOMÈS. — C'est bien à vous de faire l'habile homme !

M. DESFONANDRÈS. — Oui, c'est moi ; et je vous prêteroi le collet en tout genre d'érudition.

M. TOMÈS. — Souvenez-vous de l'homme que vous fîtes crever ces jours passés.

M. DESFONANDRÈS. — Souvenez-vous de la dame que vous avez envoyée en l'autre monde, il y a trois jours.

M. TOMÈS, *à Sganarelle.* — Je vous ai dit mon avis.

M. DESFONANDRÈS, *à Sganarelle.* — Je vous ai dit ma pensée.

M. TOMÈS. — Si vous ne faites saigner tout à l'heure votre fille, c'est une personne morte. (*Il sort.*)

M. DESFONANDRÈS. — Si vous la faites saigner, elle ne sera pas en vie dans un quart-d'heure. (*Il sort.*)

Scène V.

SGANARELLE. — A qui croire des deux? et quelle résolution prendre sur des avis si opposés? Messieurs, je vous conjure de déterminer mon esprit, et de me dire sans passion ce que vous croyez le plus propre à soulager ma fille.

M. MACROTON. — Mon-si-eur, dans ces ma-tiè-res-là, il faut pro-cé-der avec-que circon-spec-tion, et ne ri-en fai-re, com-me on dit, à la vo-lé-e, d'au-tant que les fau-tes qu'on peut fai-re sont, se-lon no-tre maî-tre Hip-po-cra-te, d'u-ne dan-ge-reu-se con-sé-quen-ce.

M. BAHIS, *bredouillant*. — Il est vrai ; il faut bien prendre garde à ce qu'on fait, car ce ne sont point ici des jeux d'enfants ; et quand on a failli, il n'est pas aisé de réparer le manquement et de rétablir ce qu'on a gâté. *Experimentum periculosum*. C'est pourquoi il s'agit de raisonner auparavant comme il faut, de peser mûrement les choses, de regarder le tempérament des gens, d'examiner les causes de la maladie, et de voir les remèdes qu'on y doit apporter.

SGANARELLE, *à part*. — L'un va en tortue, et l'autre court la poste.

M. MACROTON. — Or, mon-si-eur, pour ve-nir au fait, je trou-ve que vo-tre fil-le a u-ne ma-la-die chro-ni-que, et qu'el-le peut pé-ricli-ter si on ne lui don-ne du se-cours, d'autant que les symp-tô-mes qu'el-le a sont in-di-ca-tifs d'une vapeur fu-li-gi-neu-se et mor-di-can-te qui lui pi-co-te les mem-bra-nes du cer-veau. Or cet-te va-peur, que nous nom-mons en grec *at-mos*, est cau-sé-e par des hu-meurs pu-tri-des, te-na-ces, con-glu-ti-neu-ses, qui sont con-te-nues dans le bas-ven-tre.

M. BAHIS. — Et comme ces humeurs ont été

là engendrées par une longue succession de temps, elles s'y sont recuites, et ont acquis cette malignité qui fume vers la région du cerveau.

M. MACROTON. — Si bien donc que, pour ti-rer, dé-ta-cher, ar-ra-cher, ex-pul-ser, é-va-cuer les-di-tes hu-meurs, il fau-dra u-ne pur-ga-tion vigoureuse. Mais au pré-a-la-ble, je trou-ve à pro-pos, et il n'y a pas d'in-con-vé-nient, d'u-ser de pe-tits re-mè-des a-no-dins, c'est-à-di-re de pe-tits la-ve-ments ré-mol-li-ents et dé-ter-sifs, de ju-leps et de si-rops ra-fraî-chis-sants qu'on mê-le-ra dans sa ti-sa-ne.

M. BAHIS. — Après nous en viendrons à la purgation et à la saignée, que nous réitérerons s'il en est besoin.

M. MACROTON. — Ce n'est pas, qu'a-vec tout ce-la vo-tre fil-le ne puis-se mou-rir ; mais au moins vous au-rez fait quel-que cho-se, et vous au-rez la con-so-la-tion qu'el-le se-ra mor-te dans les for-mes.

M. BAHIS. — Il vaut mieux mourir selon les règles que de réchapper contre les règles.

M. MACROTON. — Nous di-sons sin-cè-re-ment no-tre pen-sé-e.

M. BAHIS. — Et nous vous avons parlé comme nous parlerions à notre propre frère.

SGANARELLE (*à M. Macroton, en allongeant ses mots.*) — Je vous rends très hum-bles graces. (*à M. Bahis, en bredouillant.*) — Et vous suis infiniment obligé de la peine que vous avez prise.

Scène VI.

SGANARELLE, *seul.* — Me voilà justement un peu plus incertain que je n'étois auparavant. Morbleu ! il me vient une fantaisie. Il faut que j'aille acheter de l'orviétan, et que je lui en fasse prendre. L'orviétan est un remède dont beaucoup de gens se sont bien trouvés.

Acte III, Scène I.

M. FILLERIN (1). — N'avez-vous point de honte, messieurs, de montrer si peu de prudence, pour des gens de votre âge, et de vous être querellés comme de jeunes étourdis ? Ne voyez-vous pas bien quel tort ces sortes de querelles nous font parmi le monde ? et n'est-ce pas assez que les savants voient les contrariétés et les dissentions qui sont entre nos auteurs et nos anciens maîtres, sans découvrir encore au peuple, par nos débats et nos querelles, la

(1) Fillerin est un nom composé de deux mots grecs qui signifient l'*ami de l'Erebe* ou *de la Mort.* Maurice Raynaud le fait dériver de deux mots grecs signifiant l'*Ami des Procès;* cette étymologie, il est vrai, convient mieux au rôle de Fillerin, qui personnifie la Faculté chicanière et processive. Quelques commentateurs pensent que Molière a voulu représenter dans ce personnage raisonnable, son ami et médecin Mauvillain qui, avec Liénard et Bernier, lui fournissaient des traits contre leurs confrères. On sait la réponse que Molière fit à Louis XIV qui s'enquérait de ce que lui faisait son Médecin : « Sire, nous causons ensemble : il m'ordonne des remèdes ; je ne les fais point, et je guéris. »

forfanterie de notre art ? Pour moi, je ne comprends rien à cette méchante politique de quelques-uns de nos gens ; et il faut confesser que toutes ces contestations nous ont décriés depuis peu d'une étrange manière, et que, si nous n'y prenons garde, nous allons nous ruiner nous-mêmes. Je n'en parle pas pour mon intérêt ; car, dieu merci, j'ai déjà établi mes petites affaires. Qu'il vente, qu'il pleuve, qu'il grêle, ceux qui sont morts sont morts, et j'ai de quoi me passer des vivants. Mais enfin toutes ces disputes ne valent rien pour la médecine. Puisque le ciel nous fait la grace que, depuis tant de siècles, on demeure infatué de nous, ne désabusons point les hommes avec nos cabales extravagantes, et profitons de leurs sottises le plus doucement que nous pourrons. Nous ne sommes pas les seuls, comme vous savez, qui tâchons à nous prévaloir de la foiblesse humaine. C'est là que va l'étude de la plupart du monde ; et chacun s'efforce de prendre les hommes par leur foible pour en tirer quelque profit. Les flatteurs, par exemple, cherchent à profiter de l'amour que les hommes ont pour les louanges, en leur donnant tout le vain encens qu'ils souhaitent ; et c'est un art où l'on fait, comme on voit, des fortunes considérables : les alchimistes tâchent à profiter de la passion que l'on a pour les richesses, en promettant des montagnes d'or à ceux qui les écoutent : les diseurs d'horoscopes, par leurs prédictions trompeuses, profitent de la vanité et de l'ambition des crédules esprits. Mais le plus grand faible des hommes, c'est l'amour qu'ils ont pour la vie ; et nous en profitons, nous autres, par notre pompeux galimatias, et savons prendre nos avantages de cette vénération que la peur de mourir leur donne pour notre métier. Conservons-nous donc dans le degré d'estime où leur foiblesse nous a mis, et soyons de concert auprès des malades pour nous attribuer les heureux succès de la maladie, et rejeter sur la nature toutes les bévues de notre art. N'allons point, dis-je, détruire sottement les heureuses préventions d'une erreur qui donne du pain à tant de personnes, et, de l'argent de ceux que nous mettons en terre, nous fait élever de tous côtés de si beaux héritages.

M. TOMÈS. — Vous avez raison en tout ce que vous dites, mais ce sont chaleurs de sang dont parfois on n'est pas le maître.

M. FILLERIN. — Allons donc, messieurs, mettez bas toute rancune, et faisons ici votre accommodement.

M. DESFONANDRÈS. — J'y consens. Qu'il me passe mon émétique pour la malade dont il s'agit, et je lui passeroi tout ce qu'il voudra pour le premier malade dont il sera question.

M. FILLERIN. — On ne peut pas mieux dire; et voilà se mettre à la raison.

M. DESFONANDRÈS. — Cela est fait.

M. FILLERIN. — Touchez donc là. Adieu. Une autre fois montrez plus de prudence.

Scène II.

LISETTE. — Quoi ! messieurs, vous voilà, et vous ne songez pas à réparer le tort qu'on vient de faire à la médecine !

M. TOMÈS. — Comment ? Qu'est-ce ?

LISETTE. — Un insolent qui a eu l'effronterie d'entreprendre sur votre métier, et, sans votre ordonnance, vient de tuer un homme d'un grand coup d'épée au travers du corps.

M. TOMÈS. — Ecoutez : vous faites la railleuse; vous passerez par nos mains quelque jour.

LISETTE. — Je vous permets de me tuer lorsque j'auroi recours à vous....

—

LE MÉDECIN MALGRÉ LUI (1666)

Acte II, Scène IV.

SGANARELLE. — Est-ce-là la malade ?

GÉRONTE. — Oui. Je n'ai qu'elle de fille; et j'aurois tous les regrets du monde, si elle venoit à mourir.

SGANARELLE. — Qu'elle s'en garde bien ! Il ne faut pas qu'elle meure sans l'ordonnance du Médecin.

GÉRONTE. — Allons, un siège.

SGANARELLE, *assis entre Géronte et Lucinde.* — Voilà une malade qui n'est pas tant dégoûtante, et je tiens qu'un homme sain s'en accommoderoit assez.

GÉRONTE. — Vous l'avez fait rire, monsieur.

SGANARELLE. — Tant mieux : lorsque le Médecin fait rire le malade; c'est le meilleur signe du monde. (*A Lucinde.*) Hé bien ! de quoi est-il question ? Qu'avez-vous ? Quel est le mal que vous sentez ?

LUCINDE, *portant la main à sa bouche, à sa tête, et sous son menton.* Han, hi, hon, han.

SGANARELLE. — Hé ! que dites-vous?

LUCINDE. — Han, hi, hon.

SGANARELLE. — Han, hi, hon, han, ha. Je ne vous entends point. Quel diable de langage est-ce là?

GÉRONTE. — Monsieur, c'est là sa maladie. Elle est devenue muette, sans que jusqu'ici on en ait pu savoir la cause; et c'est un accident qui a fait reculer son mariage.

SGANARELLE. — Et pourquoi ?

GÉRONTE. — Celui qu'elle doit épouser veut attendre sa guérison pour conclure les choses.

SGANARELLE. — Et qui est ce sot-là, qui ne veut pas que sa femme soit muette? Plût à

Dieu que la mienne eût cette maladie! je me garderois bien de la guérir.

GÉRONTE. — Enfin, monsieur, nous vous prions d'employer tous vos soins pour la soulager de son mal.

SGANARELLE. — Ah! ne vous mettez pas en peine. Dites-moi un peu : ce mal l'oppresse-t-il beaucoup?

GÉRONTE. — Oui, monsieur.

SGANARELLE. — Tant mieux. Sent-elle de grandes douleurs?

GÉRONTE. — Fort grandes.

SGANARELLE. — C'est fort bien fait. Va-t-elle où vous savez?

GÉRONTE. — Oui.

SGANARELLE. — Copieusement?

GÉRONTE. — Je n'entends rien à cela.

SGANARELLE. — La matière est-elle louable?

GÉRONTE. — Je ne me connois pas à ces choses.

SGANARELLE, *à Lucinde.* — Donnez-moi votre bras. (*À Géronte.*) Voilà un pouls qui marque que votre fille est muette.

GÉRONTE. — Hé! oui, monsieur, c'est là son mal; vous l'avez trouvé tout du premier coup.

SGANARELLE. — Ha! ha!

JACQUELINE. — Voyez comme il a deviné sa maladie !

SGANARELLE. — Nous autres Médecins, nous connoissons d'abord les choses. Un ignorant auroit été embarrassé, et vous eût été dire, c'est ceci, c'est cela : mais moi, je touche au but du premier coup, et je vous apprends que votre fille est muette.

GÉRONTE. — Oui : mais je voudrois bien que vous me pussiez dire d'où cela vient.

SGANARELLE. — Il n'est rien de plus aisé ; cela vient de ce qu'elle a perdu la parole.

GÉRONTE. — Fort bien. Mais la cause, s'il vous plaît, qui fait qu'elle a perdu la parole ?

SGANARELLE. — Tous nos meilleurs auteurs vous diront que c'est l'empêchement de l'action de sa langue.

GÉRONTE. — Mais encore, vos sentiments sur cet empêchement de l'action de sa langue ?

SGANARELLE. — Aristote, là-dessus, dit... de fort belles choses.

GÉRONTE. — Je le crois.

SGANARELLE. — Ah ! c'étoit un grand homme !

GÉRONTE. — Sans doute.

SGANARELLE. — Grand homme tout-à-fait ; un homme qui étoit (*levant le bras depuis le coude*) plus grand que moi de tout cela. Pour revenir donc à notre raisonnement, je tiens que cet empêchement de l'action de sa langue est causé par de certaines humeurs, qu'entre nous autres savans nous appelons humeurs peccantes, c'est-à-dire... humeurs peccantes ; d'autant que les vapeurs formées par les exhalaisons des influences qui s'élèvent dans la région des maladies, venant... pour ainsi dire... à... Entendez-vous le latin ?

GÉRONTE. — En aucune façon.

SGANARELLE, *se levant brusquement.* — Vous n'entendez point le latin ?

GÉRONTE. — Non.

SGANARELLE, *avec enthousiasme.* — *Cabricias arci thuram, catalamus, singulariter, nominativo, hæc musa,* la muse, *bonus, bona, bonum. Deus sanctus, estne oratio latinas? etiam,* oui. *Quare?* Pourquoi ? *Quia substantivo, et adjectivum, concordat in generi, numerum, et casus.*

GÉRONTE — Ah ! que n'ai-je étudié !

JACQUELINE. — L'habile homme que v'là !

LUCAS. — Oui, ça est si beau que je n'y entends goutte.

SGANARELLE. — Or, ces vapeurs dont je vous parle venant à passer, du côté gauche où est le foie, au côté droit où est le cœur, il se trouve que le poumon, que nous appelons en latin *armyan,* ayant communication avec le cerveau, que nous nommons en grec *nasmus,* par le moyen de la veine cave, que nous appelons en hébreu *cubile,* rencontre en son chemin les dites vapeurs qui remplissent les ventricules de l'omoplate ; et parce que les dites vapeurs... comprenez bien ce raisonnement, je vous prie... et parce que les dites vapeurs ont une certaine malignité (1)... écoutez bien ceci, je vous conjure...

GÉRONTE. — Oui.

SGANARELLE. — Ont une certaine malignité qui est causée... soyez attentif, s'il vous plait...

GÉRONTE. — Je le suis.

SGANARELLE. — Qui est causée par l'âcreté des humeurs engendrées dans la concavité du diaphragme, il arrive que ces vapeurs... *Ossaandus, nequeis, patarinum, quipsa milus.* Voilà justement ce qui fait que votre fille est muette.

(1) Ce galimatias, emprunté au langage médical de l'époque, est à peine exagéré ; on en jugera par cet extrait de *Lazare Meissonnier,* qui donne du mal de tête, en 1641, l'explication suivante : « Quand on a connu toute cette structure du cerveau, on comprend aisément que l'*esprit animal* est situé principalement dans cette cavité, laquelle est autour du *conarion,* et qu'étant nourri d'eau et de sel qui se tient en la substance du cerveau, avec la sérosité pituiteuse qui distille des anostomoses des veines et des artères, tout de même que le vital du soufre et de la terre qui sont dans le sang, il a été nécessaire, que comme ce sang est conduit par les artères et les veines qui sont ses enveloppes, ainsi cette substance du cerveau, avec la sérosité dont elle est imbue et ramollie, est conduite par les nerfs qui se forment de la prolongation des membranes, etc. »

Jacqueline. — Ah! que ç'a est bian dit, notre homme !

Lucas. — Que n'ai-je la langue aussi bian pendue!

Géronte. — On ne peut pas mieux raisonner, sans doute. Il n'y a qu'une seule chose qui m'a choqué : c'est l'endroit du foie au cœur. Il me semble que vous les placez autrement qu'ils ne sont; que le cœur est du côté gauche, et le foie du côté droit.

Sganarelle. — Oui; cela étoit autrefois ainsi : mais nous avons changé tout cela, et nous faisons maintenant la médecine d'une méthode toute nouvelle.

Géronte. — C'est ce que je ne savois pas, et je vous demande pardon de mon ignorance.

Sganarelle. — Il n'y a pas de mal; et vous n'êtes pas obligé d'être aussi habile que nous.

Géronte. — Assurément. Mais, monsieur, que croyez-vous qu'il faille faire à cette maladie?

Sganarelle. — Ce que je crois qu'il faille faire?

Géronte. — Oui.

Sganarelle. — Mon avis est qu'on la remette sur son lit, et qu'on lui fasse prendre pour remède quantité de pain trempé dans du vin.

Géronte. — Pourquoi cela, monsieur?

SGANARELLE. — Parce qu'il y a dans le vin et le pain, mêlés ensemble, une vertu sympathique qui fait parler. Ne voyez-vous pas bien qu'on ne donne autre chose aux perroquets, et qu'ils apprennent à parler en mangeant de cela ?

GÉRONTE. — Cela est vrai. Ah ! le grand homme ! Vite quantité de pain et de vin.

SGANARELLE. — Je reviendroi voir sur le soir en quel état elle sera.

Scène VII.

SGANARELLE, *à Jacqueline.* — Doucement, vous. (*A Géronte.*) Monsieur, voilà une nourrice à laquelle il faut que je fasse quelques petits remèdes.

JACQUELINE. — Qui ? moi ? Je me porte le mieux du monde.

SGANARELLE. — Tant pis, nourrice ; tant pis. Cette grande santé est à craindre, et il ne sera pas mauvais de vous faire quelque petite saignée aimable, de vous donner quelque petit clystère dulcifiant.

GÉRONTE. — Mais, monsieur ; voilà une mode que je ne comprends point. Pourquoi s'aller faire saigner quand on n'a point de maladie

SGANARELLE. — Il n'importe, la mode en est salutaire ; et, comme on boit pour la soif à venir, il faut aussi se faire saigner pour la maladie à venir (1).

JACQUELINE, *en s'en allant.* — Ma fi, je me moque de ça, et je ne veux point faire de mon corps une boutique d'apothicaire.

SGANARELLE. — Vous êtes rétive aux remèdes; mais nous saurons vous soumettre à la raison.

Scène VIII.

SGANARELLE. — Je vous donne le bon jour.

GÉRONTE. — Attendez un peu, s'il vous plaît.

SGANARELLE. — Que voulez-vous faire ?

GÉRONTE. — Vous donner de l'argent, monsieur.

SGANARELLE, *tendant sa main par derrière, tandis que Géronte ouvre sa bourse.* — Je n'en prendroi pas, monsieur.

GÉRONTE. — Monsieur...

SGANARELLE. — Point du tout.

GÉRONTE. — Un petit moment.

SGANARELLE. — En aucune façon.

GÉRONTE. — De grace !

(1) Critique des médecins qui, alors, abusaient de la saignée et de la purgation; ils s'en servaient non seulement pour le présent, mais aussi pour la *maladie à venir.* C'est ainsi que Bouvard infligea à Louis XIII, en une seule année, deux cent quinze médecines, deux cent douze lavements et quarante-sept saignées, sans compter les drogues à l'usage interne.

SGANARELLE. — Vous vous moquez.

GÉRONTE. — Voilà qui est fait.

SGANARELLE. — Je n'en feroi rien.

GÉRONTE. — Hé !

SGANARELLE. — Ce n'est pas l'argent qui me fait agir.

GÉRONTE. — Je le crois.

SGANARELLE, *après avoir pris l'argent.* — Cela est-il de poids ?

GÉRONTE. — Oui, monsieur.

SGANARELLE. — Je ne suis pas un Médecin mercenaire.

GÉRONTE. — Je le sais bien.

SGANARELLE. — L'intérêt ne me gouverne point.

GÉRONTE. — Je n'ai pas cette pensée.

SGANARELLE, *seul, regardant l'argent qu'il a reçu.* — Ma foi, cela ne va pas mal (1)...

Acte III, Scène I.

LÉANDRE (*déguisé en apothicaire*). Tout ce que je souhaiterois seroit de savoir cinq ou six grands mots de médecine pour parer mon discours et me donner l'air d'habile homme.

SGANARELLE. — Allez, allez, tout cela n'est

(1) Rabelais fait recevoir ses honoraires de la même façon par Rondibilis. (Voir page 17.)

pas nécessaire, il suffit de l'habit : et je n'en sais pas plus que vous.

LÉANDRE. — Comment ?

SGANARELLE. — Diable emporte, si j'entends rien en médecine! Vous honnête homme, et je veux bien me confier à vous comme vous vous confiez à moi.

LÉANDRE. — Quoi! vous n'êtes pas effectivement...

SGANARELLE. — Non, vous dis-je ; ils m'ont fait Médecin malgré mes dents. Je ne m'étois jamais mêlé d'être si savant que cela; et toutes mes études n'ont été que jusqu'en sixième. Je ne sais pas sur quoi cette imagination leur est venue; mais quand j'ai vu qu'à toute force ils vouloient que je fusse Médecin, je me suis résolu de l'être aux dépens de qui il appartiendra. Cependant vous ne sauriez croire comment l'erreur s'est répandue, et de quelle façon chacun est endiablé à me croire habile homme. On me vient chercher de tous côtés: et, si les choses vont toujours de même, je suis d'avis de m'en tenir toute ma vie à la médecine. Je trouve que c'est le métier le meilleur de tous; car, soit qu'on fasse bien, ou soit qu'on fasse mal, on est toujours payé de même sorte. La méchante besogne ne retombe jamais sur notre dos, et nous taillons comme il nous plaît sur l'étoffe où nous travaillons. Un cordonnier en faisant des souliers ne sauroit gâter un morceau de cuir qu'il n'en paie les pots cassés; mais ici on peut gâter un homme sans qu'il en coûte rien. Les bévues ne sont point pour nous, et c'est toujours la faute de celui qui meurt. Enfin le bon de cette profession est qu'il y a parmi les morts une honnêteté, une discrétion la plus grande du monde; et jamais on n'en voit se plaindre du Médecin qui l'a tué.

LÉANDRE. —Il est vrai que les morts sont fort honnêtes gens sur cette matière.

SGANARELLE, *voyant des hommes qui viennent à lui.* — Voilà des gens qui ont la mine de me venir consulter. (*A Léandre.*) Allez toujours m'attendre auprès du logis de votre maîtresse.

Scène II.

THIBAUT. — Monsieu, je venons vous charcher, mon fils Perrin et moi.

SGANARELLE. — Qu'y a-t-il ?

THIBAUT. — Sa pauvre mère, qui a nom Parrette, est dans un lit malade il y a six mois.

SGANARELLE, *tendant la main comme pour recevoir de l'argent.* — Que voulez-vous que j'y fasse ?

THIBAUT. — Je voudrions, monsieu, que vous nous baillissiez queuque petite drôlerie pour la garir.

SGANARELLE. — Il faut voir. De quoi est-ce qu'elle est malade ?

THIBAUT. — Alle est malade d'hypocrisie, monsieu.

SGANARELLE. — D'hypocrisie ?

THIBAUT. — Oui, c'est-à-dire qu'alle est enflée par-tout; et l'an dit que c'est quantité de sériosités qu'alle a dans le corps, et que son foie, son ventre, ou sa rate, comme vous voudrois l'appeler, au glieu de faire du sang, ne fait plus que de l'iau. Alle a, de deux jours l'un, la fièvre quotiguenne, avec des lassitudes et des douleurs dans les mufles des jambes. On entend dans sa gorge des fleumes qui sont tout prêts à l'étouffer ; et parfois il li prend des syncoles et des conversions, que je crayons qu'alle est passée. J'avons dans notre village un apothicaire, révérence parler, qui li a donné je ne sais combien d'histoires ; et il m'en coûte plus d'eune douzaine de bons écus en lavements, ne v's en déplaise, en apostumes, qu'on li a fait prendre, en infections de Jacinthe, et en portions cordales. Mais tout ça, comme dit l'autre, n'a été que de l'onguent miton mitaine. Il veloit li bailler d'une certaine drogue que l'on appelle du vin amétile (1); mais j'ai-z-eu peur franchement que ça l'envoyît *a patres;* et l'an dit que ces gros Médecins tuont je ne sais combien de monde avec cette invention-là.

SGANARELLE, *tendant toujours la main.* — Venons au fait, mon ami, venons au fait.

(1) Vin émétique.

Thibaut. — Le fait est, monsieu, que je venons vous prier de nous dire ce qu'il faut que je fassions.

Sganarelle. — Je ne vous entends point du tout.

Perrin. — Monsieu, ma mère est malade; et v'là deux écus que je vous apportons pour nous bailler queuque remède.

Sganarelle. — Ah ! je vous entends, vous. Voilà un garçon qui parle clairement, et qui s'explique comme il faut. Vous dites que votre mère est malade d'hydropisie, qu'elle est enflée par tout le corps, qu'elle a la fièvre, avec des douleurs dans les jambes, et qu'il lui prend parfois des syncopes et des convulsions, c'est-à-dire des évanouissements?

Perrin. — Hé, oui, monsieu, c'est justement ça.

Sganarelle. — J'ai compris d'abord vos paroles. Vous avez un père qui ne sait ce qu'il dit. Maintenant vous me demandez un remède?

Perrin. — Oui, monsieu.

Sganarelle. — Un remède pour la guérir ?

Perrin. — C'est comme je l'entendons.

Sganarelle. — Voilà un morceau de fromage qu'il faut que vous lui fassiez prendre.

Perrin. — Du fromage, monsieu ?

Sganarelle. — Oui c'est un fromage préparé, où il entre de l'or, du corail et des perles, et quantité d'autres choses précieuses.

PERRIN. — Monsieu, je vous sommes bien obligés; et j'allons faire prendre ça tout à l'heure.

SGANARELLE. — Allez. Si elle meurt, ne manquez pas de la faire enterrer du mieux que vous pourrez.

Scène V.

GÉRONTE. — Ah ! monsieu, je demandois où vous étiez.

SGANARELLE. — Je m'étois amusé dans votre cour, à expulser le superflu de la boisson. Comment se porte la malade ?

GÉRONTE. — Un peu plus mal depuis votre remède.

SGANARELLE. — Tant mieux ; c'est signe qu'il opère.

GÉRONTE. — Oui ; mais en opérant je crains qu'il ne l'étouffe.

SGANARELLE. — Ne vous mettez pas en peine ; j'ai des remèdes qui se moquent de tout, et je l'attends à l'agonie.

GÉRONTE, *montrant Léandre.* — Qui est cet homme-là que vous amenez ?

SGANARELLE, *faisant des signes avec la main pour montrer que c'est un apothicaire.* — C'est...

GÉRONTE. — Quoi ?

SGANARELLE. — Celui...

GÉRONTE. — Hé !

SGANARELLE. — Qui...

GÉRONTE. — Je vous entends.

SGANARELLE. — Votre fille en aura besoin.

Scène VI.

JACQUELINE. — Monsieu, v'là votre fille qui veut un peu marcher.

SGANARELLE. — Cela lui fera du bien. Allez-vous-en, monsieur l'apothicaire, tâter un peu son pouls, afin que je raisonne tantôt avec vous de sa maladie.

(*Sganarelle tire Géronte dans un coin du théâtre, et lui passe un bras sur les épaules pour l'empêcher de tourner la tête du côté où sont Léandre et Lucinde.*)

Monsieur, c'est une grande et subtile question entre les docteurs, de savoir si les femmes sont plus faciles à guérir que les hommes. Je vous prie d'écouter ceci, s'il vous plaît. Les uns disent que non, les autres disent que oui : et moi je dis qu'oui et non, d'autant que l'incongruité des humeurs opaques qui se rencontrent au tempérament naturel des femmes, étant cause que la partie brutale veut toujours prendre empire sur la sensitive, on voit que l'inégalité de leurs opinions dépend du mouvement oblique du cercle de la lune; et comme le soleil, qui darde ses rayons sur la concavité de la terre, trouve...

LUCINDE, *à Léandre.* — Non, je ne suis point du tout capable de changer de sentiment.

GÉRONTE. — Voilà ma fille qui parle ! O grande vertu de remède ! O admirable Médecin ! Que je vous suis obligé, monsieur, de cette guérison merveilleuse ! et que puis-je faire pour vous après un tel service ?

SGANARELLE, *se promenant sur le théâtre, et s'éventant avec son chapeau.* — Voilà une maladie qui m'a bien donné de la peine !

—

AMPHITRYON (1668)

Acte II, Scène III.

SOSIE.

Les Médecins disent, quand on est ivre,
Que de sa femme on se doit abstenir ;
Et que dans cet état, il ne peut provenir,
Que des enfants pesants et qui ne sauroient vivre.
Vois, si mon cœur n'eut su de froideur se munir,
Quels inconvénients auroient pu s'en ensuivre.

CLÉANTHIS.

Je me moque des Médecins,
Avec leurs raisonnements fades.
Qu'ils règlent ceux qui sont malades,
Sans vouloir gouverner les gens qui sont bien sains.
Ils se mêlent de trop d'affaires,
De prétendre tenir nos chastes feux gênés ;
Et sur les jours caniculaires,

Ils nous donnent encor, avec leurs lois sévères,
De cent sots contes par le nez.

SOSIE.

Tout doux.

CLÉANTHIS.

Non, je soutiens, que cela conclut mal,
Ces raisons sont raisons d'extravagantes testes.
Il n'est ni vin, ni temps, qui puisse être fatal.
A remplir le devoir de l'Amour conjugal;
Et les Médecins sont des bestes.

SOSIE.

Contre eux, je t'en supplie, apaise ton courroux.
Ce sont d'honnêtes gens, quoi que le monde en dise.

—

MONSIEUR DE POURCEAUGNAC (1669)

Acte I, Scène VII.

ÉRASTE. — Je crois, monsieur, que vous êtes le Médecin à qui l'on est venu parler de ma part ?

L'APOTHIÇAIRE. — Non, monsieur, ce n'est pas moi qui suis le Médecin; à moi n'appartient pas cet honneur; et ne suis qu'apothicaire, apothicaire indigne, pour vous servir.

ÉRASTE. — Et monsieur le Médecin est-il à la maison ?

L'APOTHICAIRE. — Oui. Il est là embarrassé à expédier quelques malades, et je vais lui dire que vous êtes ici.

ÉRASTE. — Non, ne bougez; j'attendroi qu'il

ait fait. C'est pour lui mettre entre les mains certain parent que nous avons, dont on lui a parlé, et qui se trouve attaqué de quelque folie que nous serions bien aises qu'il pût guérir avant que de le marier.

L'Apothicaire. — Je sais ce que c'est, je sais ce que c'est, et j'étois avec lui quand on lui a parlé de cette affaire. Ma foi, ma foi, vous ne pouviez pas vous adresser à un Médecin plus habile ; c'est un homme qui sait la médecine à fond, comme je sais ma croix de par Dieu, et qui, quand on devroit crever, ne démordroit pas d'un *iota* des règles des anciens. Oui, il suit toujours le grand chemin, le grand chemin, et ne va pas chercher midi à quatorze heures ; et, pour tout l'or du monde, il ne voudroit pas avoir guéri une personne avec d'autres remèdes que ceux que la faculté permet.

Éraste. — Il fait fort bien. Un malade ne doit point vouloir guérir, que la faculté n'y consente.

L'Apothicaire. — Ce n'est pas parce que nous sommes grands amis que j'en parle ; mais il y a plaisir d'être son malade : et j'aimerois mieux mourir de ses remèdes, que de guérir de ceux d'un autre ; car, quoi qu'il puisse arriver, on est assuré que les choses sont toujours dans l'ordre, et quand on meurt sous sa conduite, vos héritiers n'ont rien à vous reprocher.

ÉRASTE. — C'est une grande consolation pour un défunt.

L'APOTHICAIRE. — Assurément. On est bien aise au moins d'être mort méthodiquement. Au reste, il n'est pas de ces Médecins qui marchandent les maladies : c'est un homme expéditif, expéditif, qui aime à dépêcher ses malades ; et quand on a à mourir, cela se fait avec lui le plus vite du monde.

ÉRASTE. — En effet, il n'est rien tel que de sortir promptement d'affaire.

L'APOTHICAIRE. — Cela est vrai. A quoi bon tant barguigner, et tant tourner autour du pot ? Il faut savoir vitement le court ou le long d'une maladie.

ÉRASTE. — Vous avez raison.

L'APOTHICAIRE. — Voilà déjà trois de mes enfants dont il m'a fait l'honneur de conduire la maladie, qui sont morts en moins de quatre jours, et qui, entre les mains d'un autre, auroient langui plus de trois mois.

ERASTE. — Il est bon d'avoir des amis comme cela.

L'APOTHICAIRE. — Sans doute. Il ne me reste plus que deux enfants dont il prend soin comme des siens ; il les traite et gouverne à sa fantaisie, sans que je me mêle de rien ; et le plus souvent, quand je reviens de la ville, je suis tout étonné que je les trouve saignés ou purgés par son ordre.

ÉRASTE. — Voilà des soins fort obligeants.

L'APOTHICAIRE. — Le voici, le voici, le voici qui vient.

Scène VIII.

LE PAYSAN, *au Médecin.* — Monsieur, il n'en peut plus; et il dit qu'il sent dans la tête les plus grandes douleurs du monde.

PREMIER MÉDECIN. — Le malade est un sot; d'autant plus que, dans la maladie dont il est attaqué, ce n'est pas la tête, selon Galien, mais la rate, qui lui doit faire mal.

LE PAYSAN. — Quoi que c'en soit, monsieur, il a toujours avec cela son cours de ventre depuis six mois.

PREMIER MÉDECIN. — Bon, c'est signe que le dedans se dégage. Je l'iroi visiter dans deux ou trois jours : mais s'il mouroit avant ce temps-là, ne manquez pas de m'en donner avis, car il n'est pas de la civilité qu'un Médecin visite un mort.

LA PAYSANNE, *au Médecin.* — Mon père, monsieur, est toujours malade de plus en plus.

PREMIER MÉDECIN. — Ce n'est pas ma faute. Je lui donne des remèdes; que ne guérit-il? Combien a-t-il été saigné de fois ?

La Paysanne. — Quinze, monsieur, depuis vingt jours.

Premier Médecin. — Quinze fois saigné?

La Paysanne. — Oui.

Premier Médecin. — Et il ne guérit point?

La Paysanne. — Non, monsieur.

Premier Médecin. — C'est signe que la maladie n'est pas dans le sang. Nous le ferons purger autant de fois, pour voir si elle n'est pas dans les humeurs; et, si rien ne nous réussit, nous l'envoierons aux bains.

L'Apothicaire. — Voilà le fin cela, voilà le fin de la médecine.

Scène IX.

Eraste, *au Médecin.* — C'est moi, monsieur, qui vous ai envoyé parler ces jours passés pour un parent un peu troublé d'esprit que je veux vous donner chez vous, afin de le guérir avec plus de commodité, et qu'il soit vu de moins de monde.

Premier Médecin. — Oui, monsieur; j'ai déjà disposé tout, et promets d'en avoir tous les soins imaginables.

Éraste. — Le voici.

Premier Médecin. — La conjoncture est tout à fait heureuse, et j'ai ici un ancien de mes amis avec lequel je seroi bien aise de consulter sa maladie.

Scène X.

ÉRASTE, *à M. de Pourceaugnac.* — Une petite affaire m'est survenue, qui m'oblige à vous quitter. (*Montrant le Médecin.*) Mais voilà une personne entre les mains de qui je vous laisse, qui aura soin de vous traiter du mieux qu'il lui sera possible.

PREMIER MÉDECIN. — Le devoir de ma profession m'y oblige; et c'est assez que vous me chargiez de ce soin.

M. DE POURCEAUGNAC, *à part.* — C'est son maître d'hôtel, sans doute; et il faut que ce soit un homme de qualité.

PREMIER MÉDECIN, *à Éraste.* — Oui, je vous assure que je traiteroi monsieur méthodiquement, et dans toutes les régularités de notre art.

M. DE POURCEAUGNAC. — Mon dieu! il ne faut point de cérémonies; et je ne viens pas ici pour incommoder.

PREMIER MÉDECIN. — Un tel emploi ne me donne que de la joie.

ÉRASTE, *au Médecin.* — Voilà toujours dix pistoles d'avance, en attendant ce que j'ai promis.

M. DE POURCEAUGNAC. — Non, s'il vous plaît, je n'entends pas que vous fassiez de dépense, et que vous envoyiez rien acheter pour moi.

Éraste. — Mon dieu ! laissez faire ; ce n'est pas pour ce que vous pensez.

M. de Pourceaugnac. — Je vous demande de ne me traiter qu'en ami.

Éraste. — C'est ce que je veux faire. (*Bas, au Médecin.*) Je vous recommande sur-tout de ne point le laisser sortir de vos mains ; car parfois il veut s'échapper.

Premier Médecin. — Ne vous mettez pas en peine.

Éraste, *à M. de Pourceaugnac.* — Je vous prie de m'excuser de l'incivilité que je commets.

M. de Pourceaugnac. — Vous vous moquez, et c'est trop de grâce que vous me faites.

Scène XI.

M. DE POURCEAUGNAC, PREMIER MÉDECIN, SECOND MÉDECIN, L'APOTHICAIRE.

Premier Médecin. — Ce m'est beaucoup d'honneur, monsieur, d'être choisi pour vous rendre service.

M. de Pourceaugnac. — Je suis votre serviteur.

Premier Médecin. — Voici un habile homme, mon confrère, avec lequel je vais consulter la manière dont nous vous traiterons.

M. DE POURCEAUGNAC. — Il ne faut point tant de façons, vous dis-je; je suis un homme à me contenter de l'ordinaire.

PREMIER MÉDECIN. — Allons, des sièges. (*Des laquais entrent et donnent des sièges.*)

M. DE POURCEAUGNAC, *à part.* — Voilà pour un jeune homme des domestiques bien lugubres.

PREMIER MÉDECIN. — Allons, monsieur; prenez votre place, monsieur. (*Les deux Médecins font asseoir M. de Pourceaugnac entre les deux.*)

M. DE POURCEAUGNAC, *s'asseyant.* — Votre très humble valet. (*Les deux Médecins lui prenant chacun une main pour lui tâter le pouls.*)

Que veut dire cela ?

PREMIER MÉDEDIN. — Mangez-vous bien, monsieur ?

M. DE POURCEAUGNAC. — Oui, et bois encore mieux.

PREMIER MÉDECIN. — Tant pis. Cette grande appétition du froid et de l'humide est une indication de la chaleur et sécheresse qui est au-dedans. Dormez-vous fort ?

M. DE POURCEAUGNAC. — Oui, quand j'ai bien soupé.

PREMIER MÉDECIN. — Faites-vous des songes ?

M. DE POURCEAUGNAC. — Quelquefois.

PREMIER MÉDECIN. — De quelle nature sont-ils ?

M. de Pourceaugnac. — De la nature des songes. Quelle diable de conversation est-ce là ?

Premier Médecin. — Vos déjections, comment sont-elles ?

M. de Pourceaugnac. — Ma foi, je ne comprends rien à toutes ces questions : et je veux plutôt boire un coup.

Premier Médecin. — Un peu de patience : nous allons raisonner sur votre affaire devant vous ; et nous le ferons en françois pour être plus intelligibles.

M. de Pourceaugnac. — Quel grand raisonnement faut-il pour manger un morceau ?

Premier Médecin. — Comme ainsi soit qu'on ne puisse guérir une maladie qu'on ne la connoisse parfaitement, et qu'on ne la puisse parfaitement connoître sans en bien établir l'idée particulière et la véritable espèce par ses signes diagnostiques et pronostiques, vous me permettrez, monsieur notre ancien, d'entrer en considération de la maladie dont il s'agit, avant que de toucher à la thérapeutique, et aux remèdes qu'il nous conviendra faire pour la parfaite curation d'icelle. Je dis donc, monsieur, avec votre permission, que notre malade, ici présent, est malheureusement attaqué, affecté, possédé, travaillé de cette sorte de folie que nous nommons fort bien mélancolie hypocondriaque ; espèce de folie très fâcheuse, et qui ne demande pas moins qu'un Esculape comme vous, consommé dans notre art; vous, dis-je, qui avez blanchi, comme on dit, sous les harnois, et auquel il en a tant passé par les mains de toutes les façons. Je l'appelle mélancolique hypocondriaque, pour la distinguer des deux autres; car le célèbre Galien établit doctement, à son ordinaire, trois espèces de cette maladie que nous nommons mélancolie, ainsi appelée non seulement par les Latins, mais encore par les Grecs; ce qui est bien à remarquer pour notre affaire : la première, qui vient du propre vice du cerveau; la seconde, qui vient de tout le sang fait et rendu atrabilaire; la troisième, appelée hypocondriaque, qui est la nôtre, laquelle procède du vice de quelque partie du bas-ventre, et de la région inférieure, mais particulièrement de la rate, dont la chaleur et l'inflammation portent au cerveau de notre malade beaucoup de fuligines épaisses et crasses dont la vapeur noire et maligne cause dépravation aux fonctions de la faculté princesse, et fait la maladie dont, par notre raisonnement, il est manifestement atteint et convaincu. Qu'ainsi ne soit : pour diagnostique incontestable de ce que je dis, vous n'avez qu'à considérer ce grand sérieux que vous voyez, cette tristesse accompagnée de crainte et de défiance; signes pathognomoniques et individuels de cette maladie, si bien marqués chez le divin vieillard Hippocrate; cette physionomie; ces yeux rouges et hagards; cette grande barbe, cette habitude du corps menue, grêle, noire, et velue; lesquels signes le dénotent très affecté de cette maladie, procédante du vice des hypocondres; laquelle maladie, par laps de tems naturalisée, envieillie, habituée, et ayant pris droit de bourgeoisie chez lui, pourroit bien dégénérer ou en manie, ou en phthisie, ou en apoplexie, ou même en fine phrénésie et fureur. Tout ceci supposé, puisqu'une maladie bien connue est à demi-guérie, car *ignoti nulla est curatio morbi,* il ne vous sera pas difficile de convenir des remèdes que nous devons faire à monsieur. Premièrement, pour remédier à cette pléthore obturante, et à cette cacochymie luxuriante par tout le corps, je suis d'avis qu'il soit phlébotomisé libéralement, c'est-à-dire que les saignées soient fréquentes et plantureuses, en premier lieu de la basilique, puis de la céphalique, et même, si le mal est opiniâtre, de lui ouvrir la veine du front, et que l'ouverture soit large, afin que le gros sang puisse sortir, et en même tems de le purger, désopiler, et évacuer par purgatifs propres et convenables, c'est-à-dire par cholagogues, *et cætera :* et comme la véritable source de tout le mal est, ou une humeur crasse et féculente, ou une vapeur noire grossière qui obscurcit, infecte et salit, les esprits animaux, il est à propos ensuite qu'il prenne un bain d'eau pure et nette, avec force petit-lait clair, pour purifier par l'eau la féculence de l'humeur crasse, et éclaircir par le lait clair la noirceur de cette vapeur : mais, avant toute chose, je trouve qu'il est bon de se réjouir par agréables conversations, chants et instruments de musique; à quoi il n'y a pas d'inconvénient de joindre des danseurs, afin que leurs mouvements, disposition et agilité, puissent exciter et réveiller la paresse de ses esprits engourdis, qui occasionne l'épaisseur de son sang, d'où procède la maladie. Voilà les remèdes que j'imagine, auxquels pourront être ajoutés beaucoup d'autres meilleurs par monsieur notre maître et ancien, suivant l'expérience, jugement, lumière et insuffisance qu'il s'est acquis dans notre art. *Dixi* (1).

SECOND MÉDECIN. — A dieu ne plaise, monsieur, qu'il me tombe en pensée d'ajouter rien à ce que vous venez de dire! Vous avez si bien discouru sur tous les signes, les symptômes et les causes de la maladie de monsieur; le raisonnement que vous en avez fait est si docte et

(1) « N'est-il pas curieux, après avoir lu la tirade du *premier médecin*, sur la *mélancolie hypochondriaque*, de trouver dans *Rivière* les mêmes divagations, les mêmes mots, sur la nature, la cause et les symptômes de cette affection? Nous allons transcrire les passages de *Rivière*, en mettant en *italique* les expressions qui se retrouvent dans *Molière* :

« Or, la cause de cette mauvaise disposition d'esprit est une *humeur mélancolique*, qui, par sa *crassitie, épaisseur* et *couleur noire*, infecte les *esprits animaux* et *les rend ténébreux*;... si quelqu'un fait instance que dans la *mélancolie hypochondriaque*, *selon Galien*, il y a une inflammation *dans les hypochondres*, et partant, qu'une intempérie chaude prévaut et domine nous

si beau, qu'il est impossible qu'il ne soit pas fou et mélancolique hypocondriaque ; et quand il ne le seroit pas, il faudroit qu'il le devînt pour la beauté des choses que vous avez dites, et la justesse du raisonnement que vous avez fait. Oui, monsieur, vous avez dépeint fort graphiquement, *graphicè depinxisti*, tout ce qui appartient à cette maladie : il ne se peut rien de plus doctement, sagement et ingénieusement conçu, pensé, imaginé, que ce que vous avez prononcé au sujet de ce mal, soit pour la diagnose, ou la prognose, ou la thérapie ; et il ne me reste rien ici que de féliciter monsieur d'être tombé entre vos mains, et de lui dire qu'il est trop heureux d'être fou, pour éprouver l'efficace et la douceur des remèdes que vous avez si judicieusement proposés. Je les approuve tous, *manibus et pedibus decendo in tuam sententiam*. Tout ce que je voudrois, c'est de faire les saignées et les purgations en nombre impair, *numero deus impare gaudet*, de prendre le lait clair avant le bain ; de lui composer un fronteau

répondons que cette inflammation, ou plutôt *phlogose des hypochondres*, est faite de ce que le sang mélancolique, retenu plus longtemps dans la rate, y acquiert de la chaleur par l'obstruction, d'où s'élèvent beaucoup de *vapeurs au cerveau*... On connaît que cette malade provient de tout le corps, par l'habitude mélancolique ou naturelle de tout le corps, qui est *noir, velu, maigre*, et autres semblables signes ;... on connait que cette maladie *procède des hypochondres* par l'excès de chaleur aux entrailles, le crachement fréquent, *les vents par la bouche*, etc. »

NIVELET. (*Molière et Guy-Patin.*)

où il entre du sel, le sel est symbole de la sagesse; de faire blanchir les murailles de sa chambre, pour dissiper les ténèbres des esprits, *album est disgregativum visus;* et de lui donner tout à l'heure un petit lavement, pour servir de prélude et d'introduction à ces judicieux remèdes, dont, s'il a à guérir, il doit recevoir du soulagement. Fasse le ciel que ces remèdes, monsieur, qui sont les vôtres, réussissent au malade selon notre intention!

M. DE POURCEAUGNAC. — Messieurs, il y a une heure que je vous écoute. Est-ce que nous jouons ici une comédie?

PREMIER MÉDECIN. — Non, monsieur, nous ne jouons point.

M. DE POURCEAUGNAC. — Qu'est-ce que tout ceci? et que voulez-vous dire avec votre galimatias et vos sottises?

PREMIER MÉDECIN. — Bon. Dire des injures, voilà un diagnostique qui nous manquoit pour la confirmation de son mal; et ceci pourroit bien tourner en manie.

M. DE POURCEAUGNAC, *à part.* — Avec qui m'a-t-on mis ici? (*Il crache deux ou trois fois.*)

PREMIER MÉDECIN. — Autre diagnostique, la sputation fréquente.

M. DE POURCEAUGNAC. — Laissons cela, et sortons d'ici.

Premier Médecin. — Autre encore, l'inquiétude de changer de place.

M. de Pourceaugnac. — Qu'est-ce donc que toute cette affaire ? et que me voulez-vous ?

Premier Médecin. — Vous guérir selon l'ordre qui nous a été donné.

M. de Pourceaugnac. — Me guérir !

Premier Médecin. — Oui.

M. de Pourceaugnac. — Parbleu ! je ne suis pas malade.

Premier Médecin. — Mauvais signe, lorsqu'un malade ne sent pas son mal.

M. de Pourceaugnac. — Je vous dis que je me porte bien.

Premier Médecin. — Nous savons mieux que vous comment vous vous portez, et nous sommes Médecins qui voyons clair dans votre constitution.

M. de Pourceaugnac. — Si vous êtes Médecins, je n'ai que faire de vous, et je me moque de la médecine.

Premier Médecin. — Hon ! hon ! voici un homme plus fou que nous ne pensons.

M. de Pourceaugnac. — Mon père et ma mère n'ont jamais voulu de remèdes ; et ils sont morts tous deux sans l'assistance des Médecins.

Premier Médecin. — Je ne m'étonne pas s'ils ont engendré un fils qui est insensé.

(*Au second Médecin.*) Allons, procédons à la curation; et par la douceur exhilarante de l'harmonie, adoucissons, lénifions, et accoissons l'aigreur de ses esprits, que je vois prêts à s'enflammer.

LE MALADE IMAGINAIRE (1673)

Prologue.

UNE BERGÈRE *chantante.*

Votre plus haut savoir n'est que pure chimère,
Vains et peu sages Médecins;
Vous ne pouvez guérir par vos grands mots latins
La douleur qui me désespère.
Votre plus haut savoir n'est que pure chimère.
Hélas! hélas! je n'ose découvrir
Mon amoureux martyre
Au berger pour qui je soupire,
Et qui seul peut me secourir.
Ne prétendez pas le finir.
Ignorants Médecins, vous ne sauriez le faire :
Votre plus haut savoir n'est que chimère.
Ces remèdes peu sûrs, dont le simple vulgaire
Croit que vous connoissez l'admirable vertu,
Pour les maux que je sens n'ont rien de salutaire;
Et tout votre caquet ne peut être reçu
Que d'un malade imaginaire.
Votre plus haut savoir n'est que pure chimère.

Acte I, Scène II.

TOINETTE. — Ce monsieur Fleurant-là et ce monsieur Purgon s'égaient bien sur votre corps : ils ont en vous une bonne vache à lait : et je voudrois bien leur demander quel mal vous avez, pour faire tant de remèdes.

ARGAN. — Taisez-vous, ignorante ; ce n'est pas à vous à contrôler les ordonnances de la médecine...

Scène V.

ARGAN. — J'en ai affaire, moi, outre que le parti est plus avantageux qu'on ne pense : monsieur Diafoirus n'a que ce fils-là pour tout héritier ; et, de plus, monsieur Purgon, qui n'a ni femme ni enfants, lui donne tout son bien en faveur de ce mariage ; et monsieur Purgon est un homme qui a huit mille livres de rente.

TOINETTE. — Il faut qu'il ait tué bien des gens, pour s'être fait si riche...

Acte II, Scène VI.

ARGAN. — N'est-ce pas votre intention, monsieur, de le pousser à la cour, et d'y ménager pour lui une charge de Médecin ?

M. DIAFOIRUS. — A vous en parler franchement, notre métier auprès des grands ne m'a jamais paru agréable, et j'ai toujours trouvé qu'il valoit mieux pour nous autres demeurer au public. Le public est commode : vous n'avez à répondre de vos actions à personne ; et, pourvu que l'on suive le courant des règles de l'art, on ne se met point en peine de tout ce qui peut arriver. Mais ce qu'il y a de fâcheux auprès des grands, c'est que, quand ils viennent à être malades, ils veulent absolument que leurs Médecins les guérissent.

TOINETTE. — Cela est plaisant! et ils sont bien impertinents de vouloir que vous autres messieurs vous les guérissiez! Vous n'êtes point auprès d'eux pour cela : vous n'y êtes que pour recevoir vos pensions, et leur ordonner des remèdes; c'est à eux à guérir s'ils peuvent.

M. DIAFOIRUS. — Cela est vrai. On n'est obligé qu'à traiter les gens dans les formes...

Scène IX.

ARGAN. — Je vous prie, monsieur, de me dire un peu comment je suis.

M. DIAFOIRUS, *tâtant le pouls d'Argan.* — Allons, Thomas, prenez l'autre bras de monsieur, pour voir si vous saurez porter un bon jugement de son pouls. *Quid dicis?*

THOMAS DIAFOIRUS. — *Dico* que le pouls de monsieur est le pouls d'un homme qui ne se porte point bien. Qu'il est duriuscule, pour ne pas dire dur.

M. DIAFOIRUS. — Fort bien.

THOMAS DIAFOIRUS. — Repoussant.

M. DIAFOIRUS. — *Benè.*

THOMAS DIAFOIRUS. — Et même un peu capricant.

M. Diafoirus. — *Optimè.*

Thomas Diafoirus. — Ce qui marque une intempérie dans le *parenchyme splénique,* c'est-à-dire la rate.

M. Diafoirus. — Fort bien.

Argan. — Non ; monsieur Purgon dit que c'est mon foie qui est malade.

M. Diafoirus. — Eh ! oui : qui dit *parenchyme* dit l'un et l'autre, à cause de l'étroite sympathie qu'ils ont ensemble par le moyen du *vas breve,* du *pylore,* et souvent des *méats cholidoques.* Il vous ordonne, sans doute, de manger force rôti ?

Argan. — Non, rien que du bouilli.

M. Diafoirus. — Eh ! oui ; rôti, bouilli, même chose. Il vous ordonne fort prudemment, et vous ne pouvez être en de meilleures mains.

Argan. — Monsieur, combien est-ce qu'il faut mettre de grains de sel dans un œuf ?

M. Diafoirus. — Six, huit, dix, par les nombres pairs, comme dans les médicaments par les nombres impairs.

Argan. — Jusqu'au revoir, monsieur...

Acte III, Scène III.

Béralde. — ... Est-il possible que vous serez toujours embéguiné de vos apothicaires et de vos Médecins, et que vous vouliez être malade en dépit des gens et de la nature!

ARGAN. — Comment l'entendez-vous, mon frère?

BÉRALDE. — J'entends, mon frère, que je ne vois point d'homme qui soit moins malade que vous, et que je ne demanderois point une meilleure constitution que la vôtre. Une grande marque que vous vous portez bien et que vous avez un corps parfaitement bien composé, c'est qu'avec tous les soins que vous avez pris vous n'avez pu parvenir encore à gâter la bonté de votre tempérament, et que vous n'êtes point crevé de toutes les médecines qu'on vous a fait prendre.

ARGAN. — Mais savez-vous, mon frère, que c'est cela qui me conserve; et que monsieur Purgon dit que je succomberois, s'il étoit seulement trois jours sans prendre soin de moi?

BÉRALDE. — Si vous n'y prenez garde, il prendra tant de soin de vous qu'il vous enverra dans l'autre monde.

ARGAN. — Mais raisonnons un peu, mon frère. Vous ne croyez point à la médecine?

BÉRALDE. — Non, mon frère; et je ne vois pas que, pour son salut, il soit nécessaire d'y croire.

ARGAN. — Quoi! vous ne tenez pas véritable

une chose établie par tout le monde, et que tous les siècles ont révérée?

BÉRALDE. — Bien loin de la tenir véritable, je la trouve, entre nous, une des plus grandes folies qui soient parmi les hommes; et, à regarder les choses en philosophe, je ne vois point de plus plaisante momerie, je ne vois rien de plus ridicule, qu'un homme qui veut se mêler d'en guérir un autre.

ARGAN. — Pourquoi ne voulez-vous pas, mon frère, qu'un homme en puisse guérir un autre?

BÉRALDE. — Par la raison, mon frère, que les ressorts de notre machine sont des mystères jusqu'ici où les hommes ne voient goutte, et que la nature nous a mis au-devant des yeux des voiles trop épais pour y connoître quelque chose.

ARGAN. — Les Médecins ne savent donc rien, à votre compte?

BÉRALDE. — Si fait, mon frère : ils savent la plupart de fort belles humanités, savent parler en beau latin, savent nommer en grec toutes les maladies, les définir et les diviser; mais pour ce qui est de les guérir, c'est ce qu'ils ne savent point du tout.

ARGAN. — Mais toujours faut-il demeurer d'accord que, sur cette matière, les Médecins en savent plus que les autres.

BÉRALDE. — Ils savent, mon frère, ce que je

vous ai dit, qui ne guérit pas de grand'chose; et toute l'excellence de leur art consiste en un pompeux galimatias, en un spécieux babil, qui vous donne des mots pour des raisons, et des promesses pour des effets.

ARGAN. — Mais enfin, mon frère, il y a des gens aussi sages et aussi habiles que vous; et nous voyons que dans la maladie tout le monde a recours aux Médecins.

BÉRALDE. — C'est une marque de la foiblesse humaine, et non pas de la vérité de leur art.

ARGAN. — Mais il faut bien que les Médecins croient leur art véritable, puisqu'ils s'en servent pour eux-mêmes.

BÉRALDE. — C'est qu'il y en a parmi eux qui sont eux-mêmes dans l'erreur populaire, dont ils profitent, et d'autres qui en profitent sans y être. Votre monsieur Purgon, par exemple, n'y fait point de finesse : c'est un homme tout Médecin, depuis la tête jusqu'aux pieds; un homme qui croit à ses règles plus qu'à toutes les démonstrations des mathématiques, et qui croiroit du crime à les vouloir examiner; qui ne voit rien d'obscur dans la médecine, rien de douteux, rien de difficile; et qui, avec une impétuosité de prévention, une roideur de confiance, une brutalité de sens commun et de raison, donne, au travers des purgations et des saignées, et ne balance aucune chose. Il ne lui faut point vouloir mal de tout ce qu'il pourra vous faire, c'est de la meilleure foi du monde qu'il vous expédiera; et il ne fera, en vous tuant, que ce qu'il a fait à sa femme et à ses enfants, et ce qu'en un besoin il feroit à lui-même.

Argan. — C'est que vous avez, mon frère, une dent de lait contre lui. Mais enfin venons au fait. Que faire donc quand on est malade?

Béralde. — Rien, mon frère.

Argan. — Rien?

Béralde. — Rien. Il ne faut que demeurer en repos. La nature, d'elle-même, quand nous la laissons faire, se tire doucement du désordre où elle est tombée. C'est notre inquiétude, c'est notre impatience qui gâte tout, et presque tous les hommes meurent de leurs remèdes et non pas de leurs maladies.

Argan. — Mais il faut demeurer d'accord, mon frère, qu'on peut aider cette nature par de certaines choses.

Béralde. — Mon dieu! mon frère, ce sont pures idées dont nous aimons à nous repaître; et de tout temps il s'est glissé parmi les hommes de belles imaginations, que nous venons à croire parce qu'elles nous flattent, et qu'il seroit à souhaiter qu'elles fussent véritables. Lorsqu'un Médecin vous parle d'aider, de secourir, de soulager la nature, de lui ôter ce qui lui nuit et lui donner ce qui lui manque, de la rétablir et de la remettre dans une pleine facilité de ses fonctions; lorsqu'il vous parle de rectifier le sang, de tempérer les entrailles et le cerveau, de dégonfler la rate, de raccommoder la poitrine, de réparer le foie, de fortifier le cœur, de rétablir et conserver la chaleur naturelle, et d'avoir des secrets pour étendre la vie à de longues années, il vous dit justement le roman de la médecine. Mais quand vous en venez à la vérité et à l'expérience, vous ne trouvez rien de tout cela; et il en est comme de ces beaux songes qui ne vous laissent au réveil que le déplaisir de les avoir crus.

ARGAN. — C'est-à-dire que toute la science du monde est renfermée dans votre tête; et vous voulez en savoir plus que tous les grands Médecins de notre siècle.

BÉRALDE. — Dans les discours et dans les choses, ce sont deux sortes de personnes que vos grands Médecins : entendez-les parler; les plus habiles gens du monde : voyez-les faire; les plus ignorants de tous les hommes.

ARGAN. — Ouais! vous êtes un grand docteur, à ce que je vois; et je voudrois bien qu'il y eût ici quelqu'un de ces messieurs, pour rembarrer vos raisonnements, et rabaisser votre caquet.

BÉRALDE. — Moi, mon frère, je ne prends point à tâche de combattre la médecine; et chacun, à ses périls et fortune, peut croire tout ce qu'il lui plaît. Ce que j'en dis n'est qu'entre nous; et j'aurois souhaité de pouvoir un peu vous tirer de l'erreur où vous êtes, et, pour vous divertir, vous mener voir sur ce chapitre quelqu'une des comédies de Molière.

Argan. — C'est un bon impertinent que votre Molière, avec ses comédies; et je le trouve bien plaisant d'aller jouer d'honnêtes gens comme les Médecins !

Béralde. — Ce ne sont point les Médecins qu'il joue, mais le ridicule de la médecine.

Argan. — C'est bien à lui à faire de se mêler de contrôler la médecine ! Voilà un bon nigaud, un bon impertinent, de se moquer des consultations et des ordonnances, de s'attaquer au corps des Médecins, et d'aller mettre sur son théâtre des personnes vénérables comme ces messieurs-là !

Béralde. — Que voulez-vous qu'il y mette que les diverses professions des hommes ? On y met bien tous les jours les princes et les rois, qui sont d'aussi bonne maison que les Médecins.

Argan. — Par la mort non de diable ! si j'étois que des Médecins, je me vengerois de son impertinence; et quand il sera malade, je le laisserois mourir sans secours. Il auroit beau faire et beau dire, je ne lui ordonnerois pas la moindre petite saignée, le moindre petit lavement; et je lui dirois, Crève, crève, cela t'apprendra une autre fois à te jouer de la faculté.

BÉRALDE. — Vous voilà bien en colère contre lui.

ARGAN. — Oui, c'est un mal avisé; et si les Médecins sont sages, ils feront ce que je dis.

BÉRALDE. — Il sera encore plus sage que vos Médecins, car il ne leur demandera point de secours.

ARGAN. — Tant pis pour lui, s'il n'a point recours aux remèdes.

BÉRALDE. — Il a ses raisons pour n'en point vouloir, et il soutient que cela n'est permis qu'aux gens vigoureux et robustes, et qui ont des forces de reste pour porter les remèdes avec la maladie; mais que, pour lui, il n'a justement de la force que pour porter son mal.

ARGAN. — Les sottes raisons que voilà! Tenez, mon frère, ne parlons point de cet homme-là davantage, car cela m'échauffe la bile, et vous me donneriez mon mal.

Scène VI.

M. PURGON, ARGAN, BÉRALDE, TOINETTE.

M. PURGON. — Je viens d'apprendre là-bas à la porte de jolies nouvelles; qu'on se moque ici de mes ordonnances, et qu'on a fait refus de prendre le remède que j'avois prescrit.

ARGAN. — Monsieur, ce n'est pas.

M. PURGON. — Voilà une hardiesse bien grande, une étrange rebellion d'un malade contre son Médecin !

TOINETTE. — Cela est épouvantable.

M. PURGON. — Un clystère que j'avois pris plaisir à composer moi-même,

ARGAN. — Ce n'est pas moi...

M. PURGON. — Inventé et formé dans toutes les règles de l'art.

TOINETTE. — Il a tort.

M. PURGON. — Et qui devoit faire dans des entrailles un effet merveilleux.

ARGAN. — Mon frère.

M. PURGON. — Le renvoyer avec mépris.

ARGAN, *montrant Béralde.* — C'est lui.

M. PURGON. — C'est une action exorbitante.

TOINETTE. — Cela est vrai.

M. PURGON. — Un attentat énorme contre la médecine.

ARGAN, *montrant Béralde.* — Il est cause...

M. PURGON. — Un crime de lèze-faculté, qui ne se peut assez punir.

TOINETTE. — Vous avez raison.

M. PURGON. — Je vous déclare que je romps commerce avec vous.

Argan. — C'est mon frère...

M. Purgon. — Que je ne veux plus d'alliance avec vous.

Toinette. — Vous ferez bien.

M. Purgon. — Et que, pour finir toute liaison avec vous, voilà la donation que je faisois à mon neveu en faveur du mariage.

Argan. — C'est mon frère qui a fait tout le mal.

M. Purgon. — Mépriser mon clystère!

Argan. — Faites-le venir, je m'en vais le prendre.

Purgon. — Je vous aurois tiré d'affaire avant qu'il fût peu.

Toinette. — Il ne le mérite pas.

M. Purgon. — J'allois nettoyer votre corps et en évacuer entièrement les mauvaises humeurs.

Argan. — Ah! mon frère!

M. Purgon. — Et je ne voulois plus qu'une douzaine de médecines pour vider le fond du sac.

Toinette. — Il est indigne de vos soins.

M. Purgon. — Mais puisque vous n'avez pas voulu guérir par mes mains.

Argan. — Ce n'est pas ma faute.

M. Purgon. — Puisque vous vous êtes soustrait de l'obéissance que l'on doit à son Médecin.

TOINETTE. — Cela crie vengeance.

M. PURGON. — Puisque vous vous êtes déclaré rebelle aux remèdes que je vous ordonnois.

ARGAN. — Hé! point du tout.

M. PURGON. — J'ai à vous dire que je vous abandonne à votre mauvaise constitution, à l'intempérie de vos entrailles, à la corruption de votre sang, à l'âcreté de votre bile, et à la féculence de vos humeurs.

TOINETTE. — C'est fort bien fait.

ARGAN. — Mon Dieu!

M. PURGON. — Et je veux qu'avant qu'il soit quatre jours vous deveniez dans un état incurable.

ARGAN. — Ah! miséricorde!

M. PURGON. — Que vous tombiez dans la bradypepsie.

ARGAN. — Monsieur Purgon!

M. PURGON. — De la bradypepsie dans la dyspepsie.

ARGAN. — Monsieur Purgon!

M. PURGON. — De la dyspepsie dans l'apepsie.

ARGAN. — Monsieur Purgon!

M. PURGON. — De l'apepsie dans la lienterie.

ARGAN. — Monsieur Purgon!

M. PURGON. — De la lienterie dans la dyssenterie.

ARGAN. — Monsieur Purgon!

M. PURGON. — De la dyssenterie dans l'hydropisie.

ARGAN. — Monsieur Purgon!

M. PURGON. — Et de l'hydropisie dans la privation de la vie, où vous aura conduit votre folie....

Scène XIV.

TOINETTE, *en Médecin.* — Monsieur, je vous demande pardon de tout mon cœur.

ARGAN, *bas, à Béralde.* — Cela est admirable.

TOINETTE. — Vous ne trouverez pas mauvais, s'il vous plaît, la curiosité que j'ai eue de voir un illustre malade comme vous êtes; et votre réputation, qui s'étend partout, peut excuser la liberté que j'ai prise.

ARGAN. — Monsieur, je suis votre serviteur.

TOINETTE. — Je vois, monsieur, que vous me regardez fixement. Quel âge croyez-vous bien que j'aie?

ARGAN. — Je crois que tout au plus vous pouvez avoir vingt-six ou vingt-sept ans.

TOINETTE. — Ah! ah! ah! ah! ah! J'en ai quatre-vingt-dix.

Argan. — Quatre-vingt-dix!

Toinette. — Oui. Vous voyez un effet des secrets de mon art, de me conserver ainsi frais et vigoureux.

Argan. — Par ma foi, voilà un beau jeune vieillard pour quatre-vingt-dix ans.

Toinette. — Je suis Médecin passager qui vais de ville en ville, de province en province, de royaume en royaume, pour chercher d'illustres matières à ma capacité, pour trouver des malades dignes de m'occuper, capables d'exercer les grands et beaux secrets que j'ai trouvés dans la médecine. Je dédaigne de m'amuser à ce menu fatras de maladies ordinaires, à ces bagatelles de rhumatismes et fluxions, à ces fiévrotes, à ces vapeurs et à ces migraines. Je veux des maladies d'importance, de bonnes fièvres continues avec des transports au cerveau, de bonnes fièvres pourprées, de bonnes pestes, de bonnes hydropisies formées, de bonnes pleurésies avec des inflammations de poitrine; c'est là que je me plais, c'est là que je triomphe; et je voudrois, monsieur, que vous eussiez toutes les maladies que je viens de dire, que vous fussiez abandonné de tous les Médecins, désespéré, à l'agonie, pour vous montrer l'excellence de mes remèdes, et l'envie que j'aurois de vous rendre service.

Argan. — Je vous suis obligé, monsieur, des bontés que vous avez pour moi.

Toinette. — Donnez-moi votre pouls. Allons donc, que l'on batte comme il faut. Ah ! je vous feroi bien aller comme vous devez. Ouais ! ce pouls-là fait l'impertinent. Je vois bien que vous ne me connoissez pas encore. Qui est votre Médecin ?

Argan. — Monsieur Purgon.

Toinette. — Cet homme-là n'est point écrit sur mes tablettes entre les grands Médecins. De quoi dit-il que vous êtes malade ?

Argan. — Il dit que c'est du foie, et d'autres disent que c'est de la rate.

Toinette. — Ce sont tous des ignorants; c'est du poumon que vous êtes malade.

Argan. — Du poumon ?

Toinette. — Oui. Que sentez-vous ?

Argan. — Je sens de temps en temps des douleurs de tête.

Toinette. — Justement, le poumon.

Argan. — Il me semble parfois que j'ai un voile devant les yeux.

Toinette. — Le poumon.

Argan. — J'ai quelquefois des maux de cœur.

Toinette. — Le poumon.

Argan. — Je sens parfois des lassitudes par tous les membres.

Toinette. — Le poumon.

ARGAN. — Et quelquefois il me prend des douleurs dans le ventre, comme si c'étoient des coliques.

TOINETTE. — Le poumon. Vous avez appétit à ce que vous mangez?

ARGAN. — Oui, monsieur.

TOINETTE. — Le poumon. Vous aimez à boire un peu de vin?

ARGAN. — Oui, monsieur.

TOINETTE. — Le poumon. Il vous prend un petit sommeil après le repas, et vous êtes bien aise de dormir?

ARGAN. — Oui, monsieur.

TOINETTE. — Le poumon, le poumon, vous dis-je. Que vous ordonne votre Médecin pour votre nourriture?

ARGAN. — Il m'ordonne du potage.

TOINETTE. — Ignorant!

ARGAN. — De la volaille.

TOINETTE. — Ignorant!

ARGAN. — Du veau.

TOINETTE. — Ignorant!

ARGAN. — Des bouillons.

TOINETTE. — Ignorant!

ARGAN. — Des œufs frais.

TOINETTE. — Ignorant!

Argan. — Et le soir de petits pruneaux pour lâcher le ventre.

Toinette. — Ignorant!

Argan. — Et sur-tout de boire mon vin fort trempé.

Toinette. — *Ignorantus, ignoranta, ignorantum!* Il faut boire votre vin pur; et pour épaissir votre sang qui est trop subtil, il faut manger de bon gros bœuf, de bon gros porc, de bon fromage de Hollande, du gruau et du riz, et des marrons et des oublies, pour coller et conglutiner. Votre Médecin est une bête. Je veux vous en envoyer un de ma main, et je viendroi vous voir de temps en temps, tandis que je seroi en cette ville.

Argan. — Vous m'obligerez beaucoup.

Toinette. — Que diantre faites-vous de ce bras-là?

Argan. — Comment?

Toinette. — Voilà un bras que je me ferois couper tout à l'heure, si j'étois que de vous.

Argan. — Et pourquoi?

Toinette. — Ne voyez-vous pas qu'il tire à soi toute la nourriture, et qu'il empêche ce côté-là de profiter?

Argan. — Oui; mais j'ai besoin de mon bras.

Toinette. — Vous avez là aussi un œil droit

que je me ferois crever, si j'étois en votre place.

Argan. — Crever un œil?

Toinette. — Ne voyez-vous pas qu'il incommode l'autre, et lui dérobe sa nourriture? Croyez-moi; faites-vous-le crever au plus tôt, vous en verrez plus clair de l'œil gauche.

Argan. — Ce n'est pas pressé.

Toinette. — Adieu; je suis fâché de vous quitter sitôt; mais il faut que je me trouve à une grande consultation qui se doit faire pour un homme qui mourut hier.

Argan. — Pour homme qui mourut hier?

Toinette. — Oui, pour aviser et voir ce qu'il auroit fallu lui faire pour le guérir. Jusqu'au revoir.

Argan. — Vous savez que les malades ne reconduisent point.

Scène XV.

Béralde. — Voilà un Médecin, vraiment, qui paroît fort habile.

Argan. — Oui; mais il y va un peu bien vite.

Béralde. — Tous les grands Médecins sont comme cela.

Argan. — Me couper un bras et me crever

un œil, afin que l'autre se porte mieux! J'aime bien mieux qu'il ne se porte pas si bien. La belle opération de me rendre borgne et manchot!...

Scène XXII.

BÉRALDE. — Mais, mon frère, il me vient une pensée : faites-vous Médecin vous-même. La commodité sera encore plus grande d'avoir en vous tout ce qu'il vous faut.

TOINETTE. — Cela est vrai. Voilà le vrai moyen de vous guérir bientôt; et il n'y a point de maladie si osée que de se jouer à la personne d'un Médecin.

ARGAN. — Je pense, mon frère, que vous vous moquez de moi. Est-ce que je suis en âge d'étudier?

BÉRALDE. — Bon, étudier! vous êtes assez savant; et il y en a beaucoup parmi eux qui ne sont pas plus habiles que vous.

ARGAN. — Mais il faut savoir bien parler latin, connoître les maladies et les remèdes qu'il y faut faire.

BÉRALDE. — En recevant la robe et le bonnet de Médecin, vous apprendrez tout cela; et vous serez après plus habile que vous ne voudrez.

ARGAN. — Quoi! l'on sait discourir sur les maladies quand on a cet habit-là?

BÉRALDE. — Oui. L'on n'a qu'à parler avec

une robe et un bonnet, tout galimatias devien savant, et toute sottise devient raison.

TOINETTE. — Tenez, monsieur, quand il n'y auroit que votre barbe, c'est déjà beaucoup : et la barbe fait plus de la moitié d'un Médecin.

CLÉANTE. — En tout cas, je suis prêt à tout.

BÉRALDE, *à Argan.* — Voulez-vous que l'affaire se fasse tout à l'heure?

ARGAN. — Comment! tout à l'heure?

BÉRALDE. — Oui, et dans votre maison.

ARGAN. — Dans ma maison?

BÉRALDE. — Oui, je connois une faculté de mes amies qui viendra tout à l'heure en faire la cérémonie dans votre salle. Cela ne vous coûtera rien.

ARGAN. — Mais, moi, que dire? que répondre?

ARGAN. — On vous instruira en deux mots, et l'on vous donnera par écrit ce que vous devez dire. Allez-vous-en vous mettre en habit décent. Je vais les envoyer querir.

ARGAN. — Allons, voyons cela....

Troisième Intermède.

DEUXIÈME ENTRÉE DE BALLET.

Marche de la Faculté de Médecine au son des Instruments.

Les porte-seringues, représentant les massiers, entrent les premiers. Après eux viennent, deux à deux, les apothicaires avec des mortiers, les chirurgiens et les docteurs qui vont se placer aux deux côtés du théâtre. Le président monte dans une chaire qui est au milieu; et Argan, qui doit être reçu docteur, se place dans une chaire plus petite, qui est au-devant de celle du président.

LE PRÉSIDENT.

Savantissimi doctores
Medicinæ professores,
Qui hic assemblati estis,
Et vos altri messiores,
Sententiaruum facultatis
Fideles executores,
Chirurgiani et apothicari,
Atque tota compania aussi,
Salus, honor, et argentum,
Atque bonum apperitum.

Non possum, docti confreri,
En moi satis admirari
Qualis bona inventio
Est medici professio,
Quam bella chosa est et bene trovata
Medicina illa benedicta,
Quæ, suo nomino solo,
Surprenanti miraculo,
Depuis si longo tempore,
Facit à gogo vivere
Tant de gens omni genere.

Per totam terram videmus
Grandam vogam ubi sumus,
Et quod grandes et petiti
Sunt de nobis infatuti.
Totus mundus, currens ad nostros remedios,
Nos regardat sicut deos,
Et nos ordonnanciis
Principes et reges soumissos videtis.

Doncque il est nostræ sapientiæ,
Boni sensûs atque prudentiæ,

De fortement travaillare
A nos bene conservare
In tali credito, voga, et honore,
Et prendere gardam à non recevere
In nostro docto corpore
Quam personas capabiles,
Et totas dignas remplire
Has plaças honorabiles.

C'est pour cela que nunc convocati estis,
Et credo quod trovabitis
Dignam matieram medici
In savanti homine que voici;
Lequel in chosis omnibus
Dono ad interrogandum,
Et à fond examinandum
Vestris capacitatibus.

PREMIER DOCTEUR.

Si mihi licentiam dat dominus præses,
Et tanti docti doctores,
Et assistantes illustres,
Très savanti bacheliero
Quem estimo et honoro,
Domandabo causam et rationem quare
Opium facit dormire.

ARGAN.

Mihi a docto doctore
Domandatur causam et rationem quare
Opium facit dormire.
A quoi respondeo,
Quia est in eo
Virtus dormitiva,
Cujus est natura
Sensus assoupire.

CHŒUR.

Bene, bene, bene, bene respondere!

Dignus, dignus est intrare
In nôstro docto corpore.
Bene, bene respondere!

SECOND DOCTEUR.

Cum permissione domini præsidis,
Doctissimæ facultatis,
Et totius his nostris actis
Companiæ assistantis,
Domandabo tibi, docte bacheliere,
Quæ sunt remedia
Quæ in maladia
Dite hydropisia
Convenit facere.

ARGAN.

Clysterium donare,
Postea seignare,
Ensuita purgare.

CHŒUR.

Bene, bene, bene, bene respondere!
Dignus, dignus est intrare
In nostro doctro corpore.

TROISIÈME DOCTEUR.

Si bonum semblatur domino præsidi,
Doctissimæ facultati,
Et companiæ præsenti,
Domandabo tibi, docte bacheliere,
Quæ remedia eticis,
Pulmonicis atque asmaticis,
Trovas à propos facere.

ARGAN.

Clysterium donare,
Postea seignare,
Ensuita purgare.

CHŒUR.

Bene, bene, bene, bene respondere!
Dignus, dignus est intrare
In nostro docto corpore.

QUATRIÈME DOCTEUR.

Super illas maladias
Doctus bachelierus dixit maravillas;
Mas si non ennuyo dominum præsidem,
Doctissimam facultatem,
Et totam honorabilem
Companiam ecoutantem,
Faciam illi unam quæstionem.
Dès hiero maladus unus
Tombavit in meas manus;
Habet grandam fievram cum redoublamentis,
Grandam dolorum capitis
Et grandum malum au côté,
Cum granda difficultate
Et pena à respirare,
Veillas mihi dire,
Docte bacheliere,
Quid illi facere?

ARGAN.

Clysterium donare,
Postea seignare,
Ensuita purgare.

CINQUIÈME DOCTEUR.

Mais si maladia
Opiniatria
Non vult se garire,
Quid ille facere?

ARGAN.

Clysterium donare,
Postea seignare,

Ensuita purgare;
Reseignare, repurgare, et reclysterisare.

CHŒUR.

Bene, bene, bene, bene respondere!
Dignus, dignus est intrare
In nostro docto corpore.

LE PRÉSIDENT, *à Argan.*

Juras gardare statuta
Per facultatem præscripta
Cum sensu et jugeamento?

ARGAN.

Juro.

LE PRÉSIDENT.

Essere in omnibus
Consultationibus
Ancieni aviso,
Aut bono
Aut mauvaiso?

ARGAN.

Juro.

LE PRÉSIDENT.

De non jamais te servire
De remediis aucunis,
Quàm de ceux seulement doctæ facultatis.
Maladus dût-il crevare
Et mori de suo malo?

ARGAN.

Juro.

LE PRÉSIDENT.

Ego, cum isto boneto

Venerabili et docto,
Dono tibi et concedo
Virtutem et puissanciam
Medicandi,
Purgandi
Seignandi,
Perçandi,
Taillandi,
Coupandi,
Et occidendi,
Impune per totam terram.

TROISIÈME ENTRÉE DE BALLET.

Les Chirurgiens et les Apothicaires viennent faire la révérence en cadence à Argan.

ARGAN.

Grandes doctores doctrinæ
De la rhubarbe et du séné,
Ce seroit sans doute à moi chosa folla,
Inepta et ridicula,
Si j'alloibam m'engageare
Vobis louangeas donare,
Et entreprenoibam adjoutare
Des lumieras au soleilo,
Et des étoilas au cielo,
Des ondas à l'oceano,
Et des rosas au printano.
Agreate qu'avec uno moto
Pro toto remercimento
Randam gratiam corpori tam docto.
Vobis, vobis debeo
Bien plus qu'à naturæ et qu'à patri meo!
Natura et pater meus
Hominem me habent factum;
Mais vos me, ce qui est bien plus,
Avetis factum medicum :
Honor, favor, et gratia,
Qui in hoc corde que voilà

Imprimant ressentimenta
Qui dureront in secula.

CHŒUR.

Vivat, vivat, vivat, vivat, cent fois vivat,
Novus doctor qui tam bene parlat!
Mille, mille annis, et manget, et bibat,
Et seignet, et tuat!

QUATRIÈME ENTRÉE DE BALLET.

Tous les Chirurgiens et les Apothicaires dansent au son des instruments et des voix, et des battements de mains et des mortiers d'apothicaires.

PREMIER CHIRURGIEN.

Puisse-t-il voir doctas
Suas ordonnancias
Omnium chirurgorum
Et apothicarum
Remplire boutiquas!

CHŒUR.

Vivat, vivat, vivat, vivat, cent fois vivat,
Novus doctor qui tam bene parlat!
Mille, mille annis, et manget, et bibat,
Et seignet, et tuat!

SECOND CHIRURGIEN.

Puissent toti anni
Lui essere boni
Et favorabiles,
Et n'habere jamais
Quàm pestas, verolas,
Fievras, pleuresias,
Fluxus de sang, et dyssenterias!

CHŒUR.

Vivat, vivat, vivat, vivat, cent fois vivat,

Novus doctor qui tam bene parlat!
Mille, mille annis, et manget, et bibat,
Et seignet, et tuat!

CINQUIÈME ET DERNIÈRE ENTRÉE DE BALLET.

Pendant que le dernier chœur se chante, les Médecins, les Chirurgiens et les Apothicaires sortent tous, selon leur rang en cerémonie, comme ils sont entrés.

—

LA JALOUSIE DU BARBOUILLÉ (1)

Scène première.

LE BARBOUILLÉ. — ... Ma foi, je m'y suis mépris. A cause qu'il est vêtu comme un Médecin, j'ai cru qu'il lui falloit parler d'argent.

—

LE MÉDECIN VOLANT (2)

Scène II.

VALÈRE. — C'est qu'il faut que tu contrefasses le Médecin...

(1) Cette farce et la suivante ont été attribuées à Molière. Il en fit d'autres, empruntées à la comédie italienne : *Le Docteur pédant, Le Doctenr amoureux, Les trois Docteurs rivanx,* dont il ne reste que les titres.

(2) Du temps de Molière, on représenta au moins sept pièces sous ce titre et dont le sujet était tiré d'une farce italienne, *Arlichino medico volante.* Le nombre même de ces pièces et leur ressemblance expliquent la faveur que le public accordait aux plaisanteries sur les médecins, et le soin de Molière à se conformer au goût de son siècle, en exploitant une mine si riche en succès. Toutes ces pièces sont calquées les unes sur

SGANARELLE. — Hé! mon Dieu, monsieur, ne soyez pas en peine; je vous réponds que je feroi aussi bien mourir une personne qu'aucun Médecin qui soit dans la ville. On dit un proverbe, d'ordinaire : « Après la mort le Médecin »; mais vous verrez que, si je m'en mêle, on dira : « Après le Médecin gare la mort! »...

Scène IV.

GORGIBUS, *père de Lucile.* — Très-humble serviteur à monsieur le Médecin. Je vous envoie quérir pour voir ma fille qui est malade; je mets toute mon espérance en vous.

SGANARELLE. — Hippocrate dit, et Galien, par vives raisons, persuade qu'une personne ne se porte pas bien quand elle est malade. Vous avez raison de mettre votre espérance en moi; car je suis le plus grand, le plus habile, le plus docte Médecin qui soit dans la Faculté végétable, sensitive et minérale.

GORGIBUS. — J'en suis fort ravi.

SGANARELLE. — Ne vous imaginez pas que je sois un Médecin ordinaire, un Médecin du commun. Tous les autres Médecins ne sont, à

les autres, comme on le verra par les extraits que nous donnons des trois principales : la première, attribuée à Molière, aurait été jouée par lui en province, entre 1659 et 1664, mais n'est probablement qu'un habile pastiche; la seconde, de Boursault, fut représentée en 1661, et la troisième, d'un auteur anonyme, fut donnée à l'ancien Théâtre-Italien en 1667.

mon égard, que des avortons de Médecins. J'ai des talents particuliers, j'ai des secrets. Salamalec, Salamalec. « *Rodrigue as-tu du cœur ? — Signor, si ; signor, non. Per omnia sæcula sæculorum.* » Mais encore voyons un peu.

SABINE, *cousine de Lucile.* — Eh ! ce n'est pas lui qui est malade, c'est sa fille.

SGANARELLE. — Il n'importe : le sang du père et de la fille ne sont qu'une même chose ; et par l'altération de celui du père, je puis connoître la maladie de la fille. Monsieur Gorgibus, y auroit-il moyen de voir de l'urine de l'égrotante ?

GORGIBUS. — Oui-dà ; Sabine, vite allez quérir de l'urine de ma fille (*Sabine sort.*) Monsieur le Médecin, j'ai grand'peur qu'elle ne meure.

SGANARELLE. — Ah ! qu'elle s'en garde bien ! il ne faut pas qu'elle s'amuse à se laisser mourir sans l'ordonnance du Médecin. (*Sabine rentre.*) Voilà de l'urine qui marque grande chaleur, grande inflammation dans les intestins, elle n'est pas tant mauvaise pourtant.

GORGIBUS. — Eh quoi, Monsieur, vous l'avalez ?

SGANARELLE — Ne vous étonnez pas de cela : les Médecins d'ordinaire se contentent de la regarder ; mais, moi qui suis un Médecin hors du commun, je l'avale, parce qu'avec le goût je discerne mieux la cause et les suites de la maladie; mais, à vous dire la vérité, il y en avoit trop peu pour avoir un bon jugement : qu'on la fasse encore pisser.

SABINE *sort et revient.* — J'ai bien eu de la peine à la faire pisser.

SGANARELLE. — Que cela ! Voilà bien de quoi ! Faites-la pisser copieusement, copieusement. Si toutes les malades pissent de la sorte, je veux être Médecin toute ma vie.

SABINE *sort et revient.* — Voilà tout ce qu'on peut avoir : elle ne peut pas pisser davantage.

SGANARELLE. — Quoi ! monsieur Gorgibus, votre fille ne pisse que des gouttes ? Voilà une pauvre pisseuse que votre fille; je vois bien qu'il faudra que je lui ordonne une potion pissatrice. N'y auroit-il pas moyen de voir la malade ?

SABINE. — Elle est levée ; si vous voulez, je la feroi venir...

Scène V.

SGANARELLE. — Hé bien ! mademoiselle, vous êtes malade ?

LUCILE. — Oui, monsieur.

SGANARELLE. — Tant pis, c'est une marque que vous ne vous portez pas bien. Sentez-vous de grandes douleurs, à la tête, aux reins ?

LUCILE. — Oui, monsieur.

Sganarelle. — C'est fort bien fait. Oui, ce grand Médecin, au chapitre qu'il a fait de la nature des animaux, dit... cent belles choses; et, comme les humeurs qui ont de la connexité, ont beaucoup de rapport; car, par exemple, comme la mélancolie est ennemie de la joie, et que la bile qui se répand par le corps nous fait devenir jaunes, et qu'il n'est rien plus contraire à la santé que la maladie, nous pouvons dire, avec ce grand homme, que votre fille est fort malade. Il faut que je vous fasse une ordonnance.

Gorgibus. — Vite une table, du papier, de 'encre.

Sganarelle. — Y a-t-il quelqu'un qui sache écrire ?

Gorgibus. — Est-ce que vous ne le savez point ?

Sganarelle. — Ah ! je ne m'en souvenois pas; j'ai tant d'affaires dans la tête, que j'oublie la moitié... Je crois qu'il seroit nécessaire que votre fille prît un peu l'air, qu'elle se divertît à la campagne...

Scène VIII.

L'Avocat. — Vous n'êtes pas de ces Médecins qui ne s'appliquent qu'à la médecine qu'on appelle rationale ou dogmatique, et je crois que vous l'exercez tous les jours avec beaucoup de succès, *experientia magistra rerum*. Les premiers hommes qui firent profession de la médecine furent tellement estimés d'avoir cette belle science, qu'on les mit au nombre des dieux pour les belles cures qu'ils faisoient tous les jours. Ce n'est pas qu'on doive mépriser un Médecin qui n'auroit pas rendu la santé à son malade, puisqu'elle ne dépend pas absolument de ses remèdes, ni de son savoir; *interdum doctâ plus valet arte malum*. Monsieur, j'ai peur de vous être importun : je prends congé de vous, dans l'espérance que j'ai qu'à la première vue j'auroi l'honneur de converser avec vous avec plus de loisir, vos heures vous sont précieuses. (*L'avocat sort.*)

GORGIBUS. — Que vous semble de cet homme-là ?

SGANARELLE. — Il sait quelque petite chose. S'il fût demeuré tant soit peu davantage, je l'allais mettre sur une matière sublime et relevée. Cependant je prends congé de vous. (*Gorgibus lui donne de l'argent.*) Hé ! que voulez-vous faire?

GORGIBUS. — Je sais bien ce que je vous dois.

SGANARELLE. — Vous moquez-vous, monsieur Gorgibus ? Je n'en prendrai pas, je ne suis pas un homme mercenaire. (*Il prend l'argent.*) Votre très humble serviteur...

—

LE MÉDECIN VOLANT (1)

Comédie burlesque en un acte.

Scène VII.

FERNAND.

Si j'osois vous prier.

CRISPIN, *déguisé en Médecin.*

De quoi? Parlez.

FERNAND.

De voir
Une fille que j'ai, que chacun désespère...

CRISPIN.

Tant pis; l'a-t-on fait voir à quelque Médecin?

FERNAND.

Nullement.

CRISPIN.

Elle a donc quelque mauvais dessein,
Puisqu'elle veut mourir sans aucune ordonnance;
De ces sortes de maux notre Ecole s'offense :
Quand un homme se trouve en état de périr,
Toujours un Médecin doit l'aider à mourir;
Et c'est faire éclater des malices énormes,
Que vouloir refuser de mourir dans les formes.
Instruisez votre fille, et lui dites du moins
Pour mourir comme il faut, qu'elle attende mes soins...

Scène VIII.

CRISPIN.

..... Médecin, ma soutane le montre.

(1) De Boursault.

Mais sans perdre ma peine à prouver qui je suis,
Par ma seule doctrine aisément je le puis.
De la fille égrotante apportez de l'urine...

Scène IX.

LISE, *avec de l'urine.*

En voilà.

CRISPIN.

Voyez-vous comme elle est enflammée.
Mauvois signe.

FERNAND.

O bons Dieux! il en boit.

CRISPIN, *après avoir bu.*

Je crois bien.
Mais qui boit pour si peu, ne comprend jamais rien.
Allez-en quérir d'autre.

FERNAND, *à Lise.*

Allez vite. (*Lise sort.*)

CRISPIN.

Mon Prince,
Assez d'autres Docteurs d'une étoffe plus mince
Se seroient contentés du rapport de leurs yeux;
Mais à croire sa langue on en juge bien mieux :
Bois-Robert nous enseigne en sa belle Plaideuse
Que le goût est solide, et la vue est trompeuse;
Et qu'un grand Médecin quand il fait ce qu'il doit,
Il sent mieux une chose à la langue qu'au doigt.

FERNAND.

A ces fortes raisons je n'ai point de réplique.

Scène X.

LISE, *avec un peu d'urine.*

A pisser comme il faut ma maitresse s'applique,
Monsieur; et cependant je n'en ai qu'un filet,
Voyez.

CRISPIN.

Pauvre pisseuse!

Après avoir bu, il dit :

Allez au robinet
En tirer.

LISE.

Mais, Monsieur.

CRISPIN.

Mais que cette pisseuse
Fasse une ample pissée, et qui soit copieuse,
Copieuse.

LISE.

Ma foi ma maitresse ne peut;
On n'a pas le pouvoir de pisser quand on veut.

Scène XI.

CRISPIN, *à Lucresse, fille de Fernand.*

..... Je lui trouve un passable visage;
Serviteur, si pour vous nos remèdes sont vains,
Vous aurez le plaisir de mourir par mes mains;
Consolez-vous.

LUCRESSE.

Hélas!

CRISPIN.

Votre bras, que je tâte

Si pour vous il est vrai que la mort ait si hâte;
Donnez, dis-je.

Au lieu de prendre le bras de Lucresse, il prend celui de son père.

Tu Dieu! comme il bat, votre poux!
J'aurois bien de la peine à répondre de vous,
Et votre maladie est sans doute mortelle;
Prenez-y garde.

FERNAND.

O Dieux! quelle triste nouvelle!
Je suis donc bien malade, ô Monsieur!

CRISPIN.

Vous, pourquoi?

FERNAND.

Vous n'avez pris le bras à personne qu'à moi.

CRISPIN.

Et cela vous étonne? Une tendresse extrême
Rend la fille le père, et le père elle-même :
Entre eux deux la nature est propice à tel point,
Que le sort les sépare, et le sang les rejoint;
Etant vrai que l'enfant est l'ouvrage du père,
Sa douleur sur lui-même aisément réverbère
Et le sang l'un de l'autre est si fort dépendant,
Que l'enfant met le père en un trouble évident...

Scène XIII.

CRISPIN.

..... Mais adieu, je vous quitte.
Je verrai votre fille ou ce soir ou demain.

FERNAND *lui veut donner de l'argent.*

Monsieur.

CRISPIN.

Ah!

FERNAND.

Recevez ces louis de ma main.

CRISPIN.

Je n'ai garde.

FERNAND.

Prenez, je vous dois récompense,

Monsieur.

CRISPIN.

Je ne suis pas un marchand de science.

FERNAND.

Hé de grâce.

CRISPIN.

Non, non; je vous suis serviteur.

(Il sort.)

Scène XIV.

FERNAND *seul.*

Que cet homme est habile, et qu'il est grand Docteur!
Ne point prendre d'argent pour des choses si bonnes!
Il ne ressemble pas à ces tueurs de personnes,
Ces méchans Médecins, qui par un triste sort,
En curant notre bourse, enrichissent la mort.

—

MEDECINE VOLANTE (1667) (1)

Comédie en trois actes.

Arlequin joue le rôle de Médecin, il est

(1) *Histoire de l'ancien Théâtre-Italien*, par Gueullette, 1753.

accompagné d'Octave, qui est vêtu de noir, et passe pour un de ses élèves. Ce prétendu Médecin tient un paquet de papiers dans sa main, et dit en entrant « au moins que mes malades ne s'avisent pas de mourir avant que je leur aye rendu ma visite. »

Pantalon paroît, Arlequin fait lazzi, d'épouvante; et dit ensuite à Pantalon : « Vous avez, Monsieur, apparemment entendu parler de ma capacité ? »

Pantalon demande quelle est sa profession ? Octaye prend la parole et répond que c'est le plus habile et le plus employé Médecin qui soit à dix lieues à la ronde.

PANTALON. — Et quel est votre nom ?

ARLEQUIN. — Le Médecin Olivatre, surnommé Tête d'Ane.

PANTALON. — Ma fille est malade, Monsieur je me flate que vous la guérirez.

ARLEQUIN. — Sans doute. Avez-vous jamais lu cet aphorisme d'Hippocrate, qui dit, *Gutta cavat lapidem*. L'eau qui tombe goutte à goutte perce le plus dur rocher ? Je tomberai goutte à goutte sur votre fille, et par le moyen de ce remède anodin, je lui procurerai une guérison certaine.

PANTALON. — Oh ! Monsieur, cela n'opérera pas; je compte que ma fille est *opilata* (opilée.)

ARLEQUIN. — Ou Pilate ou Cayphe, je la guérirai, vous dis-je. (*Il tâte le pouls de Pantalon.*)

Mais, Monsieur, vous me paroissez être fort mal.

Pantalon. — Vous vous trompez, Monsieur le Médecin, c'est ma fille qui est malade, et non pas moi.

Arlequin. — N'avez-vous jamais lu la loi *Scotia*, sur la puissance paternelle, qui dit, *Tel est le père, tels sont les enfans*. Votre fille n'est-elle pas votre chair, et votre sang.

Pantalon. — Oui, Monsieur.

Arlequin. — Eh bien ! le sang de votre fille étant échauffé, altéré, le vôtre le doit être aussi.

Pantalon. — Le raisonnement est spécieux... mais...

Arlequin, *à Eularia qui entre.* — Comment vous appelez-vous ?

Eularia. — Eularia, je me sens l'estomach plein.

Arlequin. — Je voudrois être de même. Comment va l'appétit ?

Eularia. — J'en ai fort peu.

Arlequin. — Et moi beaucoup.

Eularia. — Je vous dis, Monsieur, que j'ai l'estomach chargé.

Arlequin. — Eh bien ! prenez pour cela un empan de racine d'âne. Galien dit que ce remède est bon pour votre santé.

Eularia. — Je ressens une extrême melancholie.

Arlequin. — Cela se passera, mais comment va le ventre? les matières sont-elles dures ou liquides! Hippocrate dit que lorsqu'on a le cours de ventre on a la foire. Avez-vous des battements de cœur?

Eularia. — Oui, Monsieur.

Arlequin. — Cela marque que vous avez le cœur cangréné. Mais cela ne sera rien : pour vous guérir il faut prendre six onces d'eau rose en poudre et trois onces de limaille de cornes de limaçons : vous en ferez un onguent dont vous vous frotterez.

Eularia. — En quel endroit?

Arlequin. — Où il vous plaira; mais il faut que je voye de l'urine de la malade. Madame, sçavez-vous uriner? je vois bien que la maladie de Madame vient d'opilation : eh bien! il faut qu'elle fasse une petite promenade à pied, comme vous pourriez dire d'ici à Lyon, etc.

Eularia rentre: Diamantine sa suivante arrive un moment après et apporte de l'urine dans un verre, ajoûtant que sa maîtresse est plus mal. Arlequin porte le verre où est l'urine à son nez, et dit, si la chair est d'aussi bon goût que le bouillon, j'en voudrois bien une tranche. Ensuite il boit l'urine, la souffle au nez de Pantalon, et fait différens lazzi. Pantalon au reste est si satisfait du Médecin qu'il veut lui donner de l'argent. Arlequin le refuse et en s'en allant il tend la main, pour le recevoir. Pantalon y met trois écus : y a-t-il encore de l'argent dans la bourse, lui demande Arlequin, oui monsieur, répond le vieillard : sans autre façon Arlequin prend la bourse, la met dans sa poche et finit le premier acte par une scène de fantaisie.

Second acte.

Le Capitan et Trivelin viennent consulter le prétendu Médecin : Monsieur, lui dit ce dernier, voudriez-vous bien me dire pourquoi vous sentez si mauvois ? C'est apparemment ma barbe qui a cette forte odeur, répond Arlequin : mais, ajoûte-t-il, je parie que vous n'en devinez pas la raison ? c'est, continue-t-il, que lorsqu'un malade fait un pet, il ne manque pas de dire aussi-tôt c'est pour la barbe du Médecin. Ainsi il faut que ce matin mes malades m'en ayent envoyé beaucoup dans ma barbe.

Le Capitan demande ensuite un remède pour le mal de dents. Prenez, dit Arlequin, du poivre, de l'ail, et du vinaigre, et frottez-vous-en le derrière, cela vous fera oublier votre mal.

Lorsque le Capitan est prêt à sortir, Arlequin le rappelle, Monsieur, Monsieur, dit-il, j'oubliois le meilleur ; prenez une pomme, coupez-la en quatre parties égales : mettez un des quartiers dans votre bouche : et ensuite tenez-vous ainsi la tête dans un four, jusqu'à ce que la pomme soit cuite, et je réponds que votre ma de dents se trouvera guéri.

On peut remarquer aisément dans cette pièce plusieurs endroits de la comédie du *Médecin malgré lui* de M. Molière.

*
* *

ÉPIGRAMMES CONTRE MOLIÈRE

STANCES SUR SA MORT

Dans le même temps que mourut
Ce grand, cet illustre Molière,
On dit que la Parque voulut
Lui donner un Apoticaire.

Un Médecin mourut aussi,
D'une science assez profonde :
Un Procureur en fit ainsi,
Allant plaider dans l'autre monde.

Voilà de bonnes gens ensemble,
Un Procureur, un Médecin,
Un Apoticaire; et me semble
Que Molière est le passe-fin.

Le Médecin voyant Molière,
Lui dit d'un ton de goguenard :
Hé bien, Malade imaginaire,
Vous voilà pris comme un renard.

Survint aussi l'Apoticaire,
Qui lui dit, mais d'un ton plus doux :
Si vous aviez pris un clystère,
Vous ne seriez point avec nous.

Le Procureur prit la parole,
Et lui dit, parlant de tous deux
Ils ont joué si bien leur rôle,
Qu'ils m'ont fait venir avec eux.

Molière alors prenant parti,
Dit au Procureur : Je vous prie,
Faisons enrager ces gens-ci,
Et je feroi votre partie.

De peur d'oublier son métier,
Le Procureur dit à Molière :
Ne leur donnez point de quartier,
Et j'auroi soin de votre affaire.

Molière avec son Procureur
Ayant commencé cette guerre,
Le Médecin, l'Apoticaire
Se sont enfuis tous deux de peur.

Par tout se rendent effroyables
Et Molière et le Procureur,
Puisque même parmi les diables
Ils jettent d'horribles terreurs.

—

ÉPIGRAMME

Quoi ! c'est donc le pauvre Molièr
Qu'on porte dans le cimetière,
S'écrièrent quelques voisins !
Non, dit certain Apoticaire,
C'est le malade imaginaire
Qui veut railler les Médecins.

—

LES MÉDECINS VENGÉS

OU

LA SUITE FUNESTE DU MALADE IMAGINAIRE

Depuis longtemps une erreur sans seconde
Dans l'esprit des mortels régnoit absolument,
Et dans tous les recoins du monde
Son pouvoir s'étendoit universellement,
Quand un des grands hommes de France,
Moins renommé par sa naissance
Que célèbre par ses écrits,
Reconnoissant cette chimère,
Voulut, en la rendant vulgaire,
Désabuser jusqu'aux moindres esprits.
Ce fut cet homme incomparable,
Cet excellent peintre des mœurs,
Molière enfin, de qui la plume inimitable
Voulut des Médecins, par un trait admirable,
Représenter les brutales humeurs.
Il connut que l'idolâtrie
Que les hommes ont pour la vie,
Etoit le seul fondement de leur art;
Et que bien loin de soulager nos peines,
Leur esprit n'avoit d'autre égard
Que de tirer profit des foiblesses humaines.
Comme dans un vivant tableau,
Nous remarquons dans sa pièce dernière,
Qu'un homme se faisant malade imaginaire,
Se croit étant très sain, proche de son tombeau :
Qu'un Médecin plein d'arrogance
Entretient par son ignorance
Cette erreur ridicule; et par un soin fatal,
Loin qu'à la dissiper son esprit s'étudie,
Il augmente sa maladie,
Pour d'autant plus profiter de son mal.
Par ses ordonnances sévères,
Il lui prescrit, dans l'espace d'un mois,

Douze purgations, quinze ou seize clistères,
Sans les sirops desquels son caprice fait choix.
C'est ce qui nous fait voir que de la médecine
L'art fut trouvé pour notre ruine,
Plus que pour notre soulagement;
Puisque, pour peu de mal que puisse avoir un homme,
L'excès des remèdes l'assomme,
Ou corrompt la bonté de son tempérament;
Et ces docteurs pleins d'avarice,
Se font riches à nos dépens;
Et qu'au lieu que chez les marchands
Nous prenons simplement ce qui nous est propice :
Il nous faut, chez ces gens, loin de ce qui nous sert,
Prendre le poison qui nous perd;
Et loin qu'aucun dégoût au refus nous obstine,
Il faut non seulement, par un fâcheux destin,
Que nous payions notre assassin,
Mais encore le fer dont il nous assassine.
C'est ce que cet illustre auteur
Dans sa pièce nous fit paroître;
Mais en nous le faisant connoître,
Il attira lui-même son malheur :
Les Médecins d'intelligence,
Aspirant tous à la vengeance,
Cherchèrent les moyens de se la procurer,
Et par une mort exemplaire
Ils conclurent enfin, qu'il falloit réparer
Le tort qu'à leur savoir sa plume avoit pû faire.
Cependant l'exécution
Leur en paroissoit difficile,
D'autant que près de lui leur science inutile
Ne leur en fournissoit aucune occasion.
Poussés d'une fureur extrême,
Ils conjurérent la Mort même
D'entreprendre ce coup pour eux;
Et pour plus aisément la porter à le faire,
Le plus âgé, d'un air respectueux,
Lui parla de cette manière :
Souveraine des rois, maîtresse des humains,
Qui tenez de leur jour le destin en vos mains,

Et de qui le suprême et redoutable empire
S'étend également sur tout ce qui respire;
Voyez d'un œil bénin vos pauvres substituts,
Les humbles Médecins à vos pieds abattus,
Qui dans l'accablement d'un désespoir extrême,
Ne peuvent recourir qu'à leur princesse même.
Vous ne savez que trop avec quels soins heureux
Chacun de nous travaille à contenter vos vœux,
Que pour faciliter votre atteinte mortelle,
Nous dissipons des corps la vigueur naturelle;
Et que, sans le secours de nos médicaments,
Les hommes pourroient vivre encore plus longtemps.
Cependant, ce n'est pas pour vanter nos services,
Ni demander le prix de tous nos sacrifices,
Que nous osons paroître ainsi tous devant vous :
Nous ne nous prosternons, Madame, à vos genoux,
Que pour vous demander justice de Molière :
C'est lui qui nous détruit dans l'esprit du vulgaire,
Et qui sur son théâtre ose à tous faire voir
Que notre intérêt seul fait tout notre savoir;
Que nous n'avons des maux aucune connoissance;
Que de nous les humains tirent peu d'assistance;
Et que loin de savoir l'art de les secourir,
Nous ne les guérissons qu'en les faisant mourir.
Jugez à quel mépris cet homme nous expose.
Mais, quoique vous dussiez prendre en main notre cause,
Et détruire qui cherche à nous détruire tous;
Vous ne devez venger, grande Reine, que vous.
Oui, cet impertinent, par une audace extrême,
Va jusqu'à vous jouer sur son théâtre même,
Et par la feinte mort, qu'au public il fait voir,
Il brave de vos traits l'invincible pouvoir.
Vengez-vous donc, Madame, et de son insolence,
Punissez l'orgueilleuse et coupable licence :
Montrez, en le perçant de véritables coups,
Qu'on ne se moque point impunément de vous;
Que vous savez braver, qui comme lui, vous brave,
Que le plus grand mortel vous est moins qu'un esclave;
Quand il a du mépris pour votre autorité :
Et c'est à quoi conclut notre humble Faculté.

La Mort, à ce discours, furieuse, emportée
D'un transport non accoutumé,
Prend de ses traits mortels le plus envenimé;
Et pour ne plus trouver sa fureur arrêtée,
Elle quitte les Médecins,
Qui ne pénétrant pas ses funestes desseins,
Croyent avoir perdu leurs peines :
Et puisqu'elle s'enfuit sans leur répondre rien,
Elle leur témoigne assez bien
Qu'elle ne prétend pas satisfaire leur haine.
Cependant, à ce coup fatal,
La cruelle trop empressée
Ne croit pas son offense assez bien effacée,
Si Moliére ne meurt dans le palais royal.
Elle entre, elle en approche, et veut se satisfaire;
Mais voyant qu'il la brave, et que tout au contraire
D'exciter de l'horreur, elle augmente les ris,
Pleine de honte et de furie,
Elle quitte la comédie,
Et va l'attendre à son logis :
C'est là que l'illustre Molière
Arrive malheureusement
Et trouve en son appartement
Cette barbare meurtrière.
A peine est-il entré, que d'un trait inhumain,
Conduit par sa funeste main,
Elle rend sa rage assouvie;
Et sortant de ce lieu d'un pas précipité,
Laisse pour mieux marquer sa noire cruauté,
Ce grand homme à la fois sans parole et sans vie.
Telle qu'en sortant du combat
Paroit une Amazone après une victoire,
Telle, après son assassinat,
Parut aux Médecins la Mort pleine de gloire.
Ne craignez plus, dit-elle avec un air hautain,
Celui qui de votre art détrompoit le vulgaire,
Celui qui m'outrageoit, et vous étoit contraire,
Vient d'être percé de ma main.
Travaillez donc pour mon empire;
Pour l'agrandir, employez-vous;

Et puisque je suis pour vous,
Sachez que désormais nul n'osera vous nuire.
Alors les Médecins, d'un ton plein de transport,
Crièrent tous, Molière est mort!

ÉPIGRAMME

Molière a chacun a fait voir
L'inutilité du sçavoir
De ceux qui font la Médecine :
Car pour parvenir à sa fin,
Et nous mieux prouver sa doctrine,
Il meurt dès qu'il est Médecin.

ÉPITAPHE

Ci-gît qui savoit l'art de rire
Aux dépens de tout l'Univers,
Et d'assaisonner ses bons vers
Du sel piquant de la satyre.
D'un style agréable et bouffon,
Qui ne fut jamais trouvé fade,
Il a joué sain et malade,
Homme, femme, jeune et barbon.
Le cocu, le jaloux, le plaisant, le critique,
Le gentilhomme et le bourgeois,
Le marquis et le villageois,
Ont été le sujet de sa veine comique :
Heureux s'il n'avoit pas enfin
Attaqué l'hypocrite, avec le Médecin;
Ces derniers lui gardant une haine intestine,
L'ont laissé sans secours descendre au monument,
Le Médecin sans Médecine,
Et le bigot sans sacrement.

ÉPIGRAMME

Contre Molière, un Médecin,
Ayant fait un mauvois dessein,
Avec un père à Patenôtre,
Tous deux l'attendoient à sa fin;
Mais Molière fut le plus fin,
Et se passa de l'un et l'autre.

—

PLAINTES D'UN MÉDECIN

Sonnet irrégulier.

Molière est mort; quelle étrange nouvelle!
Comment, sans en frémir, apprendre ce revers?
Il est mort, oui, sans doute, et la Parque cruelle
De ce monstre, sans nous, a purgé l'Univers.

Que votre injustice est étrange!
Destins, ignoriez-vous quel est notre pouvoir?
Et ne deviez-vous pas savoir
Le plaisir que l'on goûte alors que l'on se venge?

Quoi donc? sera-t-il dit qu'avec impunité
L'ennemi de la Faculté
Porte parmi les morts le fruit de sa victoire?

Si nous avions encor ce chagrin à souffrir,
Que ne nous laissait-on, au moins pour notre gloire,
La consolation de le faire mourir?

—

ÉLOMIRE HYPOCONDRE

OU

LES MÉDECINS VENGÉS (1)

Acte I, Scène I.

LAZARILE.

On ramène souvent les gens au bon chemin;
Et je vous en réponds, s'il n'est pas Médecin :
Mais s'il est tel, ma foi, l'attente est ridicule.
Je n'en connois pas un moins têtu que sa mule.

ELOMIRE.

Ah! je suis donc perdu, Lazarile.

LAZARILE.

Pourquoi?

(1) Par Le Boulanger de Chalussay. Voici l'analyse de cette comédie, résumée par Maurice Raynaud dans *Les Médecins au temps de Molière* : Élomire, anagramme de Molière, se croit malade, et, dans son désir de guérir, il est prêt à subir toutes les conditions qu'on voudra lui faire, et va de Médecins en Médecins demander sa guérison. Ceux-ci se donnent le mot pour abuser de sa crédulité; ils l'obligent à se déguiser en Turc pour obtenir une consultation, et lui jouent tous les tours imaginables; ils sont du reste aussi ridicules, aussi empesés que possible; ils se querellent à tout propos entre eux, en présence de leurs malades; ils corrompent le domestique d'Élomire, moyennant quoi, ils l'attirent à un divertissement, pendant lequel ils font prévenir un exempt qu'il se trouve là un assassin. L'exempt arrive; Élomide vide ses poches pour se débarrasser des archers, et se sauve à toutes jambes. Après cette ignoble plaisanterie, les Médecins sont enchantés, et vont boire à leur vengeance satisfaite, en compagnie des archers, avec l'argent d'Élomire.

ELOMIRE.

C'en est un; qu'en dis-tu, ma femme?

ISABELLE.

Je le crois :
Mais pourquoi diantre aussi, vous mîtes-vous en tête
De jouer ces gens-là?

ELOMIRE.

Que veux-tu j'étois bête :
Mais quoi! j'ai fait la faute, et je la aye bien...

Scène III.

ELOMIRE.

... Sachez donc enfin quel est mon sort.
Mon *Amour Médecin*, cette illustre satyre
Qui plut tant à la cour, et qui la fit tant rire;
Ce chef-d'œuvre qui fut le fléau des Médecins,
Me fit des ennemis de tous ces assassins,
Et du depuis, leur haine, à ma perte obstinée,
A toujours conspiré contre ma destinée.

BARY.

Ce n'est pas sans sujet, qu'on dit à ce propos,
Plures Medecinam nutrire nefandos (1).

ELOMIRE.

Ce n'est pas sans sujet, en effet, car moi-même
J'éprouve chaque jour cette malice extrême :
Ecoutez. L'un d'entre eux, dont je tiens ma maison,
Sans vouloir m'alléguer prétexte ni raison,
Dit qu'il veut que j'en sorte, et me le signifie :
Mais n'en pouvant sortir ainsi, sans infamie,
Et d'ailleurs ne voulant m'éloigner du quartier,

(1) La médecine nourrit un grand nombre de scélérats.

Je pare cette insulte augmentant mon loyer (1).
Dieu sait si cette dent que mon hote m'arrache,
Excite mon courroux, toutefois je le cache;
Mais quelque temps après que tout fut terminé,
Quand mon bail fut refait, quand nous l'eumes signé,
Je cherche à me venger, et ma bonne fortune
M'en fait trouver d'abord la rencontre opportune :
Nous avions résolu, mes compagnons et moi,
De ne jouer jamais, excepté chez le roi,
Devant ce Médecin, ni devant sa sequelle :
Pourtant, soit à dessein de nous faire querelle,
Soit par d'autres motifs, la femme de ce fat
Vint pour nous voir jouer, mais elle prit un rat :
Car la mienne aussitôt en étant avertie,
Lui fit danser d'abord un bransle de sortie.
Comme alors je croyois que tout m'étoit permis,
Je négligeai d'en dire un mot à mes amis,
Las! j'aurois prévenu par là, ce que ce hère,
Pour venger cét affront, ne manqua pas de faire.
Je fis donc ce faux pas; tandis ce raffiné
Prévint toute la Cour dont je me vis berné.
Car par un dur arrêt qui fut irrévocable,
On nous ordonna presque une amende honorable.
Je vais, je viens, je cours, mais j'ai beau tempeter,
On me ferme la bouche, et loin de m'écouter,
Taisez-vous, me dit-on, petit vendeur de baume,
Et croyez qu'Esculape est plus grand Dieu que Mome.
Après ce coup de foudre, il fallut tout souffrir;
Ma femme en enragea, je faillis d'en mourir;
Et ce qui fut le pis, pendant ma maladie,
Fallut de mes boureaux souffrir la tyrannie.
Ma femme les manda, sans m'en rien témoigner.
D'abord qu'ils m'eurent vu, *faut saigner, faut saigner,*
Dit notre bredouilleur. — *Ah! n'allons pas si vite,*
L'on part toujours à temps, quand on arrive au gite,
Dit monsieur le lambin. — *C'est là bien décider,*

(1) Il s'agit des démêlés de Molière avec son propriétaire, dont nous avons parlé dans la préface.

Dit un autre, *il ne faut ni saigner ni tarder,*
Si l'on tarde, il est mort, si l'on saigne, hydropique.
Et notre peu d'espoir n'est plus qu'en l'émétique;
Chacun des trois s'obstine et soutient son avis.
Et tous trois, tour à tour, enfin furent suivis :
L'on saigna, l'on tarda, l'on donna l'émétique,
Et je fus fort longtemps leur plus grande pratique.
A la fin je guéris, mais s'il faut l'avouer,
Ce fut par le plaisir que j'eus de voir jouer
Mon *Amour Médecin,* par mes Médecins mêmes;
Car malgré mes chagrins et mes douleurs extrêmes,
J'admirois ma copie en ces originaux,
Et je tirois mon mal d'où j'avois pris mes maux.
. . . .
. . . . . Aussitôt que mon cœur
Eut repris tant soit peu de force et de vigueur;
Et que de mon esprit la fâcheuse pensée
Des suites de la mort, se fut un peu passée,
Je pris tant de plaisir à voir tous les matins,
Mes grotesques docteurs prêcher sur mes bassins,
Et humer à plein nez leur fumante purée,
Que de ma guérison j'ai la preuve assurée;
Car ma force redouble et je deviens plus frais,
Et plus gros et plus gras que je ne fus jamais.
Lors je monte au théâtre, où par de nouveaux charmes,
Mon *Amour Médecin* fait rire jusqu'aux larmes,
Car en le confrontant à ses originaux,
Je l'avois corrigé jusqu'aux moindres défauts.
Ainsi, d'un nouveau bruit cette merveille éclate;
Chacun y court en foule épanouir sa rate;
Et quoiqu'à trente sols, il n'est point de bourgeois
Qui ne le veuille voir, du moins cinq ou six fois.
Jugez, mes chers amis, si je ris dans ma barbe,
De voir ainsi dauber la casse et la rhubarbe.

Scène VI.

ELOMIRE.

Quoi ? tu n'as pas appris de ces trois Médecins,

Les plus doctes qui soient parmi ces assassins,
Qu'ils ne sauroient guérir la moindre maladie,
Si le souffre-douleurs ne leur conte sa vie?...

Acte V, Scène III.

ELOMIRE, *à l'Exempt, se jetant à ses pieds.*

Monsieur, ayez pitié :

L'EXEMPT.

Pitié d'un assassin?

ELOMIRE.

Je le serois, Monsieur, si j'étois Médecin.

*
* *

PASCAL (1623-1662)

—

PENSÉES

... Si les Médecins n'avoient de soutanes et de mules, ils n'auroient dupé le monde qui ne peut résister à cette montre.

—

... Si les Magistrats avoient la véritable justice, si les Médecins avoient le vrai art de guérir, ils n'auroient que faire de bonnets carrés : la majesté de ces sciences seroit assez vénérable d'elle-même. Mais n'ayant que des sciences imaginaires, il faut qu'ils prennent ces vains instruments qui frappent l'imagination à laquelle ils ont affaire; et par là, en effet, ils s'attirent le respect.

*
* *

PELLISSON (1624-1693)

—

D'un ennemi voulez-vous vous défaire?
Ne cherchez point d'assassins.
Donnez-lui deux Médecins,
Et qu'ils soient d'avis contraire.

*
* *

TABARIN (XVIIe siècle)

—

QUESTIONS

VII. — *Qui doit plustost visiter le malade, ou le Médecin ou sa mule?*

TABARIN. — Mon maistre, je ne sçavois hier assez admirer un Médecin qui, venant voir vostre père malade, fut bien si eshonté et si peu rempli d'honneur, qu'il laissa sa mule à la porte.

LE MAISTRE. — Comment, Tabarin, t'estonnes-tu de telles choses? Il n'y a point grande cause d'admiration ny d'estonnement; attendois-tu qu'il fist monter sa mule à la chambre?

TABARIN. — Et comment l'entendez-vous donc? Elle estoit plus digne d'y monter que luy.

Le Maistre. — Oh ! l'estourdy! Ne vois-tu pas que c'est une chose hors de tout jugement, qu'un Médecin fasse visiter le malade par une mule, et luy demeure à la porte?

Tabarin. — Je trouve que, par raison, la mule doit plustost aller voir le malade que le Médecin : dites-moy, je vous prie, pourquoy est-ce que le Médecin va voir le malade?

Le Maistre. — C'est parce qu'il porte la doctrine et la science, par laquelle il peut subvenir aux incommoditez du malade et le retirer de tant de maux, où il trempe et va languissant, outre plus que, cognoissant la maladie, il dispose des remèdes propres et salutaires pour la santé, et, par les compositions qu'il fait, il reforce la composition de la nature et la remet en son entier.

Tabarin. — En parlant de la façon, vous deffendez ma cause, car de là je tire un argument infaillible, que la mule doit plustost visiter le malade que le Médecin. N'est-ce pas une pitié, qu'il faille faire attendre une pauvre beste, à la porte, cependant que l'autre est auprès du feu à se reschauffer les entrailles d'un verre de vin? La raison que vous apportez, pour appuyer vostre response, est que le Médecin voit le malade parce qu'il porte la science quant et (1) soy, et moy je dis que la mule y doit plustost

(1) Avec.

aller, parce qu'elle porte la science, la doctrine et le Médecin tout ensemble.

X. — *Qui sont ceux qui se mocquent des Médecins et apoticaires ?*

TABARIN. — Qui sont ceux, à vostre advis, qui se mocquent des Médecins et des apoticaires?

LE MAISTRE. — Ce sont les maladvisez, qui, ne croyant avoir affaire d'eux, se gabent (1) de leurs receptes; gens de néant qui ignorent que la médecine est un art tout à fait céleste et divin, qni restituë et réintègre la nature en sa perfection et en son entier apogée; la médecine est la science des sciences naturelles, et mal appris sont ceux qui la mesprisent. *Altissimus de cœlo creavit medicinam et vir prudens non abhorrerit eam.*

TABARIN. — J'en disois dernièrement de mesme à un cousturier qui me fit un bas de chausses pour moy : *Homo et vir prudens non abhorrerit eum.*

LE MAISTRE. — Pour mon regard, je tiens que ceux qui contemnent les Médecins, ce sont es ignorans, et cette manière de gens qui ne croient avoir affaire à eux.

TABARIN. — Vous vous trompez, car ceux qui se mocquent sont ceux-là mesme qui ont

(1) Raillent.

plus besoin de leur aide, ce sont les malades.

Le Maistre. — Les malades, Tabarin? Comment se peut-il faire qu'un malade se mocque d'un Médecin, vu qu'il le recherche et en a tant besoin?

Tabarin. — N'est-ce pas une grande mocquerie, quand on tire la langue d'un demy-pied de long à celuy qui vous vient voir?

XI. — *Qui sont les meilleurs Médecins, et comme on cognoit les maladies?*

Tabarin. — Mon maistre!

Le Maistre. — Qu'y a-t-il, Tabarin?

Tabarin. — Un petit mot, s'il vous plaist; j'ay entendu dire que vous sçaviez parfaitement ce que c'estoit que la merde saine.

Le Maistre. — Médecine, gros asne!

Tabarin. — Et que vous aviez une entière cognoissance d'icelle.

Le Maistre. — A la vérité, depuis ma jeunesse, je m'y suis toujours employé, jugeant que c'estoit une science autant utile aux hommes que nécessaire à leur entretien particulier; toutefois, si je ne suis parvenu au supresme de cette cognoissance, tant pour la practique que pour la spéculative, pour le moins, ay-je tasché d'en effleurer une partie; un homme est toujours loué d'avoir employé son temps en une estude si sérieuse, et contribué ce peu qu'il a de sa nature pour l'acquisition d'une chose qui ne peut estre que profitable.

TABARIN. — Il ne vous falloit point arrester tout le temps de vostre jeunesse à cela, puisque vous n'en avez effleuré qu'une partie; si vous aviez envie de flairer l'essence de la merde saine, il ne falloit que venir frapper à ma porte de derrière.

LE MAISTRE. — Oh! l'impertinent! je te dis effleurer, et non pas flairer, c'est-à-dire en tirer quelque cognoissance et en gouster quelque chose.

TABARIN. — Par la mort de ma vie! vous y eussiez trouvé du sentiment. Mais venons à vostre propos; puisque vous avez toutes ces cognoissances, dites-moy, je vous prie, qui sont les meilleurs Médecins, et comment cognoissez-vous les maladies?

LE MAISTRE. — Les meilleurs Médecins sont ceux qui ont une parfaite cognoissance de la nature des choses, qui cognoissent leurs qualitez, passions, propriétez, compositions et tempéramens, qui sçavent leurs complexions, et de là réfléchissent leurs cognoissances et leur jugement sur ce qui est propre pour la santé. Et jacoit (1) que ceux qui ont la théorie soient très-excellens, si est-ce que ceux qui joignent la

(1) Quoique.

pratique et l'expérience à la théorie me semblent les meilleurs, parce qu'ils ont plus parfaite notion des maladies et accidens qui peuvent arriver de leur guarison, car toute l'essence de la médecine consiste en l'expérience.

TABARIN. — Mais je voudrois sçavoir de vous comment vous cognoissez une maladie et un homme malade?

LE MAISTRE. — Nous le cognoissons quand nous l'allons visiter; nous luy tastons le poux, nous luy demandons en quelle partie du corps il se trouve mal, nous jugeons à sa couleur, nous le voyons à son urine, nous nous enquestons s'il mange bien, et ainsi des autres.

TABARIN. — Zeste! non pas de ma vie, allez-vous chercher midy si loing? Vrayment, quand le malade vous a dit sa maladie, il vous est facile de juger où le mal le presse? Je vous veux bien apprendre un autre secret; les meilleurs Médecins, et qui cognoissent mieux les maladies, sont les tonneliers.

LE MAISTRE. — Les tonneliers, Tabarin? sçachons voir, et venons aux preuves.

TABARIN. — Quand un tonnelier va visiter une pièce de vin, il ne demande pas « est-il blanc? est-il clairet? sent-il mauvais? a-t-il les cerceaux rompus?» L'on ne cognoist jamais les maladies que par l'intérieur; il y regarde luy-mesme, et, pour ce faire, il ouvre le bondon qui est au-dessus de la pièce, et y met le nez;

puis, des deux mains, à chaque costé du fond, il donne un grand coup de poing; la vapeur alors s'exhale, et sort par la partie supérieure : ainsi il cognoist si le vin est bon ou non. De mesme, vous, quand vous allez visiter un malade, vous ne devez pas vous arrester à tant de questions et discours; il faut, de prime abord, faire mettre vostre malade les pieds en haut, et, si vous voulez sçavoir le fondement de sa maladie, vous devez mettre vostre teste entre ses fesses, et approcher vostre nez du soupirail merdique, puis luy donner un coup de poing dans le ventre. Les exhalaisons, qui de leur nature sont légères, vous montent au nez, et alors vous jugerez de la maladie, et donnerez vostre sentiment sur la senteur que vous en aurez senty. Voilà le moyen d'estre en bref un bon Médecin.

Le Maistre. — Oh! le gros asne!

Tabarin. — Oh! le gros veau!

Le Maistre. — A qui parlez-vous?

Tabarin. — Retirez-vous, je vous prie, je parle à ce marmiton de Pluton qui est derrière vous.

—

FANTAISIES ET DIALOGUES

IX. — *Quand les Médecins se trompent.*

Tabarin. — Mon maistre, puisque vous estes professeur es sciences de médecine, sçavez-vous quand les Médecins se trompent et faillent grandement en leurs receptes?

Le Maistre. — Les Médecins se trompent quelquefois, Tabarin, car comme nous sommes tous composez de divers tempéraments, aussi est-il grandement difficile de les recognoistre parfaitement; car ce qui est à l'intérieur, bien qu'il donne des signes au dehors, et des apparences de ce qui est voilé et caché au dedans, toutefois souvent le peu d'expérience que nous avons et le peu de certitude qu'on doit tirer par les superficielles marques nous font gauchir en nos jugemens. Tel aura le tempérament chaud, à qui un Médecin donnera des médicamens exsiccatifs et réchauffans, et par cette façon, au lieu d'attiédire et d'empescher le mal, il rengrège (1) la douleur et luy donne des alimens plus forts : un autre aura le tempérament froid au dedans, qui à l'extérieur produira des marques d'un homme colère et chaud, de manière que, n'y ayant rien d'asseuré, il faut une longue expérience pour servir de soubassement à son jugement devant qu'ordonner une médecine pour un malade : la raison doit plustost en ce cas consulter l'expérience et ce qui s'est remarqué en pareilles adventures que non pas se fonder sur ses propres bastimens. Je crois, pour mon regard, s'il y a quelque rencontre où les Médecins sont souvent arrestez et trompez, c'est aux

(1) Augmente.

maladies chaudes et aiguës, car alors la raison est tellement précipitée par l'ardeur de la maladie, qu'elle n'est pas libre d'exercer et de mettre au jour en bref ce qui est nécessaire pour ces accidens, veu que les opérations que nous exerçons sont d'autant plus valables, qu'elles sont préméditées avec loisir et mesme considération : ce qui ne se peut pratiquer en ce cas, puisque l'ardeur de la maladie ne donne pas la permission d'y songer.

TABARIN. — Vous estes un beau Médecin; vous l'avez bien rencontré : ce n'est pas aux maladies chaudes où les Médecins se trompent et errent ordinairement, c'est quand ils ordonnent une purgation pour purger le cerveau d'une femme : la médecine cherche haut et bas le cerveau, pour opérer et n'y en trouve point, voilà en quoy ils s'abusent, mon maistre.

LE MAISTRE. — A la vérité, tirer la langue est un signe de dérision.

TABARIN. — Or est-il que, si un Médecin vient voir un malade pour sçavoir la cause de son mal, le malade luy tirera la langue, c'est une pure mocquerie.

LE MAISTRE. — Et l'apoticaire?

TABARIN. — L'apoticaire en a bien davantage; car, s'il vient de fortune pour apporter un clystère à un malade et le visiter, le malade, en se gaussant de luy, luy présentera le cul pour luy servit d'estuy à son nez. Ne sont-ce pas là de grandes dérisions et mocqueries?

*
* *

MADAME DE SÉVIGNÉ (1626-1696)

—

LETTRES

A M. de Pomponne.

24 nov. 1664.

... Madame Fouquet a donné un emplâtre à la reine qui la guérie de ses convulsions (1), qui étaient, à proprement parler, des vapeurs... Les Médecins, sans qui on avoit mis l'emplâtre, ne dirent point ce qu'ils pensoient, et firent leur cour aux dépens de la vérité.

A Madame de Grignan.

2 déc. 1671.

... On dit que la nouvelle Madame est tout étonnée de sa grandeur : on vous mandera comme elle est faite. Quand on lui présenta son

(1) Le lendemain de son accouchement, Marie-Thérèse eut une attaque convulsive qui effraya beaucoup son entourage; mais la rapidité de la guérison, et surtout le moyen anodin employé pour l'obtenir, indiquent qu'il s'agissait d'une simple attaque de nerfs qu'une carafe d'eau jetée au visage de la trop impressionnable reine eut aussitôt calmée.

Quand on lui présenta son premier médecin, elle répondit : » Le premier est bien dit, car je n'en ai jamais eu besoin. »

Médecin, elle dit qu'elle n'en avoit que faire, qu'elle n'avoit jamais été ni saignée ni purgée, et que, quand elle se trouvoit mal, elle faisoit deux lieues à pied, et qu'elle étoit guérie : *Lasciamo la andar, che farà buon viaggio* (1).

A la Même.

10 fév. 1672.

... Il (2) a été rudement saigné; il voulut résister à la dernière, qui fut la onzième; mais les Médecins l'emportèrent : il leur dit qu'il s'abandonnoit donc, et qu'ils le vouloient tuer par les formes.

A la Même.

22 avril 1672.

... Le petit Daquin est premier Médecin.

La faveur l'a pu faire autant que le mérite (3).

A la Même.

15 avril 1676.

... Mon visage n'est quasi point changé..., c'est que je n'ai point été saignée, et que je n'ai qu'à me guérir de mon mal, et non pas des remèdes.

(1) Laissons-la aller; bon voyage!

(2) Charles-Philippe Adhémar de Monteil, un des frères de M. de Grignan, qui était atteint de la petite vérole et en mourut.

(3) Vers du *Cid*.

A la Même.

22 avril 1676.

... Je n'espère la guérison de mes mains et de mes épaules, et de mes genoux, qu'à Vichy, tant mes pauvres nerfs ont été rudement affligés du rhumatisme; aussi je ne songe qu'à partir. L'abbé Bayard et Saint-Hérem m'y attendent : je vous ai dit que la beauté du pays et des promenades, et la bonté de l'air, l'avoient emporté sur Bourbon. J'ai vu les meilleurs ignorants d'ici, qui me conseillent de petits remèdes si différents pour mes mains, que, pour les mettre d'accord, je n'en fais aucun; et je me trouve encore trop heureuse que sur Vichy ou Bourbon ils soient d'un même avis.

A la Même.

24 avril 1676.

... Je suis toujours assez incommodée de mes mains. Le vieux de Lorme ne veut pas que je parte avant la fin de mai; mais tout le monde s'en va, et la maison que j'ai retenue m'échappe : il veut Bourbon, mais c'est par cabale; ainsi je suivrai les expériences qui sont pour Vichy.

A la Même.

6 maai 1676.

... Madame du Gué, la religieuse, s'en va à Chelles; elle y porte une grosse pension pour avoir toutes sortes de commodités : elle changera souvent de condition, à moins qu'un jeune garçon, Amonio, qui est le Médecin de l'abbaye, et que je vis hier à Livry, ne l'oblige à s'y tenir. Ma chère, c'est un homme de vingt-huit ans, dont le visage est le plus beau et le plus charmant que j'aie jamais vu... Il a un jardin de simples dans le couvent; mais il ne me paraît rien moins que *Lamporechio* (1).

A la Même.

10 ma 1676.

... Vous avez donc cru être obligée de vous faire saigner? La petite main tremblante de votre chirurgien me fait trembler. M. le prince disoit une fois à un nouveau chirurgien : « Ne tremblez-vous point de me saigner? — Pardi, monseigneur, c'est à vous de trembler, répondit-il »; et il disoit vrai.

A la Même.

26 août 1676.

... Pour Vichy, je ne doute nullement que je n'y retourne cet été. Vesou dit aujourd'hui qu'il voudroit que ce fut tout-à-l'heure : de Lorme

(1) Mazet de Lamporechio, dans les *Contes de La Fontaine*, entre en qualité de jardinier dans un couvent de nonnes :

Il les engea de petits Mazillons,
Desquels on fit de petits moinillons.

dit que j'y mourrais, et que j'ai donc oublié que je ne suis que feu et que mon rhumatisme n'étoit venu que de chaleur. J'aime à les consulter pour me moquer d'eux : peut-on rien voir de plus plaisant que cette diversité ?

A la Même.

16 sept. 1676.

... Ah ! que j'en veux aux Médecins ! quelle forfanterie que leur art ! On me contoit hier cette comédie du *Malade imaginaire*, que je n'ai point vue : il étoit donc dans l'obéissance exacte à ces messieurs ; il comptoit tout : c'étoit seize gouttes d'un élixir dans treize cuillerées d'eau ; s'il en eût eu quatorze, tout étoit perdu. Il prend une pilule, on lui a dit de se promener dans sa chambre ; mais il est en peine, et demeure tout court, parce qu'il a oublié si c'est en long ou en large : cela me fit fort rire, et l'on applique cette folie à tout moment.

A la Même.

25 sept. 1676.

... On vient de donner l'extrême-onction à Beaujeu (la demoiselle de compagnie de madame de Coulanges), et elle ne passera pas la nuit... En vérité, c'est une terrible maladie ; mais ayant vu de quelle façon les Médecins font saigner rudement une pauvre personne, et sachant que je n'ai point de veines, je déclarai hier au premier président de la Cour des aides, qui me vint voir, que si je suis en danger de mourir, je le prierai de m'amener M. Sanguin (1) dès le commencement; j'y suis très résolue. Il n'y a qu'à voir ces messieurs pour ne vouloir jamais les mettre en possession de son corps : c'est de l'arrière-main qu'ils ont tué Beaujeu. J'ai pensé vingt fois à Molière, depuis que je vois tout ceci. J'espère cependant que cette pauvre femme échappera, malgré tous leurs mauvais traitements (2).

A la Même.

1er nov. 1679.

... Je parlerai à Duchesne de votre petit Médecin, à qui nous donnerons dans notre quartier quelques malades à tuer, pour voir un peu comme il s'y prend. Ce seroit dommage qu'il n'usât pas du privilège qu'il a de *tuer impunément* (3). Ce n'est pas que la saison ne soit contraire aux Médecins. Ce remède de l'Anglais (4),

(1) Jeu de mots, quelque peu inconvenant dans une pareille circonstance, sur le nom d'un fonctionnaire attaché au premier président.

(2) « L'émétique, » dit-elle plus loin, « a ressuscité Beaujeu, car elle a été en vérité morte. »

(3) Allusion à la réception d'Argan, dans le *Malade imaginaire*, IIIe intermède.

(4) Le chevalier Talbot, médecin anglais, qui le premier ntroduisit en France l'usage du quinquina; après avoir guéri

qui sera bientôt public, les rend fort mépri s ables, avec leurs saignées et leurs médecines.

A la Même.

24 nov. 1679.

... Quel plaisir de vous entendre discourir sur tous les chapitres que vous traitez ! Celui de la médecine me ravit ; je suis persuadée qu'avec cette intelligence et cette facilité d'apprendre que Dieu vous a donnée, vous en saurez plus que les Médecins : il vous manquera quelque expérience, et vous ne tuerez pas impunément comme eux : mais je me fierais bien plus à vous qu'à eux pour bien juger d'une maladie. Il est vrai qu'il n'est question que de la santé en ce monde : *Comment vous portez-vous ? comment vous portez-vous ?* et l'on ignore entièrement ce qui touche cette science qui nous est si nécessaire : apprenez,

e Dauphin, et non Louis XIV, comme le dit Maurice Raynaud, d'une fièvre intermittente très rebelle, au moyen de ce remède, le roi lui acheta son secret 48,000 livres. Voici les vers que fit à ce sujet M. de Bonnecamp :

> Autrefois un Talbot, ennemi de la France,
> La mit presqu'aux abois par un fer inhumain ;
> Un Talbot aujourd'hui, le gobelet en main,
> Par des coups plus heureux en sauve l'espérance.
> Malheur à Talbot l'assassin !
> Vive Talbot le Médecin !

La Faculté ne partageait pas cet enthousiasme, et condamnait l'usage de ce nouveau médicament. « Cette poudre de Kinakina, dit avec dépit Guy-Patin, n'a par deçà, aucun crédit. Les fous y ont couru parce qu'on la vendoit bien cher ; mais effet ayant manqué, on s'en moque aujourd'hui. »

faites votre cours : il ne vous faudra point d'autre science que de mettre une robe rouge, comme dans la comédie. Mais pourquoi voulez-vous nous envoyer votre joli Médecin? Je vous assure qu'ils sont fort décriés et fort méprisés ici; hormis les trois ou quatre que vous connoissez, et qui conseillent le remède de l'Anglais, les autres sont en horreur.

A la Même.

9 févr. 1680.

... Le frère Ange a ressuscité le maréchal de Bellefonds; il a rétabli sa poitrine entièrement déplorée. Nous avons été voir, Mme de Coulanges et moi, le grand-maître (*le duc de Lude*), qui a pensé mourir depuis quinze jours : sa goutte étoit remontée, une oppression à croire qu'il alloit rendre le dernier soupir, des sueurs froides, une perte de connoissance; il étoit aussi mal qu'on peut l'être. Les Médecins ne le secouroient point : il fit venir le frère Ange, qui l'a guéri, et tiré de la mort avec les remèdes les plus doux et les plus agréables : l'oppression cessa, la goutte se rejeta sur les genoux et sur les pieds, et le voilà hors de danger.

A la Même.

15 mars 1680.

... M. de La Rochefoucauld est toujours dans la même situation, il a les jambes enflées; cela déplaît à l'Anglais; mais il croit que son remède viendra à bout de tout : si cela est, j'admirerai la bonté des Médecins de ne le pas tuer, assassiner, déchirer, massacrer; car enfin les voilà perdus : c'est leur ôter la vie que de tirer la fièvre de leur domaine. Duchesne ne s'en soucie pas trop; mais les autres sont enragés.

A la Même.

8 nov. 1680

... L'Anglais a promis au roi sur sa tête, et si positivement, de guérir Monseigneur dans quatre jours, et de la fièvre, et du dévoiement, que, s'il n'y réussit, je crois qu'on le jettera par les fenêtres : mais si ses prophéties sont aussi véritables qu'elles l'ont été pour tous les malades qu'il a traités, je dirai qu'il lui faut un temple comme à Esculape. C'est dommage que Molière soit mort; il feroit une scène merveilleuse de Daquin, qui est enragé de n'avoir pas le bon remède, et de tous les autres Médecins qui sont accablés par les expériences, par les succès, et par les prophéties comme divines de ce petit homme. Le roi lui a fait composer son remède devant lui, et lui confie la santé de Monseigneur. Pour Madame la dauphine, elle est déjà mieux; et le comte de Gramont disoit hier au nez de Daquin :

Talbot est vainqueur du trépas,
Daquin ne lui résiste pas;

La dauphine est convalescente,
Que chacun chante, etc. (1)

Au comte de Bussy.

28 juillet 1682.

... Il y a des fêtes continuelles à Versailles, hormis de l'accouchement de Madame la dauphine : car les Médecins ne pouvant lui faire d'autre mal, se sont si bien mécomptés, qu'ils l'ont saignée dans la fin du troisième mois, et dans le huitième, tant ils sont enragés de vouloir toujours faire quelque chose.

A Madame de Grignan.

5 nov. 1684.

... Vous voilà donc obligée de vous guérir de vos remèdes; cette troisième saignée fut bien cruelle, ensuite de la seconde qui l'étoit déjà, et vos médecines mal composées; car nos capucins sont ennemis du polycreste : vous avez été bien mal menée, ma pauvre bonne, de toutes les façons.

A la Même.

13 déc. 1688.

... Ne soyez point en peine de la santé de votre enfant; ni saignée, ni médecine, rien du tout; un bon appétit, un doux sommeil, un sang reposé, une grande vigueur dans les fati-

(1) Parodie du chœur de la scène 1re du Ve acte d'*Alceste*.

gues; voilà ce qu'un Médecin pourrait lui ôter, si nous le mettions entre ses mains.

A la Même.

12 oct. 1689.

... L'abbé Bigorre me mande que M. de Niel tomba, l'autre jour, dans la chambre du roi; il se fit une contusion : Félix (1) le saigna, et lui coupa l'artère; il fallut lui faire à l'instant la grande opération. M. de Grignan, qu'en dites-vous? Je ne sais lequel je plains le plus, ou de celui qui l'a soufferte, ou d'un premier chirurgien du roi, qui pique une artère.

De Madame de Coulanges à Madame de Grignan.

19 avril 1700.

... Madame de Sully est assez malade; elle est dans toutes les règles des mauvais Médecins; du *lait, saignare, purgare,* etc.; il n'y a pas moyen de lui faire entendre raison sur cela, quoiqu'elle l'entende si bien sur toute chose.

*
* *

REGNIER-DESMARAIS (1632-1713)

ÉPIGRAMMES

Qu'en public, plus qu'un autre, un Medecin éclate,
Quand il sait mieux citer Galien, Hippocrate,
Je le crois bien.

(1) Félix de Tassy. C'est lui qui fit au roi, le 18 novembre 1686, l'opération de la fistule.

Mais qu'il soit, dans son art, plus expert, plus habile,
Si de deuil, plus qu'un autre, il n'a rempli la ville,
Je n'en crois rien.

—

Croïez-moi, charmante Dorise,
Bannissez tous vos Medecins,
Ce ne sont que des Assassins,
Que la crédulité du Malade autorise.
Ils sont fort éloquens, ils ont de bons desseins :
Mais quoi que leur jargon vous dise,
La Santé qu'ils vous ont promise
Est d'une trop grande entreprise
Pour être l'œuvre de leurs mains.

En vain leur fausse conjecture,
Par l'inspection du dehors,
Juge de ce qui brûle ou pourrit les ressorts,
Par qui l'Auteur de la Nature
Fait agir l'Ame dans le Corps.
Ils raisonnent à l'aventure;
Et ces invisibles accords
Sont pour eux une tablature,
Où malgré leurs doctes efforts
Ils ne lisent qu'à l'ouverture
Des cadavres de ceux que leur simple imposture
Vient de faire partir pour aller chez les Morts.

Le sang, qui coule dans nos veines,
Ne nous a pas été donné,
Pour être au moindre mal par nous abandonné
Aux effusions inhumaines
D'un Docteur ignorant à saigner obstiné.
Tout ce qu'à le répandre un Malade a de peines,
Ce froid, cette langueur et ce teint tout fané,
N'est-ce pas des preuves certaines,
Que le cours précieux de ces vives fontaines
Ne veut point être détourné?
Enfin d'Habiles gens, et des Têtes bien saines,

N'auroient jamais ici fait venir le séné,
Que la Nature avoit tout exprès condamné
A prendre sa naissance en des terres lointaines,
De peur que notre Monde en fût empoisonné;
Mais ces précautions si sages furent vaines,
Dès que l'Ecole en eût autrement ordonné.

*
* *

BOUDIER RENÉ (1634-1723)

ÉPIGRAMMES

Sur Christophe Ozanne, médecin de Chaudray (1).

Avec un peu de poudre, ou d'herbe ou de racine,
Sans latin et sans art, mais plein d'entendement,
Ce rustique Esculape, instruit divinement.
Nous guérit de tous maux, et de la médecine (2).

(1) Cet empirique, qui habitait Chaudray, petit hameau près de Mantes, eut une grande vogue en son temps. L'abbé Bordelon a écrit contre lui un volume in-8o intitulé : *Les Malades en belle humeur*, ou *Lettres divertissantes écrites de Chaudray*. La septième lettre contient l'épigramme suivante :

Qu'on vous porte à Chaudray, malade, estropié;
Vous en revenez sain, comme de la piscine.
C'est que maître Christophe y prend le contre-pied
Des règles de la médecine.

(2) Au-dessous du portrait d'Ozanne, gravé par Audran jeune, on a placé dans un cartouche ces vers ainsi modifiés :

Sans grec, ni latin, ni grands mots,
Avec une herbe, une racine,
Ozanne guérit de tous maux
Et surtout de la médecine.

Sur le Même.

O! Le beau Médecin, que ce Christophe Ozanne!
Parlez-lui de vos maux, il n'en peut discourir.
Est-il passé Docteur? Porte-t-il la soutane?
C'est un manant grossier qui ne sçait que guérir.

***

BOILEAU (1636-1711)

ARRÊT BURLESQUE

Donné en la Grand'Chambre du Parnasse, en

Une estampe très rare, datant de 1696, et que décrit une notice intéressante d'A. Benoit, sur cet irrégulier de la médecine, donne les pièces suivantes, intercalées dans le dessin :

O vous, dont la santé paroît abandonnée,
Trop affligés mortels qui craignez de mourir,
N'attendez point de moi lavement, ni saignée.
Mon dessein est de vous guérir.

Au-dessus d'une porte où un garçon de laboratoire contient la foule, est écrit ce sixain :

Ozanne n'eut jamais dessein
De s'ériger en médecin;
L'honneur qu'on lui fait le chagrine.
Lui, médecin! Comment? Par où?
Il guérit tout le monde et n'en prend pas un sou :
Tous les jours le contraire arrive en médecine.

Enfin, dans un angle inférieur de l'estampe se lit ce quatrain :

Un médecin s'est fait dans un village;
On fait des ignorans dans notre Faculté.
Celui-là nous rend la santé.
Et ceux-ci des plaisirs nous font perdre l'usage.

faveur des maîtres-es-arts, Médecins et Professeurs de l'Université de Stagyre, au pays des Chimères, pour le maintien de la doctrine d'Aristote (1).

Vu par la Cour la requête présentée par les régents, maîtres-ès-arts, docteurs et professeurs de l'Université, tant en leurs noms que comme tuteurs et défenseurs de la doctrine de maître *en blanc* Aristote, ancien professeur royal en grec dans le collège du Lycée, et précepteur du feu roi de querelleuse mémoire, Alexandre dit le Grand, acquéreur de l'Asie, Europe, Afrique, et autre lieux, contenant que, depuis quelques années, une inconnue, nommée la Raison, auroit entrepris d'entrer par force dans les écoles de ladite Université; et pour cet effet, à l'aide de certains quidams factieux, prenant les surnoms de Gassendentistes, Cartésiens, Malebranchistes et Pourchotistes, gens sans aveu, se seroit mise en état d'en expulser ledit Aristote,

(1) « Cette curieuse pièce, dit Maurice Raynaud, si bien empreinte du langage judiciaire du temps, et où Boileau a si bien utilisé les termes de chicane qu'il avait appris dans sa jeunesse, est de la même époque, du même esprit, et a les mêmes origines que le *Malade imaginaire*. Elle fut conçue et exécutée en commun avec le spirituel médecin Bernier, l'ami de Molière, et, comme lui, l'élève de Gassendi. Bernier fit la requête, et Boileau l'arrêt. Elle eut, dit-on, le mérite de prévenir un arrêt très sérieux que l'Université songeait à obtenir du Parlement contre ceux qui enseignaient une autre philosophie que celle d'Aristote. De pareilles boutades font plus de mal à une vieille doctrine qui se meurt, qu'un volume de bonnes raisons. »

ancien et paisible possesseur desdites écoles, contre lequel elle et ses consorts auroient déjà publié plusieurs livres, traités, dissertations et raisonnements diffamatoires; voulant assujétir ledit Aristote à subir devant elle l'examen de sa doctrine; ce qui seroit directement opposé aux lois, us et coutumes de ladite Université, où ledit Aristote auroit toujours été reconnu pour juge sans appel et non comptable de ses opinions; que même, sans l'aveu d'icelui, elle auroit changé et innové plusieurs choses en et au-dedans de la nature, ayant ôté au cœur la prérogative d'être le principe des nerfs, que ce philosophe lui avoit accordée libéralement et de son bon gré, et laquelle elle auroit cédée et transportée au cerveau, et ensuite, par une procédure nulle de toute nullité, auroit attribué audit cœur la charge de recevoir le chyle, appartenant ci-devant au foie, comme aussi de faire voiturer le sang par tout le corps, avec plein pouvoir audit sang d'y vaguer, errer et circuler impunément par les veines et artères, n'ayant autre droit ni titre pour faire lesdites vexations, que la seule expérience, dont le témoignage n'a jamais été reçu dans lesdites écoles.

Auroit aussi attenté, ladite Raison, par une entreprise inouïe, de déloger le feu de la plus haute région du ciel, et prétendu qu'il n'avoit là aucun domicile, nonobstant les certificats dudit philosophe, et les visites et descentes faites par lui sur les lieux. Plus, par un attentat et voie de fait énorme contre la Faculté de Médecine, se seroit ingérée de guérir, et auroit réellement et de fait guéri quantité de fièvres intermittentes comme tierces, doubles-tierces, quartes, triples-quartes, et même continues, avec vin pur, poudre, écorce de quinquina et autres drogues inconnues audit Aristote et à Hippocrate son devancier, et ce, sans saignée, purgation ni évacuations précédentes; ce qui est non-seulement irrégulier, mais tortionnaire et abusif; ladite Raison n'ayant jamais été admise ni agrégée au corps de ladite Faculté, et ne pouvant par conséquent consulter avec les docteurs d'icelle, ni être consultée par eux, comme elle ne l'a en effet jamais été. Nonobstant quoi, et malgré les plaintes et oppositions réitérées des sieurs Blondel, Courtois, Denyau et autres défenseurs de la bonne doctrine, elle n'auroit pas laissé de se servir toujours desdites drogues, ayant eu la hardiesse de les employer sur les Médecins même de ladite Faculté, dont plusieurs, au grand scandale des règles, ont été guéris par lesdits remèdes : ce qui est d'un exemple très-dangereux, et ne peut avoir été fait que par mauvaises voies, sortilèges et pactes avec le diable. Et non contente de ce, auroit entrepris de diffamer et de bannir des écoles de philosophie les formalités, matérialités, entités, identités, virtualités, eccéités, pétréités, polycarpéités, et autres êtres imaginaires, tous enfants et ayant cause de défunt maître Jean Scot, leur père; ce qui porteroit un préjudice notable, et causeroit la totale subversion de la philosophie scolastique, dont elles font tout le mystère, et qui tire d'elles toute sa subsistance, s'il n'y étoit par la Cour pourvu.

Vu les libelles intitulés : *Physique de Rohault, Logique de Port-Royal, Traités du Quinquina*, même l'ADVERSUS ARISTOTELEOS de Gassendi, et autres pièces attachées à ladite requête, signée CHICANEAU, procureur de ladite Université : Ouï le rapport du conseiller-commis tout considéré :

La COUR, ayant égard à ladite requête, a maintenu et gardé, maintient et garde ledit Aristote en la pleine et paisible possession et jouissance desdites écoles. Ordonne qu'il sera toujours suivi et écouté par les régents, docteurs, maîtres-ès-arts et professeurs de ladite Université, sans que pour ce ils soient obligés de le lire, ni de savoir sa langue et ses sentiments. Et sur le fond de sa doctrine, les renvoie à leurs cahiers. Enjoint au cœur de continuer d'être le principe des nerfs, et à toutes personnes, de quelque condition et profession qu'elles soient, de le croire tel, nonobstant toute expérience à ce contraire. Ordonne pareillement au chyle d'aller droit au foie, sans plus passer par le cœur, et au foie de le recevoir. Fait défenses au sang d'être plus vagabond, errer ni circuler dans le corps, sous peine d'être entièrement livré et abandonné à la Faculté de Médecine. Défend à la Raison et à ses adhérents de plus s'ingérer à l'avenir de guérir les fièvres tierces, doubles-tierces, quartes, triples-quartes ni continues, par mauvais moyens ni voies de sortilèges, comme vin pur, poudre, écorce de qninquina et autres drogues non approuvées ni connues des anciens. Et en cas de guérisons irrégulières par icelles drogues, permet aux Médecins de ladite Faculté de rendre, suivant leur méthode ordinaire, la fièvre aux malades, avec casse, séné, sirops, juleps et autres remèdes propres à ce; et de remettre lesdits malades en tel et semblable état qu'ils étoient auparavant, pour être ensuite traités selon les règles; et, s'ils n'en échappent, conduits du moins en l'autre monde suffisamment purgés et évacués. Remet les entités, identités, virtualités, eccéités, et autres pareilles formules scotistes, en leur bonne forme et renommée. A donné acte aux sieurs Blondel, Courtois et Denyau, de leur opposition au bon sens. A réintégré le feu dans la plus haute région du ciel, suivant et conformément aux descentes faites sur les lieux. Enjoint à tous régents, maîtres-ès-arts et professeurs, d'enseigner comme ils ont accoutumé, et de se servir, pour raison de ce, de tel raisonnement qu'ils aviseront bon être, et aux répétiteurs hibernois et autres leurs suppots, de leur prêter main-forte, et de courir sus aux contrevenants, à peine d'être privés du droit de disputer sur les prolégomènes de la logique. Et afin qu'à l'avenir il n'y soit contrevenu, a banni à perpétuité la Raison des Écoles de ladite Université; lui fait défenses d'y entrer, troubler ni inquiéter ledit Aristote en la possession et jouissance d'icelles, à peine d'être déclarée janséniste et amie des nouveautés. Et à cet effet, sera le présent arrêt lu et publié aux Mathurins de Stagyre, à la présente assemblée qui sera faite pour la procession du recteur, et affiché aux portes de tous les collèges du Parnasse et partout où besoin sera. Fait ce trente-huitième jour d'août onze mille six cent soixante et quinze.

(Collationné avec paragraphe.)

SATIRES

Sat. IV.

. . . .

En un mot, qui voudrait épuiser ces matières,
Peignant de tant d'esprits les diverses manières,
Il compterait plutôt combien, dans un printemps,
Guénaud et l'antimoine ont fait mourir de gens,
Et combien la Neveu (1), devant son mariage,
A de fois au public vendu son pucelage.

Sat. X.

. . . .

Oh! que, pour le punir de cette comédie,
Ne lui vois-je une vraie et triste maladie!

(1) Infâme débordée, connue de tout le monde. (Boileau.)

Mais ne nous fâchons point. Peut-être avant deux jours
Courtois et Deniau (1), mandés à son secours,
Digne ouvrage de l'art dont Hippocrate traite,
Lui sauront bien ôter cette santé d'athlète;
Pour consumer l'humeur qui fait son embonpoint,
Lui donner sagement le mal qu'elle n'a point;
Et, fuyant de Fagon (2) les maximes énormes,
Au tombeau mérité la mettre dans les formes.
Dieu veuille avoir son âme, et nous délivrer d'eux!
Pour moi, grand ennemi de leur art hasardeux,
Je ne puis cette fois que je ne les excuse.

—

L'ART POÉTIQUE

Chant. IV.

Dans Florence jadis vivoit un Médecin (3)
Savant hâbleur, dit-on, et célèbre assassin.
Lui seul y fit longtemps la publique misère;
Là le fils orphelin lui redemande un père;
Ici le frère pleure un frère empoisonné :
L'un meurt vide de sang, l'autre plein de séné :
Le rhume à son aspect se change en pleurésie,
Et par lui la migraine est bientôt frénésie.
Il quitte enfin la ville, en tous lieux détesté.
De tous ses amis morts un seul ami resté
Le mène en sa maison de superbe structure.
C'étoit un riche abbé, fou de l'architecture.
Le Médecin d'abord semble né dans cet art,
Déjà de bâtiments parle comme Mansard :
D'un salon qu'on élève il condamne la face;
Au vestibule obscur il marque une autre place;
Approuve l'escalier tourné d'autre façon.

(1) Médecins de l'époque.

(2) Premier médecin du roi.

(3) Voyez ci-après la lettre de Boileau au maréchal de Vivonne.

Son ami le conçoit, et mande son maçon :
Le maçon vient, écoute, approuve et se corrige.
Enfin, pour abréger un si plaisant prodige,
Notre assassin renonce à son art inhumain;
Et désormais, la règle et l'équerre à la main,
Laissant de Galien la science suspecte,
De méchant médecin devient bon architecte.'
Son exemple est pour nous un précepte excellent.
Soyez plutôt maçon si c'est votre talent.

LETTRES

Au Maréchal de Vivonne.

... Vous saurez donc, monseigneur, qu'il y a un médecin à Paris, nommé P... (1), très grand ennemi de la santé et du bon sens, mais en récompense fort grand ami de M. Quinault. Un mouvement de pitié pour son pays, ou plutôt le peu de gain qu'il faisoit dans son métier, lui en a fait à la fin embrasser un autre. Il a lu Vitruve, il a fréquenté M. Le Vau et M. Ratabon (2), et s'est enfin jeté dans l'architecture, où l'on prétend qu'en peu d'années il a autant élevé de mauvais bâtiments qu'étant médecin il avoit ruiné de bonnes santés. Ce nouvel architecte, qui veut se mêler aussi de poésie, m'a pris en haine sur le peu d'estime que je faisois des ouvrages de son cher Quinault. Sur cela, il s'est déchaîné contre moi dans le monde; je l'ai

(1) Claude Perrault.
(2) Architectes célèbres.

souffert quelque temps avec assez de modération; mais enfin la bile satirique n'a pu se contenir; si bien que, dans le quatrième chant de ma poétique, à quelque temps de là, j'ai inséré la métamorphose d'un médecin en architecte. Vous l'y avez peut-être vue; elle finit ainsi :

Notre assassin renonce à son art inhumain;
Et désormais la règle et l'équerre à la main,
Laissant de Galien la science suspecte,
De méchant médecin devient bon architecte.

Il n'avoit pourtant pas sujet de s'offenser, puisque je parle d'un médecin de Florence, et que d'ailleurs il n'est pas le premier médecin qui, dans Paris, ait quitté sa robe pour la truelle (1). Ajoutez que si en qualité de médecin il avoit raison de se fâcher, vous m'avouerez qu'en qualité d'architecte il me devoit des remerciements. Il ne me remercie pas pourtant; au contraire, comme il a un frère (2) chez M. Colbert, et qu'il est lui-même employé dans les bâtiments du roi, il cria fort hautement contre ma hardiesse. Jusque-là mes amis eurent peur que cela ne me fît une affaire auprès de cet illustre ministre. Je me rendis donc à leurs remontrances; et, pour raccommoder toutes

(1) Louis Savot, médecin du roi, mort à Paris en 1640, traducteur du traité de Galien sur la saignée, abandonna aussi sa profession pour se livrer à l'architecture.

(2) Charles Perrault.

choses, je fis une réparation sincère au médecin par l'épigramme que vous allez voir :

Oui, j'ai dit dans mes vers qu'un célèbre assassin,
Laissant de Galien la science infertile,
D'ignorant médecin devint maçon habile.
Mais de parler de vous je n'eus jamais dessein :
Lubin, ma muse est trop correcte.
Vous êtes, je l'avoue, ignorant médecin,
Mais non pas habile architecte.

Cependant, regardez, monseigneur, comme les esprits des hommes sont faits; cette réparation, bien loin d'apaiser l'architecte, l'irrita encore davantage. Il gronda, il se plaignit, il me menaça de me faire ôter ma pension. A tout cela je répondis que je craignois ses remèdes et non pas ses menaces. Le dénouement de l'affaire est que j'ai touché ma pension, que l'architecte s'est brouillé auprès de M. Colbert, et que si Dieu ne regarde en pitié son peuple, notre homme va se rejeter dans la médecine.

A Racine.

Bourbon, le 21 juillet 1687.

... Depuis ma dernière lettre, j'ai été saigné, purgé, etc., et il ne me manque plus aucune des formalités prétendues nécessaires pour prendre des eaux. La médecine que j'ai prise aujourd'hui m'a fait, à ce qu'on dit, tous les biens du monde; car elle m'a fait tomber quatre ou cinq fois en faiblesse, et m'a mis en tel état qu'à peine je puis me soutenir.

Au Même.

29 juillet 1687.

... Les eaux jusqu'ici m'ont fait un fort grand bien, selon toutes les règles, puisque je les rends de reste, et qu'elles m'ont, pour ainsi dire, tout fait sortir du corps, excepté la maladie pour laquelle je les prends. M. Bourdier, mon médecin, soutient pourtant que j'ai la voix plus forte que quand je suis arrivé; et M. Baudière, mon apothicaire, qui est encore meilleur juge que lui, puisqu'il est sourd, prétend aussi la même chose; mais pour moi, je suis persuadé qu'ils me flattent, ou plutôt qu'ils se flattent eux-mêmes, et, à ce que je puis reconnaître en moi, je tiens que les eaux me soulageront plutôt la difficulté de respirer que la difficulté de parler. Quoi qu'il en soit, j'irai jusqu'au bout, et je ne donnerai point occasion à M. Fagon et à M. Félix de dire que je me suis impatienté. Au pis aller, nous essaierons cet hiver l'*érysimum;* mon médecin et mon apothicaire, à qui j'ai montré l'endroit de votre lettre où vous parlez de cette plante, ont témoigné tous deux en faire un fort grand cas; mais M. Bourdier prétend qu'elle ne peut rendre la voix qu'à des gens qui ont le gosier attaqué, et non pas à un homme comme moi, qui a tous les muscles embarrassés. Peut-être que si j'avois le gosier malade, prétendroit-il que l'*érysimum* ne sauroit guérir que ceux qui ont la poitrine attaquée...

A Madame Manchon, sa sœur.

Bourbon, 31 juillet 1687.

... Ainsi je m'en vais regarder dorénavant les eaux et les médecines que j'avalerai comme des pénitences qui me sont imposées, plutôt que comme des remèdes qui doivent produire ma santé corporelle; et certainement je doute que je puisse mieux faire voir que je suis résigné à la volonté de Dieu qu'en me soumettant au joug de la médecine, qui est ici toute la même qu'à Paris, excepté que les Médecins y sont un peu plus appliqués à leurs malades, et pensent au moins à leurs maladies dans le temps qu'ils sont avec eux.

—

SONNET

Sur une de mes parentes qui mourut entre les mains d'un charlatan (1).

Nourri dès le berceau près de la jeune Orante,
Et non moins par le cœur que par le sang lié,
A ses jeux innocents enfant associé,
Je goûtais les douceurs d'une amitié charmante.

Quand un faux Esculape, à cervelle ignorante,
A la fin d'un long mal vainement pallié,
Rompant de ses beaux jours le fil trop délié,
Pour jamais me ravit mon aimable parente.

(1) ... Je vous dirai que le sonnet a été fait sur une de mes nièces qui étoit à peu près du même âge que moi, et que le charlatan étoit un fameux médecin de la Faculté. (BOILEAU, *Lettre à Brossette, en 1702.*)

Oh! qu'un si rude coup me fit verser de pleurs!
Bientôt, la plume en main, signalant mes douleurs,
Je demandai raison d'un acte si perfide.

Oui, j'en fis dès quinze ans ma plainte à l'univers;
Et l'ardeur de venger ce barbare homicide
Fut le premier démon qui m'inspira des vers.

ÉPIGRAMMES

Ép. XX. — *Imitée de Martial* (Liv. I, XLVIII)

Paul, ce grand médecin, l'effroi de son quartier,
Qui causa plus de maux que la peste et la guerre,
Est curé maintenant, et met les gens en terre :
Il n'a point changé de métier.

Ép. XXIV. — *A M. Perrault* (1).

Ton oncle (2), dis-tu, l'assassin,
M'a guéri d'une maladie :
La preuve qu'il ne fut jamais mon médecin,
C'est que je suis encore en vie.

*
* *

BOURSAULT (3) (1638-1701)

LETTRES

A Monsieur le président Perrault.

Vous me fites l'honneur de me mander par la

(1) Traducteur de Vitruve et frère du poète.

(2) Claude Perrault, l'habile architecte à qui l'on doit la colonnade du Louvre, et dont il est question au commencement du chant IV de l'*Art poétique*.

(3) Voir le *Médecin volant*, de Boursault, page 266.

dernière que vous eûtes la bonté de m'écrire, que vous ne saviez plus que me répondre touchant la maladie de Monsieur Dupré; et je vous avoue que je suis dans la même peine, et que je ne sais plus que vous en dire. Je vous ai tant de fois fait espérer sa convalescence, et vous ai si peu tenu parole, que je n'ose plus me hazarder à promettre quoi que ce soit sur la foi des Médecins. Depuis le commencement de cette maladie jusqu'à présent, je ne leur ai presque rien oüy dire que les événements aient justifié; et tout ce que je vois d'assuré, ou du moins qui me paroit tel, c'est, Monsieur, qu'il n'y a aucun danger pour sa personne : mais en vérité je n'ose m'imaginer que la guérison en soit prompte; surtout dans une saison plus propre à faire perdre la santé qu'à la faire revenir. Il y a huit jours passés qu'on l'a mis au lait d'anesse; et s'il en faut croire M. Laurenceau, sa poitrine en est beaucoup soulagée : mais comme je suis résolu à ne plus juger des remèdes que par leurs effets, il me pardonnera, s'il lui plaît, si je laisse encore passer quelques jours avant que d'ajouter foi à ses paroles.

Hier il y eut encore une consultation entre les trois Médecins, qui en ont déjà fait tant d'inutiles, et qui disent continuellement : *Clisterium donare, postea saignare, ensuita purgare.* Otez-leur cela, vous leur ôterez plus de la moitié de leur science. Tout atténué qu'est le pauvre malade, ils lui ont ordonné de nouvelles saignées; et dans l'état où il est, il me semble que la nature a plus besoin d'être fortifiée qu'affaiblie. On verra par la suite si la Faculté a raison : mais jusqu'ici elle m'a inspiré autant de mépris pour elle que j'ai de respect pour vous, et de passion d'être toute ma vie,

Monsieur, votre très humble et très obéissant serviteur.

—

REMARQUES ET BONS MOTS

A Monseigneur l'evesque et duc de Langres.

Un aumônier du cardinal Ranuzzi, que Votre Grandeur a vu nonce en France, fut attaqué d'une maladie, qui d'abord ne paraissoit pas dangereuse; mais qui par le secours des Medecins devint mortelle. Quand on lui eut appris qu'il ne devoit plus songer à vivre, il songea sérieusement à mourir; et envoya quérir un père Grenade, Théatin, qui ne le quitta point qu'il n'eût rendu l'âme dans ses bras. Quoiqu'il attendît la mort avec une grande résignation à la volonté de Dieu, l'heure de l'agonie étant venue, pendant que le Théatin faisoit la recommandation de l'âme par cette belle prière : « *Proficiscere anima christiana, etc.* », qui signifie à ce qu'on m'a dit : « *Sortez promptement, âme chrétienne* », le pauvre homme disoit d'une voix mourante : « *Pian' piano, anima mia, pian piano!* »

*
* *

BRUEYS (1640-1723)

LE GRONDEUR (1)

Comédie en trois actes, 1691.

Acte II, Scène IV.

LOLIVE. — Garre, garre, Monsieur Grichard..., Guillaume ramene sa monture... Un petit accident l'a fait descendre à deux pas d'ici... Il passoit avec sa mule devant la porte d'un de nos voisins, un barbet, à qui sa figure a deplu, s'est mis tout d'un coup à japper : la mule a eu peur; elle a fait un demi tour à droite et Monsieur Grichard un demi tour à gauche sur le pavé.

HORTENSE. — S'est-il blessé?

LOLIVE. — Non... Il gronde à cette heure le barbet.

CATAU. — Il a été bientot de retour?

LOLIVE. — C'est qu'il a trouvé besogne faite, à ce que m'a dit Guillaume.

CATAU. — On avoit peut-être envoyé quérir un autre Médecin.

LOLIVE. — Non..., mais le malade s'est impatienté, et voyant que Monsieur Grichard tardoit trop à venir, il est parti sans son ordre.

CATAU. — Il l'a trouvé mort?

(1) En collaboration avec Palaprat.

Lolive. — Tu l'as dit.

Catau. — Cela lui arrive tous les jours.

Acte III, Scène X.

M. Grichard, *avec fureur.* — Oh ! je n'en puis plus. Va-t-en dire, scélérat, à ton aumonier, à ton capitaine, à ton vice roi et à tous les Madagascariens qu'ils ne se jouent pas à la colère d'un Médecin...

Lolive. — Monsu, Monsu, vous êtes homme d'honneur ; et puisque vous vous y êtes engagé, vous irez !...

M. Grichard. — Oui, traitre, j'irai tout à l'heure faire assembler la Faculté.

Lolive. — Et moi le régiment ; nous verrons qui l'emportera.

M. Grichard. — Ceci interesse tous mes confrères.

Lolive. — Eh ! Monsu, si vous pouviez en emmener quelqu'un avec vous, le beau coup ! il n'en resteroit encore que trop pour Paris...

Scène XVI et dernière.

M. Grichard. — Morbleu ! il en coûtera la vie à plus de quatre (1) !

Catau. — De ses malades, peut-être.

(1) Cette sortie, provoquée par le mécontentement d'un médecin, outré de ce que le mariage de Mondor et de sa fille a

*
* *

DELORME (né vers 1642)

—

LE MÉDECIN INFAILLIBLE

Le Médecin Scribart, des suites d'un gros rhume
Est mort la nuit dernière, à l'âge de trente ans;
Il est auteur d'un excellent volume
Intitulé : *L'Art de vivre longtemps.*

été conclu malgré lui, est imitée d'un ana que François Bacon a reproduit dans son *Recueil d'apophtegmes vieux et nouveaux*, traduit par Baudoin en 1637 : « Un ministre estant privé de sa charge, pour n'y estre aucunement propre, dit à quelques-uns : *Que puisqu'on l'empeschoit de l'exercer, il en cousteroit la vie d plus de cent hommes.* Un sien ennemi l'accusa là-dessus, si bien qu'estant amené devant le juge, afin qu'il eust à s'expliquer : *Je n'ai rien mis en avant,* dit-il, *que je ne sois prest d'executer. Car si l'on m'empesche d'estre Ministre, je me ferai Medecin, et ainsi je m'asseure que je serai cause de la mort de plus de cent hommes.* »

Nous trouvons la même anecdote mise en vers dans un recueil de 1695 :

Un ministre protestant,
Par trop aimer et trop boire
Scandalisa tant et tant
Le sévère Consistoire,
Qu'on alloit procéder à le destituer.
Mais si l'on lui fait cette injure,
Le *Prédicant* menace et jure
D'empoisonner et de tuer.
C'est bien là pis que du scandale :
Les graves *Surveillants* en ont le cœur gelé :
Toute la Chambre synodale
Criant sur lui *tolle! tolle!*
De peur qu'il ne lui prenne envie
De jouer des couteaux ou donner du poison,

*
* *

LE NOBLE EUSTACHE (1643-1711)

—

ESOPE

Comédie en trois actes, 1691.

Acte V, Scène II.

RODOPE.

Eh ! qui vous connoîtroit sous cet ajustement ?
La figure est, parbleu, risible et fort grotesque.

COLOMBINE, *en médecin bossu, ou* CLISTOREL.

La trouvez-vous assez burlesque,
Pour le succès que j'en attens ?
Ce n'est rien encor que la mine.
Mais quand vous me verrez étaler ma doctrine,
Ne doutez point qu'en même-tems,
Monsieur de Clistorel n'emporte Colombine.

RODOPE.

Clistorel ! le beau nom, et d'un heureux augure
Mais pour bien fournir l'avanture,
Monsieur de Clistorel parlez-vous Médecin ?
Sçavez-vous jargonner leur phrase hétéroclite ?

COLOMBINE.

Comme ce jargon grec est le premier mérite
De ces éplucheurs de bassin,

———

On songe à l'enfermer le reste de sa vie
Sous bonne et sûre garde en étroite prison.
Voyant qu'à le coffrer la *Réforme* conspire
Comme présomptif assassin,
Le Pasteur s'écria : *Frères, j'ai voulu dire*
Que je me ferois Médecin.

J'ai sçû m'en fournir du plus fin;
Et vous verrez tantôt de quel air je débite
Ce langage assassin.
Ce n'est point du tout la science,
Qui fait en médecine un renommé Docteur.
Non, non, pourvû qu'il sçache, avec grande arrogance,
Et d'un ton de hauteur,
Traîner de dix grands mots l'importune lenteur,
Ou les précipiter avec impertinence,
Il passera par tout pour homme d'importance;
Et dans deux ou trois ans, à force de troter,
De mule en bon carrosse on le verra monter.
Mais Esope vers nous s'avance...

COLOMBINE *ou* CLISTOREL *à Esope.*

Ah! Monsieur, les vapeurs de vos rares bontez,
Remplissent de mon diaphragme
Les profondes capacitez.
Recipé donc, de grace, une premiere dragme
Des respects que vous meritez
Dans la décoction de mes civilitez.

ESOPE.

Beau début! Vertubleu quel habile Compere!
C'est parler medecine, et voilà justement
Ce qu'on peut appeller servir un compliment
Dans un clistere.

RODOPE *à Clistorel.*

Courage, il est à nous, c'est fort bien débuté.

ESOPE.

Mais avec vous avant que je m'explique,
Instruisez-moi d'abord de vôtre qualité :
Sur les bancs d'Esculape avez-vous acheté
Le bonnet qui d'une bourrique
Fait souvent dans le monde un homme fort vanté?
Et quand pour promener son escadron crotté,
Le recteur à pas lents fait sa marche publique,

Entr'eux voit-on briller sur vôtre dos voûté
L'écarlate scientifique?
En un mot, êtes-vous Médecin empyrique,
Ou Docteur de la Faculté?

COLOMBINE *ou* CLISTOREL.

D'être tous les deux je me pique,
Et mon sçavoir en l'un comme en l'autre est connu.
Je perce les secrets de la nature à nu.
Par le tranchant de mes acides
Je sçais parfaitement aider le Digestif,
Rendre les alkalis fervides,
Bien impregnez et bien solides
Par un prompt coagulatif.
Veut-on être traité par la pure Chymie?
Je sçais du plus fin des metaux,
Des perles et des mineraux,
Des pierres et des vegetaux,
Des serpens et des animaux,
Des sels, des souffres et des eaux,
Tirer par le soufflet la quintessence amie.
Veut-on du grand chemin suivre la prudhomie?
Soudain je vous guéris toutes sortes de maux
Par frequente phlébotomie,
Et copieux servitiaux :
J'exerce la litotomie,
Je suis grec en anatomie,
J'ai les remedes purgatifs,
Les lenitifs, les vomitifs,
Nutritifs, et confortatifs,
Fermentatifs, fomentatifs,
Supuratifs, soporatifs,
Detersifs, dulcificatifs,
Attractifs, conglutinatifs,
Aperitifs, et restrictifs;
Les communs et les spargyriques,
Les specifiques, les topiques,
Les sympatiques, les caustiques,
Diuretiques, émetiques,

Hépatiques et céphaliques;
Podagriques, paracelsiques,
Prolifiques, sudorifiques,
Febrifuges et cordiaux,
Et pour les appliquer mes talens sont égaux.
Du malade inquiet j'épluche la manie,
Sur ce qu'il veut je fais mon choix,
Et je suis selon son génie,
Médecin, charlatan, ou tous deux à la fois.
Enfin de tout mon cœur, Monsieur, je vous souhaite,
Qu'en bref vous en ayez besoin,
Je vous étalerai ma doctrine parfaite,
Et pour ceux que je traite
Vous connoîtrez quel est mon soin.

RODOPE.

Eh bien, seigneur Esope,
Avez-vous entendu de quel air à vos yeux
Sa doctrine se dévelope?

ESOPE.

Au souhait près l'on ne peut rien de mieux.
Quelqu'habile que soit un gendre,
Si peu qu'un beau-pére soit fin,
Il faut qu'il se garde de prendre
Son heritier pour Médecin.
Dans une petite ordonnance,
Un *qui pro quo* fait tout exprés,
Vous trousse le beau-pére avec sa confiance,
Et comme un postillon vous l'envoye *ad patres*.
Ainsi ne croyez pas qu'en une maladie
Je m'expose à la perfidie
De qui peut par ma mort profiter de mon bien.
Non parbleu, je n'en ferai rien.
Prendre un Médecin pour son gendre,
Passe encor, et l'on peut en risquer le destin.
Mais il faut être fou pour prendre
Son gendre pour son Médecin.

*
* *

ANTOINE BAUDERON DE SENECÉ (1)
(1643-1737)

—

LES TRAVAUX D'APOLLON

Poème satirique.

. . . .
Pour adoucir l'aigreur de son mortel ennui,
Il prend soin d'un enfant qu'il croyoit être à lui.
A la mère expirante il arrache ce gage,
L'emporte et le confie aux nymphes d'un bocage.
Par elles chez Chiron secrètement conduit,
Le centaure fameux dans sa grotte l'instruit.
Croissez, jeune Esculape, et dans la solitude
Meditez ce grand art digne de votre étude;
Cet art si respecté, dont le puissant secours
Commande à la douleur et prolonge les jours.
Par vos nobles travaux à vous suivre excitée,
Une posterité nombreuse, accréditée,
Aux timides mortels imposera des lois,
Et pour premiers sujets pourra compter les rois.
On aura foi pour tous. Le trop lent galénique,
Le chimique trop prompt, l'impudent spagirique,
Auront chacun leur dupe, et, par divers chemins,
Feront expérience aux frais des corps humains.
On verra constamment la crainte et la faiblesse
Attacher à leur char l'honneur et la richesse :
De l'amour de la vie ardents à profiter,
Ils vendront cette mort qu'on cherche d'éviter;
Et quand ils quitteront vos fidèles maximes,
La terre dans son sein recélera leurs crimes.

Déjà le demi-dieu, par son père inspiré,
Signaloit son savoir, des hommes adoré :

(1) Voir les épigrammes du même auteur, 1re série, pages 103, 106, 109.

Déjà de ses secrets les merveilles hardies
Releguoient aux enfers l'essaim des maladies;
Et toujours bienfaisant à la honte des Dieux,
Il deroboit la terre aux chatiments des cieux,
Quand, par une entreprise à son art interdite,
Pour complaire à Diane, il ranime Hippolyte;
Et forçant de fléchir l'inflexible destin,
Des griffes de la mort il ravit son butin.
Alors de l'Achéron le monarque barbare,
D'un coup de son trident entr'ouvre le Ténare,
Et sur un tourbillon de bitume et de poix,
Pousse au ciel obscurci sa foudroyante voix.
« Est-ce de ton aveu qu'on me fait cet outrage,
Jupiter? N'es-tu pas content de ton partage?
Et cet audacieux, superbe de son art,
Vient-il me déclarer la guerre de ta part?...
Ah! si je le croyois!... » La nature tremblante,
A ce cri menaçant, frissonne d'épouvante;
Jupiter, d'un souris, rassérénant les airs :
« Cesse de t'alarmer, dit-il, roi des enfers.
Pour un qu'ôte Esculape à ton empire sombre,
Bientôt ses successeurs t'en enverront sans nombre. »
Mais pour calmer l'esprit de son frère irrité,
Il lance un coup mortel au dieu de la santé.
L'atteinte en est certaine, et la brûlante foudre
Prend à sa longue barbe et le réduit en poudre.

—

LE VIEUX MÉDECIN

Le Médecin Nicodème,
Fécond en assassinats;
A vû depuis son baptême
Près d'un centième carême;
Ne vous en étonnez pas.
La boutique d'Hippocrate,
Le Baume, le Mitridate,
L'Alkermès ou l'Opiate
N'ont pas sauvé l'ignorant;

Mais la mort reconnaissante,
A payé par cette attente
Les services qu'il lui rend.

—

LE TUEUR DE GENS

Chez un bon homme de Beauvais,
Un dragon faisoit le mauvais;
Son hôte maltraité crioit à pleine tête,
Au meurtre, à l'aide, à mon secours :
Les voisins accourus tachoient par leurs discours
De calmer la tempête :
Le plus hardi de tous étoit le plus mal fait,
Qui disoit au dragon, sais-tu mon camarade,
Que moi seul je suis homme à te donner ton fait?
Il ne faut point ici faire tant de bravade,
Et je te jure sur ma foi
Que j'en ai tué plus que toi.
A ces mots le soldat enflammé de colère,
Qui toi, s'écria-t-il, malheureux avorton !
Mes pistolets, mon mousqueton ;
Nous allons voir bientôt si tu me feras taire :
L'hôte entre deux se jette, et dit au spadassin,
O ciel! que prétendez-vous faire?
Ah ! monsieur, c'est un Médecin.
Cet éclaircissement excita la risée :
L'hôte fit apporter du vin,
Et la noise fut apaisée.

*
* *

LA BRUYÈRE (1645-1696)

—

DE L'HOMME

Irène (1) se transporte à grands frais en Epi-

(1) On prétend qu'un médecin tint ce discours à Mme de

daure, voit Esculape dans son temple, et le consulte sur tous ses maux. D'abord elle se plaint qu'elle est lasse et recrue de fatigue; et le dieu prononce que cela lui arrive par la longueur du chemin qu'elle vient de faire : elle dit qu'elle est le soir sans appétit; l'oracle lui ordonne de dîner peu : elle ajoute qu'elle est sujette à des insomnies, et il lui prescrit de n'être au lit que pendant la nuit : elle lui demande pourquoi elle devient pesante, et quel remède? l'oracle répond qu'elle doit se lever avant midi, et quelquefois se servir de ses jambes pour marcher; elle lui déclare que le vin lui est nuisible : l'oracle lui dit de boire de l'eau; qu'elle a des indigestions, et il ajoute qu'elle fasse diète : ma vue s'affaiblit, dit Irène, prenez des lunettes, dit Esculape : Je m'affaiblis moi-même, continue-t-elle, et je ne suis ni si forte ni si saine que j'ai été : C'est, dit le dieu, que vous vieillissez. Mais quel moyen de guérir de cette langueur? Le plus court, Irène, c'est de mourir, comme ont fait votre mère et votre aïeule. Fils d'Apollon, s'écrie Irène, quel conseil me donnez-vous? Est-ce là toute votre science que les hommes publient, et qui vous fait révérer de toute la terre? que m'apprenez-vous de rare et de mystérieux? et ne savais-je pas tous ces remèdes que vous m'enseignez? Que n'en usiez-

Montespan aux eaux de Bourbon, où elle allait souvent pour des maladies imaginaires.

vous donc, répond le dieu, sans venir me chercher de si loin, et abréger vos jours par un long voyage?

—

DE QUELQUES USAGES

... Il y a déjà longtemps que l'on improuve les Médecins, et que l'on s'en sert; le théâtre et la satire ne touchent point à leurs pensions; ils dotent leurs filles, placent leurs fils au Parlement et dans la prélature, et les railleurs eux-mêmes fournissent l'argent. Ceux qui se portent bien deviennent malades; il leur faut des gens dont le métier soit de leur assurer qu'ils ne mourront point : tant que les hommes pourront mourir et qu'ils aimeront à vivre le Médecin sera raillé et bien payé.

... La témérité des charlatans, et leurs tristes succès, qui en sont les suites, font valoir la médecine et les Médecins; si ceux-ci laissent mourir, les autres tuent.

... *Carro Carri* (1) débarque avec une recette qu'il appelle un prompt remède, et qui quelquefois est un poison lent : c'est un bien de famille, mais amélioré en ses mains; de spécifique qu'il étoit contre la colique, il guérit de la fièvre quarte, de la pleurésie, de l'hydropisie, de l'apoplexie, de l'épilepsie; forcez un peu

(1) Voir la note de la page 139.

votre mémoire, nommez une maladie, la première qui vous viendra en l'esprit : l'hémorrhagie, dites-vous? il la guérit : il ne ressuscite personne, il est vrai, il ne rend pas la vie aux hommes, mais il les conduit nécessairement jusqu'à la décrépitude, et ce n'est que par hasard que son père et son aïeul, qui avoient ce secret, sont morts fort jeunes.

Les Médecins reçoivent pour leurs visites ce qu'on leur donne; quelques-uns se contentent d'un remercîment; Carro Carri est si sûr de son remède, et de l'effet qui en doit suivre, qu'il n'hésite pas de s'en faire payer d'avance, et de recevoir avant que de donner. Si le mal est incurable, tant mieux! il n'en est que plus digne de son application et de son remède : commencez par lui livrer quelques sacs de mille francs, passez-lui un contrat de constitution, donnez-lui une de vos terres, la plus petite, et ne soyez pas ensuite plus inquiets que lui de votre guérison. L'émulation de cet homme a peuplé le monde de noms en O et en I, noms vénérables qui imposent aux malades et aux maladies.

Vos Médecins, Fagon, et ceux de toutes les Facultés, avouez-le, ne guérissent pas toujours, ni sûrement; ceux au contraire qui ont hérité de leurs pères la médecine pratique, et à qui l'expérience est échue par succession, promettent toujours, et avec serments, qu'on guérira : qu'il est doux aux hommes de tout espérer d'une maladie mortelle, et de se porter encore passablement bien à l'agonie! la mort surprend agréablement, et sans s'être fait craindre, on la sent plutôt qu'on n'a songé à s'y préparer et à s'y résoudre.

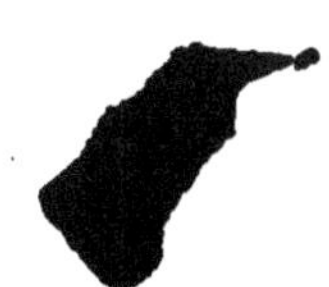

*
* *

BERNIER JEAN (1) (1647-1698)

Un poëte du temps de Nerveze (1570-1625) nous dépeint ainsi les Medecins de son époque :

Leurs dogmes dont par eux nos corps sont dissipez,
Sont des Recipez faux et de vrais decipez,
Butinans sur chacun c'est toute leur envie,
De vous faire mourir pour se donner la vie.
Voila comme par eux les hommes sont tous saints,
Venus au lendemain du jour de la Toussaint.

—

Un grand Prince (2) de notre temps ne pouvoit s'empêcher de dire que la Medecine avoit quatre parties, dont les trois premières étoient Charlatanerie et la quatrième Forfanterie.

—

Un Medecin Espagnol n'esperoit plus rien pour son malade, tant il étoit mal, et croyoit le

(1) Ce médecin, que Ménage qualifie de bavard (voir page 144), publia, en 1689, les *Essais de Médecine*, d'où nous avons tiré les extraits anonymes qui suivent.

(2) Le duc d'Orléans.

venir voir pour la derniere fois, quand attachant comme il avoit de coûtume sa mule dans la cour du logis, pour entrer de là dans la chambre qui étoit au rès de chaussée, il entend qu'on le prie de monter en haut pour voir une personne qui se mouroit. Il y court, mais comme sa mule n'étoit pas trop bien attachée, elle n'eut pas de peine à entrer dans la chambre de son malade. Elle y fait du bruit, elle approche du lit, et voyant qu'il y a quelqu'un, elle le flaire d'une maniere qui fait ouvrir les yeux et les oreilles du pauvre malade presque enseveli dans une affection comateuse, et il en demeure si effrayé, qu'il fait un effort pour se parer des dents de la mule. Ainsi ce mouvement, secondé de celuy de la nature, pousse en même temps par haut et par bas la matiere d'un absés caché au malade et au Medecin. Cependant celuy-ci étant descendu, cherche sa mule, et est étonné de la trouver dans la chambre, et la garde qui étoit rentrée aprés quelques momens d'absence bien empêchée à secourir le malade. Il le considere, il touche son poux, qu'il trouve meilleur quoique fort émû, et demeure aussi étonné de retrouver vivant un malade qu'il avoit presque abandonné, qu'il l'est d'en avoir laissé mort effectivement un qui se portoit bien quelques heures avant qu'on l'eut appelé pour le voir. Mais le convalescent voyant que le Medecin se prévaloit de sa guerison, et qu'il la donnoit au dernier remede qu'il luy avoit ordonné, ne manque pas de luy dire, ce n'est ny vous ny vos remedes, Monsieur le Docteur, qui m'ont gueri, mais vôtre mule; et comme vous n'êtes qu'un petit mulet en comparaison de cette grande et habile Mule, je vous donne ma parolle que si je retombe malade, ce sera elle et non pas vous que je manderay pour me guerir.

—

Souverains juges du bien dire,
Que le blondin Phebus inspire,
Sur le choix des mots les plus fins,
Lequel des deux faut il qu'on die :
Jules mourut de telle maladie,
Ou mourut de tels Medecins?

—

Un poëte fait parler en ces termes une femme qui ne conseilloit pas à une fille d'épouser un Medecin :

Mais avec quelle ennui, de quel air verrons-nous,
Dans la part qu'on doit prendre aux chagrins d'un Epoux,
Les cuisans déplaisirs et les rudes tempêtes
Qu'un emploi si bizarre attire sur leurs têtes,
Et la confusion qu'ils ont à tous momens.
Qu'on les prenne en défauts sur les évenemens,
Ils ont beau sur son fait consulter la nature,
Elle ne leur répond que par la conjecture;
Et leurs Arrêts de mort en condamnent souvent
Qui pourroient bien un jour les voir aller devant.
La vapeur qu'au trepied humoit la Pythonisse,
Et celle du Bassin dans ce noble exercice :
Quoi qu'icy le parfum en soit un peu plus fort,
Pour l'obscure équivoque ont beaucoup de rapport;
Et de quelqu'autre fonds qu'ils tirent leur science,

Ils n'ont rien de certain que leur docte ignorance,
Sans qu'ils puissent prétendre, y voulant raisonner,
D'autre éclaircissement que pour bien déviner,
Et que pour trouver lieu dans ces sombres tenebres,
De former en concert leurs oraisons funebres ;
Où souvent on leur voit prodiguer leur latin,
Lorsque la douleur presse, et qu'on tire à la fin.

—

On peut tuer avec impunité,
Quand on a pris en quelque Faculté,
Présent ou non, bonnet ou bien Licence,
Qu'en son maintien on a quelque prestance,
Qu'en habit noir, soit propre ou bien crotté,
On parle aux gens avec facilité,
Et quant enfin soit bien ou mal monté,
Pour sa dévise on prend la vigilence,
On peut tuer.
Mais si l'on a beaucoup de vanité,
Qu'à tous venans on promette santé,
Qu'on se commette avec grande assurance,
Ah ! c'est alors qu'avec récompense,
Qui bien plus est qu'avec impunité,
On peut tuer.

*
* *

DUFRESNY CHARLES RIVIÈRE (1648-1724)

—

AMUSEMENTS SÉRIEUX ET COMIQUES

La Faculté.

Situation du païs de la Faculté. — Le païs de la Faculté est situé sur le passage de ce monde à l'autre.

C'est un païs climatérique, où l'on nous fait respirer un air rafraîchissant très-ennemy de la chaleur naturelle.

Ceux qui voyagent dans cette contrée, dépensent beaucoup, et meurent de faim.

Langue de ce pays. — La langue y est fort sçavante, et ceux qui la parlent sont très-ignorans. On apprend ordinairement les langues pour pouvoir exprimer nettement ce qu'on sçait : mais il semble que les Médecins n'apprennent leur jargon que pour embroüiller ce qu'ils ne sçavent point.

Vision fiévreuse d'un malade. — Que je plains un malade de bon sens ! il faut qu'il ait à combattre tout à la fois les argumens du Médecin, la maladie, les remèdes, et l'inanition : Un de mes amis, à qui tout cela ensemble avoit causé un transport au cerveau, eut une vision fiévreuse qui lui sauva la vie : il crut voir la fièvre sous la figure d'un monstre ardent, qui poursuivoit à pas continus et redoublez un malade, qu'un conducteur vint prendre par le poignet pour le faire sauver à travers un fleuve de sang : ce pauvre malade n'eut pas la force de le traverser, et se noya. Le conducteur se fit payer, et courut à un autre malade entraîné par un torrent d'eau de poulet et de mulsion. Mon ami profita de cette vision, congédia son Médecin, et cela luy fit du bien, car rien ne l'empêcha plus de guérir tout seul.

Pensée badine sur les Charlatans. — L'absence des Médecins est un souverain remède pour celuy qui n'a point recours au Charlatan.

Ce n'est pas qu'il n'y ait des Charlatans de bonne foy : Cet Étranger, par exemple, est fort sincère; il débite de l'eau de Fontaine à trente sols la bouteille : il dit qu'il y a dans son eau une vertu occulte qui guérit des plus grands maux; il en jure, et jure vrai, puisque cette eau le guérit lui-même de la pauvreté qui renferme les plus grands maux.

S'il vaut mieux s'abandonner aux Médecins qu'à la nature. — A Paris il en est des Médecins comme des Almanacs, les plus nouveaux sont les plus consultez : mais aussi leur règne, comme celuy des Almanacs, finit avec l'année courante.

Quand un malade laisse tout faire à la nature, il hasarde beaucoup; quand il laisse tout faire aux Médecins, il hasarde beaucoup aussi : mais hasard pour hasard, j'aimerais mieux me confier à la nature, car au moins on est sûr qu'elle agit de bonne foy, comme elle peut, et qu'elle ne trouve pas son compte à faire durer les maladies.

Rapport entre les Médecins et les Intendans de maisons. — Il y a quelque rapport entre les Médecins et les Intendans : Les Intendans ruinent les maisons les mieux établies, et les Médecins ruinent les corps les mieux constituez : Les maisons ruinées enrichissent les Intendans, et les corps ruinez enrichissent les Médecins.

On devroit obliger tous les Médecins à se marier : n'est-ce pas une justice qu'ils rendent à l'État quelques hommes pour ceux qu'ils luy enlèvent à toute heure?

Transition du Pays de la Médecine à celuy du Jeu. — Je pardonne à ceux qui sont à l'extrémité de leur vie, de s'abandonner aux Médecins; et à ceux qui sont à l'extrémité de leur bien, de s'abandonner au jeu.

—

LE DÉPART DES COMÉDIENS

Comédie en un acte, 1694.

Scène II.

COLOMBINE. — Tu devrois bien chercher quelque remède à nos maux.

ARLEQUIN. — Hélas! nous sommes les malades, et voilà les Médecins (*montrant le parterre*). Il n'y a que la quantité de Médecins qui puisse guerir nostre maladie.

COLOMBINE. — Nous prendrions nostre mal en patience, si nous pouvions avoir icy tous les jours une consultation de cinq ou six cent Médecins.

ARLEQUIN. — Oh! ces Médecins-là ne sont pas si âpres aux consultations, que ceux de la Faculté.

COLOMBINE. — J'en sçais bien la raison. C'est qu'on donne de l'argent à ceux là; et ceux cy au contraire payent à la porte le droit de dire leur avis.

—

PASQUIN ET MARFORIO, Médecins des mœurs (1)

Comédie en trois actes, 1697.

Acte I, Scène VII.

LA MÉDISANCE, *chante.*

On dit que le Médecin
Par malice est assassin,
Ce n'est qu'une médisance.
On dit que son ignorance,
Cause la mortalité,
Plus que guerre et pestilence,
C'est la pure vérité.

Acte II, Scène V.

PASQUIN, *montrant un médaillon.* — Voilà Monsieur du Meurtre, Médecin...

Ce docteur qui sçavoit l'art de donner la mort,
D'engendrer des enfans n'eut pas la moindre envie,
Ne croyant pas qu'il fust de son ressort
De donner à quelqu'un la vie.

Acte III, Scène III.

PASQUIN. — Il en est des Médecins comme des almanachs, plus ils sont nouveaux, plus ils sont

(1) En collaboration avec Brugiere de Barante.

consultez. La nouveauté fait la folie des François. Ils preferent les pois verds aux pois secs, la Gazette nouvelle à la vieille, et les filles de quinze ans aux meres les plus experimentees...

Scène VIII.

LA CHANTEUSE.

Le Médecin plein de science,
Qui veut que nous nous portions bien,
Quand il a cité Galien,
Ressemble au sot Epoux, qui par son eloquence,
Veut exhorter sa femme au bien.
Maris et Médecins,
C'est moy qui vous l'assure,
Votre éloquence ne peut rien,
Laissez agir la nature.

Si le malade et la coquette,
N'ont pas encor le fonds mal-sain,
Ils gueriront sans Médecin :
S'ils ont le cœur mauvais ou la teste mal-faite,
Vous y perdrez votre latin.
Maris et Médecins,
Votre art n'est qu'imposture,
On ne peut forcer le destin,
Laissez agir la nature.

*
* *

PIERRE DE VILLIERS (1648-1728)

—

Qu'un Médecin à pied visite ses malades,
Il souffre mille affronts; il voit bols et pommades,
Drogues de charlatans aux meurtres aguerris,
Tuer impunément ceux qu'il auroit guéris.

Mais quand, un peu plus riche, à sa roulante chaise
Un cheval attelé le conduit plus à l'aise,
A ses prudents conseils on veut bien recourir,
Et même par ses mains se résoudre à guérir.
Oh ! quand jusqu'au carrosse arrive sa science,
Combien, plus sur encor de son expérience,
Plus sur de sa sagesse et de sa probité,
Voit-on du Médecin le nom accrédité (1) !

*
* *

ANONYME (1649)

—

RAILLERIE UNIVERSELLE
Dédiée aux curieux de ce temps.

Si nous servons d'apprentissage
Aux maux que nous voulons guerir,
C'est qu'un Médecin n'est pas sage
Qu'il n'en aye bien fait mourir.

Si l'Avocat a la science
De faire durer le procès,
Le Médecin a l'impudence
De faire durer les accès.

Si les Cesars, en une ligne,
Signoient la fin de nostre sort,
Que fait un Médecin qui signe
Une ordonnance de la mort ?

Si l'objet de l'Anatomiste
Est de mesme que d'un boucher,
C'est que tout leur employ consiste
A ne rien faire que hacher.

(1) C'est un peu l'opinion que Balzac émet dans le *Cousin Pons* : « En médecine, le cabriolet est plus nécessaire que le savoir. »

Si Dieu guerit la maladie
Comme le souverain agent,
On voit une main hardie
Au Médecin qui prend l'argent.

*
* *

PALAPRAT JEAN, sieur de Bigot (1650-1721)

—

ARLEQUIN PHAETON

Comédie en trois actes, 1692.

Acte III, Scène III.

Esculape. — Croyez-vous, tout de bon, n'avoir fait que de dormir, mon frère? Vous avez été mort, c'est moy qui vous ay ressuscité par le pouvoir de ma medecine.

Phaeton. — Pour un qu'elle en ressuscite elle en fait mourir bien d'autres...

Scène IX.

Doris. — Nous voilà bien embarrassez sur le choix d'un metier. Qu'Esculape luy enseigne la medecine, Phaeton y gagneroit tout ce qu'il voudroit, luy qui seroit sçavant.

Momus. — Tant d'ignorans s'y enrichissent.

Esculape. — Notre métier étoit bon autrefois, mais il est aujourd'huy trop décrié; personne ne donne plus dans nos mots specieux,

20

tous les enfans savent que l'oxicrat n'est que de l'eau avec du vinaigre, et le quinorodon du gratecul.

MOMUS. — Joint que chacun a la malice de vous frauder; l'un va se faire tuer à l'armée sans le secours du Médecin; l'autre creve en vingt-quatre heures des excès qu'il a faits, sans attendre vos ordonnances. Et dans les maux extraordinaires, charlatans pour charlatans, on a recours aux empiriques.

PHAETON. — Et dans les maladies familières, qui étoient autrefois pour vous un frétin sûr et journalier, la moindre garde en sait autant que vous, tout le monde s'ingere à faire chez soy les remedes, et le premier meuble de toutes les bonnes maisons est une seringue.

MOMUS. — Voilà entrer dans la chose en vray allié de la Faculté : les fiévres leur restoient, dernière ressource pour se saisir d'un malade tant qu'il conservoit une goutte d'humeur dans le corps, et de sang dans les veines, ils ont beau prendre tout le soin imaginable pour proscrire le quinquina, en vain avez-vous conseillé aux apotiquaires de le falsifier, le mortel entêté de ce maudit fébrifuge le fait venir de la source, avant que ces fideles supôts de la pharmacie ayent pu en altérer la vertu.

PHAETON. — Elle a parbleu raison, je..., mais ne m'enrichirais-je pas de reste, en ne traitant que les maladies secretes? je feray courir des billets, j'afficheray que je voy les hommes et que Madame Phaeton voit les femmes.

MOMUS. — Fy donc, c'est un metier trop vil... Oüi, mais si l'on remedie aux tricheries des apotiquaires, je ne donnerais pas un clou à soufflet du métier de Médecin.

—

LA FILLE DE BON SENS

Comédie en trois actes, 1692.

Acte I, Scène II.

PIERROT. — O ça, Monsieur, vous m'avez toujours promis vôtre vieil habit quand vous vous marieriez. Or est il que vous vous mariez demain avec Angelique : donc, je quitteray dès demain cette jacquette de toile, et je seray docteur aussi bien que vous.

LE DOCTEUR. — *Barone, ti credi d'esser Dottore per averne il vestito* (1)?

PIERROT. — Pourquoi non? Il y a mille gens aujourd'huy qui n'y font pas plus de cérémonie; et j'en connois cinquante à Paris, sur tout en medecine (comme vous) qui n'ont de docteur que l'équipage et la figure... Et je vois moy tous les jours des asnes qui sont docteurs, *in utroque et in medicina si voluissent* (2).

(1) Imbécile, te crois-tu donc docteur pour en avoir le vêtement?

(2) En l'un et l'autre, droit et en médecine à leur gré.

*
* *

BARATON (1650-1720)

LES MÉDECINS

On portoit à l'Eglise un mort de qualité,
Qui dans sa maladie avoit été traité
Comme le sont les Grands, avec mainte beveuë.
Deux Médecins amis, et de la Faculté,
S'étant rencontrez dans la ruë,
L'un d'eux goguenard et boufon,
Dit en riant à son confrere :
Cet homme que l'on porte en terre
N'est-il pas mort de ta façon ?

LA DOUBLE HYDROPISIE

Un vieillard étoit hydropique,
Languissant, et prêt à mourir;
Les Médecins du lieu mirent tout en pratique,
Pour luy donner secours, sans pouvoir le guerir.
Il apprit qu'en certaine ville
Eloignée environ de trois jours de chemin,
Etoit un Médecin habile,
Il se mit en litiere, et l'alla voir soudain.
Sa femme jeune, belle, et d'un joli corsage,
L'accompagna dans ce voyage.
Le Médecin étoit bien fait et vigoureux,
De la dame aussitôt il devint amoureux,
Et ne s'attacha qu'à luy plaire :
Enfin il fit si bien par ses soins et son art,
Qu'en trois ou quatre mois il guerit le vieillard,
Le tirant pleinement d'affaire.
Et dans le même temps, étant le favori
De la jeune et charmante dame;
A mesure qu'il fit desenfler le mari,
Par un plaisant retour, il fit enfler la femme.

*
* *

CINTHIO

LE REMÈDE A TOUS MAUX (1)

Comédie en 3 actes, 1668.

Arlequin, déguisé en médecin, est monté sur un âne, orné de plumes, et accompagné de Trivelin; ils mènent à la main un autre animal qui porte un étendard.

Discours du Médecin indien.

... « Au surplus, je suis Medecin, chirurgien, apotiquaire et barbier; je connois parfaitement les infirmités, les maladies;... Avec ma poudre de perlin-pin-pin, j'ai guéri depuis huit jours un jeune homme de quinze ans du mal de mere. » (*Ici Trivelin interrompt Arlequin, et le docteur soûtient qu'il n'y a que les filles et les femmes qui soient sujettes à ces sortes de maladies.*) « Vous vous trompez, répond Arlequin, car la mère de ce jeune homme lui ayant donné un violent coup de bâton sur la tête, je crois que cela peut bien s'appeller un mal de mere. De même, continue-t-il, j'ai tiré d'affaire un homme qui avoit un furieux mal de tête dans le ventre. » *Comment cela se peut-il? dit le Docteur.* « C'est, repliqua le Medecin, qu'un taureau lui avoit donné un coup de corne dans le ventre. Un autre, ajoute-t-il, avoit un mal

(1) Extrait des canevas analysés par Gueulette dans l'*Histoire de l'ancien Théâtre-Italien.*

de dents à la main gauche. » (*Tous les assistans se mettent à rire, Arlequin se fâche.*) « Oui, Messieurs les rieurs, dit-il, et vous en conviendrez lorsque vous sçaurez que c'est qu'un chien l'avoit mordu à la main gauche. En un mot, ma poudre reconforte l'estomach : retablit la chaleur naturelle; aide la rate, le foye, à digérer et par une insensible transpiration fait evacuer les poulmons. Cette poudre est salutaire pour toutes les nations et c'est ce qu'en bon françois, l'on appelle depuis plus d'un siècle, de l'onguent miton mitaine. Quand je travaille, j'observe les révolutions qui se passent dans le Ciel, parce que, comme dit Platon, un Medecin sans astrologie, est un œil sans paupiere... Et notez que je guéris toutes les maladies, hors celles qui sont sous le signe du Taureau, ou du Capricorne, lesquelles sont incurables, parce qu'elles attaquent la tête. »

A peine le Medecin a-t-il cessé de parler, qu'on lui apporte des prétendus estropiés; il leur fait prendre de sa poudre; ils éternuent, sont gueris sur le champ et forment un balet qui finit le premier acte.

Au second acte, plusieurs malades se présentent : Ma fille a perdu la santé, s'écrie un des assistans : je ne l'ai pas trouvée, repond le Medecin. Il ordonne à une personne de se faire couper la tête, pour guerir son mal de pieds, par la règle *contrariis contraria curantur*. Scaramouche, en espèce de cul de jatte, est amené par le docteur : je vais vous faire voir la vertu de ma poudre, dit Arlequin à ce dernier. En même tems il va chercher une botte de paille, sur laquelle il fait mettre le prétendu estropié, et après avoir semé de sa poudre sur la paille, il y met le feu : Scaramouche s'enfuit à toutes jambes.

*
* *

MARCOUREAU DE BRECOURT
(mort en 1685)

L'OMBRE DE MOLIÈRE
Comédie en un acte, 1671.

Scène première.

DEUXIÈME OMBRE, *en train de préparer un tribunal...* — Et durant les quatre années que j'ai servi ce fameux empirique, m'a-t-on jamais oui dire le moindre mot des poisons qu'il composoit, et de toutes les vies qu'il vendoit par ce moyen au plus offrant et dernier enchérisseur ?

PREMIÈRE OMBRE. — Tout beau; le secret de faire mourir les gens a quelque rapport avec la medecine, et nous ne serions pas bien venus à enfiler ce discours. Nous nous échapperions peut-être à parler contre les Médecins en parlant des morts. Tu sais que ces Messieurs sont un peu vindicatifs, et que depuis quelque tems surtout, nous en avons ici qui ne prêchent que la vengeance de ceux qui n'ont pas voulu mourir par leurs mains; et s'il arrive que notre grand Pluton leur accorde quelque empire en ces lieux, comme ils le prétendent, ils pourroient bien étendre leur colere jusques sur nous, pour n'avoir pas parlé d'eux avec tout le respect qu'ils attendent. C'est pourquoi nous ferons mieux de nous taire.

Deuxième ombre. — A propos, c'est donc pour ces Messieurs que la fête se fait et que nous venons tout préparer ici?

Première ombre. — Je ne sais si c'est pour d'autres ou pour eux; mais je sais que Pluton s'y doit rendre bien-tôt pour juger une grande affaire.

Scène III.

Minos. — ... Il y avoit autrefois là haut un certain homme qui se mêloit d'écrire, à ce qu'on dit; mais il s'étoit rendu si difficile, que rien ne lui sembloit parfait... Il n'y eut pas jusqu'à la medecine même, qui n'eût part à sa censure; et ce fut une des choses qu'il toucha le plus souvent, et sut si bien réussir en cette matière, que pour peu qu'il l'eût traitée encore, il y auroit eu lieu de craindre pour les Médecins, qu'ils n'eussent accompli pour une seconde fois quelque petit bannissement de six cents années.

Pluton, *assis dans son tribunal.* — Cela nous auroit fait grand tort.

Scène XIII.

MOLIÈRE. — Ah! voici de mes gens. Écoutons-les parler, et puis nous répondrons.

PLUTON. — Messieurs, soyez les bien-venus, vous visitez un Prince qui vous honore fort; je sais toutes les obligations que je vous ai, et que dans ce vaste empire des morts vous pouvez vous vanter avec raison d'y avoir aussi bonne part que moi : aussi en revanche de vos bons et fidèles services, je ne prétends pas vous rien refuser. Demandez seulement.

PREMIER MÉDECIN. — Grand Monarque des morts, vous voyez ici la fleur de vos plus fidèles pensionnaires.

DEUXIÈME MÉDECIN, *bredouillant.* — Jamais nous n'avons laissé échapper la moindre occasion de vous donner des marques de notre obéissance et fidélité.

PLUTON. — J'en suis persuadé; l'opium, l'émétique, et la saignée m'ont rendu témoignage que vous m'avez fidèlement servi.

TROISIÈME MÉDECIN. — Nous avons fait notre devoir.

PLUTON. — Beaucoup de gens sont venus ici de votre part, qui m'en ont assuré.

QUATRIÈME MÉDECIN. — C'est avec plaisir que l'on sert un si grand monarque.

PLUTON. — Je vous suis obligé, et j'ai bien

de la joie de vous voir. Ce n'est pas que vous ne m'eussiez été encore un peu nécessaires là-haut; et j'ai eu quelque chagrin quand les Parques m'ont dit que vous veniez ici : mais je m'en suis néanmoins consolé, lorsque j'ai appris que vous aviez laissé de grands enfants qui savoient assez bien leur métier, et que même il étoit déjà venu ici quelques morts de leurs amis, qui en avoient fait une expérience fort raisonnable. Mais que souhaitez-vous de moi?

Troisième médecin. — Nous venons vous demander justice d'un téméraire, qui prétend traiter la médecine d'imposture et de charlatanerie.

Pluton. — C'est donc quelqu'un qui la connoit?

Quatrième médecin. — C'est une rage sans fondement, une simple avidité de tout satiriser, et une animosité envenimée par la seule envie d'écrire et de former des cabales contre nous.

Molière, *à part.* — Je vous confondrai dans peu, superbes imposteurs.

Troisième médecin. — Il s'est même déjà glissé jusque dans ces lieux une médisance secrette qui nous regarde. Tous les morts semblent se liguer contre nous; il leur échappe des satires piquantes, et des injures calomnieuses contre les Médecins, et nous venons ici, grand Monarque, vous remontrer humblement, de la part de notre illustre corps, de quelle importance il est pour l'accroissement de votre empire, que vous réprimiez l'audace et l'insolence de tous ces morts.

PLUTON. — On apprendra à vivre à ces morts-là. J'entends et je prétends qu'on vous regarde comme les plus fermes appuis de mon État. Mais qui sont ces morts-là qui ont l'impudence d'aller gâter votre métier? Nommez, nommez-les moi. J'en veux faire un bon exemple.

QUATRIÈME MÉDECIN. — C'est un nombre infini de petits esprits qui se sont laissés emporter au torrent, et qui n'ont poussé leurs plaintes que comme les échos qui répètent les peines des autres sans les avoir senties. Mais c'est à l'auteur de nos maux que nous en voulons, c'est à celui qui, comme un nouveau Caton, s'est venu déchaîner contre nous, et qui après le mépris évident qu'il a fait de notre illustre corps, a poussé son audace encore jusqu'à nous tourner en ridicules, en nous rendant la fable et la risée du public. C'est cette Ombre, en un mot, cet insolent fléau de notre Faculté, dont nous vous demandons une vengeance authentique.

PLUTON, *à Molière.* — Répondez.

MOLIÈRE. — C'est donc à moi à qui vous en voulez, Messieurs? Vous demandez vengeance du mépris que j'ai fait de votre illustre corps : je vous ai tournés en ridicules, je vous ai rendus la fable et la risée du public. Hé bien, il faut répondre, et tracer plus naturellement vos traits, afin de vous bien faire connoitre. Pluton, je jure ici par le respect que je te dois, que ce n'est point contre ce grand art de la Médecine que je prétends me déchaîner. J'en adore l'étude, j'en révère la judicieuse pratique, mais j'en abhorre et déteste le pernicieux et méchant usage qu'en font par leur négligence des fourbes ignorants, que la seule robe fait appeler Médecins; et ce n'est qu'à ceux qui abusent de ce nom que je vais répondre.

PLUTON. — Ah! voici une conversation raisonnable, celle-ci.

MOLIÈRE. — Imposteurs! Qui peut mieux prouver votre ignorance, et l'incertitude de vos projets, que vos contrariétés perpétuelles? Vous trouvez-vous jamais d'accord ensemble? Et jusqu'à vos moindres Ordonnances, a-t-on jamais vu un Médecin suivre celle de l'autre, sans y ajouter ou diminuer quelque chose? Quant à leurs opinions, elles sont encore plus différentes que leurs pratiques. Les uns disent que la cause des maux est dans les humeurs; les autres dans le sang. Quelques-uns, par un pompeux galimathias, l'imputent aux atômes invisibles, qui entrent par les pores. Celui-ci soutient que les maladies viennent du défaut des forces corporelles : celui-là, qu'elles procèdent de l'inégalité des éléments du corps, et de la qualité de l'air que nous respirons, ou de l'abondance, crudité, et corruption de nos aliments. Ah! que cette diversité d'opinions marque bien l'ignorance des Médecins; mais encore plus la faiblesse ou la témérité des malades qui s'abandonnent aux agitations de tant de vents contraires!

PLUTON, *aux Médecins*. — Messieurs, hé?

MOLIÈRE. — Ce qu'ils ont de plus unanime dans leur école, et où ils s'entendent le mieux, c'est que tous, tant qu'ils sont, nous assurent que dans la composition d'une médecine, une chose purge le cerveau, celle-ci échauffe l'estomac, celle-là rafraîchit le foie; et font partir un breuvage à bride abattue, comme si dans ce mélange chaque remède portoit son étiquette, et que tous n'allassent pas ensemble séjourner au même lieu. Il faut que ces Messieurs soient bien assurés de l'obéissance, et de la sagesse de leurs drogues : car enfin, si par mégarde, l'une alloit prendre le chemin de l'autre, et que la partie qui doit être échauffée vint par méprise à être refroidie, voyez un peu où le pauvre malade en seroit.

PLUTON. — Messieurs, hé?

MOLIÈRE. — Mais quoi, les imposteurs abusant de l'occasion, usurpent effrontément une autorité tyrannique sur de pauvres âmes affaiblies et abattues par le mal, et par la crainte de la mort. Ils prennent si bien leur avantage de nos faiblesses, que de notre aveu même, dans ce dangereux moment, ils hasardent effrontément aux dépens de nos vies toutes les épreuves que leur suggèrent leurs ambitieuses imaginations. Les scélérats osent tout tenter, sur cette confiance que le soleil éclairera leurs succès et que la terre couvrira leurs fautes.

PLUTON. — Messieurs, hé?

MOLIÈRE. — Il me souvient ici, avec quelque douleur, de la faiblesse d'un de mes amis, qui s'étoit sottement confié, par leurs noires séductions, à l'expérience d'un remède. Deux heures après l'avoir pris, le Médecin qui l'avoit ordonné lui en vint demander l'effet, et comme il s'en étoit trouvé (1). J'ai fort sué, lui répondit le malade. Cela est bon, dit le Médecin. Trois heures ensuite il lui vint demander comment il s'étoit porté depuis. J'ai senti, dit le patient, un froid extrême, et j'ai fort tremblé. Cela est bon, poursuivit le charlatan. Et sur le soir, pour la quatrième fois, il revint s'informer encore de l'état où il se trouvoit. Je me sens, dit le malade, enfler par tout comme d'hydropisie. Tout cela est bien, répondit le bourreau. Le lendemain j'allai voir ce pauvre malade, et lui ayant demandé en quel état il étoit : Hélas! Mon cher ami, dit-il, en rendant le dernier soupir, à force d'être bien, je sens que je meurs. Ah! m'écriai-je alors tout percé de douleur, qu'heu-

(1) Voir la fable d'Ésope, *le Malade et le Médecin*, traduite par Montaigne, 1re série, page 4.

reux sont les animaux que la simple nature fait guérir sans le secours de leurs consultations! Que l'être brutal seroit à souhaiter quand on devient malade! Mais aussi qu'il seroit à craindre, s'il se trouvoit autant de Médecins parmi les bêtes, que de bêtes parmi les Médecins.

PLUTON. — Messieurs?

MOLIÈRE. — Qu'ils se plaignent maintenant de moi, et que ton équité, grand Monarque, paraisse dans tes jugements!

TABLE DES MATIÈRES

TABLE DES MATIÈRES

Paris. — Typ. Ch. Unsinger, 83, rue du Bac.

OUVRAGES DU MÊME AUTEUR

LIBRAIRIE C. MARPON ET E. FLAMMARION

Bibliothèque récréative des médecins et des malades

La Médecine littéraire et anecdotique. *Morceaux choisis, en prose et en vers, curiosités pathologiques, anecdotes, maximes, etc.* — 1 vol. in-12 (3e édit.). Prix. 3 fr. 50

Anecdotes médicales. *Bons mots, pensées et maximes, chansons, épigrammes, etc.* — 1 vol. in-12. Prix. 3 fr. 50

Les Joyeusetés de la médecine. *Anecdotes, pensées, chansons, épigrammes, etc.* 1 vol. in-12 illustré de deux eaux-fortes. Prix. . . . . 3 fr. 50

Les Droleries médicales. *Anecdotes, bons mots, pensées, chansons, etc.* Prix. . . . . 3 fr. 50

Le Mal qu'on a dit des Médecins, 1re série, auteurs grecs et latins. . . . . 3 fr. 50

Librairie STEINHEIL, 2, rue Casimir-Delavigne

Le Corps humain. A l'usage des gens du monde, des élèves des Beaux-Arts et des lycées. Ouvrage illustré de 445 gravures sur bois et accompagné d'un atlas de 5 planches découpées, coloriées et superposées. 1 vol. grand in-8 (3e édition). Prix. . . . . 24 fr.

La Génération humaine. Ouvrage illustré de 215 gravures sur bois et accompagné de 2 planches sur acier, découpées et superposées. 1 vol. gr. in-8 (5e édit.). 10 fr.

Anatomie iconoclastique. Atlas in-4°, composés de planches découpées et superposées, accompagnés d'un résumé d'anatomie et de physiologie.

Atlas parus : Le Squelette et les Articulations, 47 pièces. Prix. . . . . 9 fr.

Le Corps humain, 24 pièces (4e édition). Prix. . 7 fr.

Le Crâne et l'Encéphale, 45 pièces (3e édit.). Pr. 7 fr.

L'Oreille et la Dent, 21 pièces (3e édit.). Prix. 5 fr.

L'Œil et les Voies lacrymales, 41 pièces (3e édition). Prix. . . . . 8 fr.

La Langue et le Larynx, 46 pièces (3e édit.). Pr. 7 fr.

Périnée et organes génitaux de la Femme, 38 pièces (3e édition). Prix. . . . . 7 fr.

Périnée et organes génitaux de l'Homme, 49 pièces (3e édition). Prix. . . . . 7 fr.

La Main, 22 pièces. Prix. . . . . 7 fr.

Le Pied, 16 pièces. Prix. . . . . 7 fr.

Paris. — Charles Unsinger, imprimeur, 83, rue du Bac.

www.ingramcontent.com/pod-product-compliance
Lightning Source LLC
LaVergne TN
LVHW012112170826
845678LV00001BA/12
* 9 7 8 2 3 2 9 2 8 9 4 5 8 *